子どもの理解と援助のために

感覚統合
Q&A
改訂第2版

監修　土田 玲子
編集　石井 孝弘＋岡本 武己

協同医書出版社

執筆者一覧

石井　孝弘（帝京科学大学医療科学部作業療法学科）
石原　幾子（西多摩療育支援センター上代継診療所）
伊藤　祐子（東京都立大学健康福祉学部作業療法学科）
岩永竜一郎（長崎大学大学院医歯薬学総合研究科）
太田　篤志（株式会社アニマシオン　プレイジム）
岡本　武己（信濃医療福祉センター）
加藤　寿宏（京都大学大学院医学研究科）
黒渕　永寿（自治医科大学附属病院）
琴岡日砂代（長崎県立こども医療福祉センター）
小松　則登（愛知県医療療育総合センター中央病院）
篠川　裕子（神戸大学大学院保健学研究科）
佐々木清子（東京保健医療専門職大学リハビリテーション学部作業療法学科）
新庄　玉恵
田村　良子
土田　玲子（NPO法人なごみの杜）
永井　洋一
濱中　真実
原國　優子
日田　勝子（国際医療福祉大学福岡保健医療学部作業療法学科）
古野　優子（北九州市立総合療育センター）
満永　晴美（山鹿温泉リハビリテーション病院）
森本　誠司（京都橘大学健康科学部作業療法学科）
渡邊　直美

（五十音順）

··

装幀・イラストレーション ＝ 戸川　隆介

はじめに

　本書は、故佐藤剛先生、初代日本感覚統合障害研究会(後に日本感覚統合学会と改称)会長監修のもと、当時の研究会のインストラクターが中心になって執筆し、1998年に出版された『感覚統合Q&A─子どもの理解と援助のために─』の改訂版です。

　日本感覚統合障害研究会は、1981年に、主として子どもの発達支援に関心がある作業療法士たちが中心となって設立されましたが、当時はまだ発達障害(学習障害、注意欠陥多動性障害、自閉症スペクトラム障害、発達性協調運動障害など)の存在そのものが日本ではあまり知られておらず、研究会の活動もそのような子どもたちの存在の啓発活動とともに進められてきた経緯があります。

　現在、日本における発達障害関連の活動は新しいステージに入っています。それは、このような発達特性をもった子どもたちの存在については多くの人たちが認識するようになりましたが、それをどのように理解し、支援につなげればよいかという実践面については、まだ保護者を含む多くの関係者が情報を必要としているからです。その意味で、この第2のステージは、子どもの正しい理解と支援の実践者を増やしていく活動のステージといえます。

　感覚統合理論は、障害の有無にかかわらず、子どもの行動理解と子育てに関する情報を提供できるところが大きな特徴の一つであると考えています。しかし一方で、その親しみやすさから、多くの"自称"感覚統合療法が安易に広がる問題も懸念されています。初版刊行時に故佐藤先生も述べておられますが、これからは感覚統合の考え方を学び、確かな支援を行うことのできるセラピストを保護者が選ぶ時代です。その意味でも、これからこの理論を学ぼうとする専門家のみならず、子育てのキーパーソンである保護者や保育、教育関係者に向けて、感覚統合の考え方を正しく、わかりやすく解説し、子どもの具体的な行動を実践的に説明しようとすることは、日本感覚統合学会の大きな使命の一つであり、本書を出版する意義は現在も非常に大きく、重要なものであると考えます。

　本書の改訂にあたっては、基本的に初版のQ&Aの形式を残しながら、質問内容とその答えに応じて、初版の第1部を「子どもの行動を理解するために」(第1部)と「家庭・保育園・幼稚園・学校生活での支援」(第2部)の二つに分け、この部分における質問数を30から61と増やして、さらに充実したものにしました。また、感覚統合療法や感覚統合理論に関して説明した第3部と第4部においては、2011年に完成したばかりの日本オリジナルの感覚統合検査であるJPANを紹介し、最新の脳科学の情報を反映するように努めました。このような改訂を行ったことで、本書は内容を一新しながらも、初版がもつ特性を生かし、さらに多くの方々のニーズにきめ細かく応えることのできる内容に近づけたのではないかと考えます。

執筆には、原則、本学会のインストラクターとして現在活躍しているメンバーが携わり、編集担当として石井と岡本がその任にあたり、現会長である土田が監修をさせていただきました。すべての項目について、原執筆者の了解のもと監修者および編集者の三人の責任においてオリジナル原稿に修正を加えさせていただいております。したがって、それぞれの質問項目の執筆担当者については明記しておりません。

　本書は、初版監修の労をとられた故佐藤剛先生をはじめ、初版執筆陣全員のご尽力がなければ、存在し得ませんでした。特に初版の企画の中心であった浜田昌義先生に感謝の意を表したいと思います。

　さらには、初版から携わってくださり、本書のシンボルともなっているイラストレーションを今回も多く描き加えてくださった戸川隆介氏、および初版ができたプロセスをつなげてくださり、熱意をもって編集の労をとってくださった協同医書出版社の戸髙英明氏にも深く感謝申し上げたいと思います。

監修者　土田　玲子
2013年7月27日

目　次

はじめに

第1部　子どもの行動を理解するために　……………………………………………… *1*

- Q1　なぜ、その場でクルクル回ったり、ジャンプを繰り返す行動をするのでしょうか？ また止めたほうがよいのですか？
- Q2　教室で椅子に座っているときに、その椅子をガタガタ揺らしたりしてじっとしていることができません。また授業中に立ち歩いてしまうことがあります。座るよう注意して授業に参加させるのですが繰り返してしまいます。なぜでしょうか？
- Q3　いつも姿勢が悪く背筋が伸びていません。教室では椅子からずり落ちそうな姿勢で授業を受けています。注意されると、そのときは姿勢がよくなりますが、しばらくするとまた背筋が曲がってしまいます。
- Q4　からだがフニャフニャした感じで横になってテレビを見ていることが多く、動作も非常に鈍いので親のほうがイライラしてしまいます。
- Q5　運動が長続きしなかったり、重い荷物を持つのを嫌がるのですが、相談した人によっては「筋力がない」、「筋の緊張が低い」と違う意見でした。どう理解したらよいのですか？
- Q6　「からだをしっかり動かしていろいろな経験をさせてください」というアドバイスを受け、公園やフィールドアスレチックに連れて行くのですが、少しでも不安定な場所や高い所で遊ばせようとすると非常に怖がります。このまま続けてもよいですか？
- Q7　エスカレーターには乗れるのですが、エレベーターは非常に怖がります。どうしてでしょうか？
- Q8　ブランコで激しく揺らすのが好きで長時間続けるのですが、気持ち悪くならないのか、いつか落ちるのではないかと心配しています。
- Q9　自宅でも保育園でも、たんすの上など高い所に登ってしまいます。危ないので降りるように注意するのですが、繰り返してしまいます。どのようにやめさせたらよいのでしょうか？
- Q10　扇風機や換気扇が回るのをずっと眺めていますが、なぜこのようなことをするのでしょうか？
- Q11　教科書の音読で、文字や行を読み飛ばしてしまうことがあります。また、黒板に書かれた文字をノートに書き写すことに時間がかかったり、書き写すことを嫌がります。なぜでしょうか？
- Q12　大きなボールを使ってもキャッチボールがうまくできず、やりやすいように風船を使っても、受けたり空中でたたくなどの動作がうまくできません。
- Q13　つま先立ち、つま先歩きをするのが目立つのですが、矯正しなくてもよいのですか？

Q14 隣にいる子どもに力を入れて抱きついたり、親が寝ているときに上に乗ってきたりします。興奮している様子もなく、注意するとやめるのですが、時間がたてば繰り返します。大きくなっても続くのかと心配しています。

Q15 突然友だちを強くたたいたり、自分からほかの子どもに体当たりしたりします。友だちに後ろから声をかけて肩をたたくときにも力が入ってしまうようです。本人は自覚していないようですが、なぜこのようなことをするのでしょうか？

Q16 友だちが乗った三輪車を押すときに「ゆっくり」と言ってもスピードを出し、とても危険です。自分が乗っているときは坂を滑り降りることを繰り返しています。

Q17 肉しか食べないという偏食があり、おやつにも歯ごたえのあるせんべいのようなものが好きです。ほかのものも食べられるようになるとよいのですが、どうしたらよいでしょうか？

Q18 身近にあるものを嚙んだり舐めたりして、次々と汚したり壊したりしていますが、遊びの少ない子どもなので大目にみています。成長とともに解決するのでしょうか？

Q19 学校での授業中、いつも鉛筆や爪をかじっています。特に自分自身で一生懸命にやろうとするときほど多いように思います。やめさせたほうがよいのでしょうか？

Q20 家では毛布やぬいぐるみを抱いていることが多く、外出しても近くにいる面識のない人にも抱きつきにいきます。大きくなったら他の人に変に思われるのでやめさせたいのですが、どうしたらよいでしょうか？

Q21 濡れたり汚れたりにとても敏感で、少しでも服やズボンが濡れるとすぐ着替えてしまいます。着る物がいくらあっても足りません。

Q22 粘土や濡れた砂などのベタベタ、ドロドロの感触が嫌いで取り組もうとしませんが、療育の課題になっているので、泣いて拒否しても行わせたほうがよいのですか？

Q23 雨が降っている日、素肌に雨が当たると「痛い」と言います。なぜでしょうか？

Q24 登園後すぐに裸足になってしまいます。また、制服からすぐ運動着に着替えたがり、一度着替えてしまうと、もう一度制服を着るように言っても嫌がって着ようとしません。行事などで制服を着て参加してほしいときもあるので、困ってしまうことがあります。

Q25 一人で遊ぶことが多く、他の子どもが来るとその場を離れ、一緒に遊ぼうとしません。どう誘えばよいのでしょうか？

Q26 保育園でリズム体操のときに、スピーカーからの音を非常に怖がり、動きが止まってしまいます。

Q27 音楽の授業などで合奏になると耳をふさいでパニックになります。家にいるときにはないのですが、外出時にはときどきあります。なぜでしょうか？

Q28 くぐれそうもない家具や机の下を通ろうとしたり、傘をさしたまま狭い所を無理やり進もうとします。どうしてこのようなことをするのでしょうか？

Q29 手先がとても不器用で、はし、はさみ、鉛筆などをうまく使うことができません。また、服のボタンをかけることなどもやりにくいようで、すぐに途中であきらめてしまいます。

Q30　幼稚園でのお遊戯や小学校の体育の時間などで縄跳びがうまくできません。なぜでしょうか？　また、どのように指導したらよいのでしょうか？

Q31　はさみで紙を切ることはできますが、線にそって切れなかったり、両手を使って定規で線をうまく引くことができません。なぜでしょうか？

Q32　スプーンやはし、鉛筆などの道具をどちらの手でも使っているのですが、どうしたらよいでしょうか？

Q33　自分の部屋は散らかし放題で、整理整頓ができず忘れ物も多いです。いくら注意しても自分の持ち物を管理することができません。

Q34　朝の目覚めが悪く、なかなか登園（登校）の支度ができません。どうしたらよいでしょうか？

Q35　集団の場で、その場にはいるのですが、ボーッとしていて指示に気づかない様子が見られます。耳が聞こえないのではと心配して耳鼻科に連れていったのですが、聴覚に特に問題はないと言われました。

Q36　教室の中で先生の話などに集中ができず、キョロキョロ落ち着きのない行動が目立ちます。また、人の話を聞いているようで聞いていないことが多いようです。なぜでしょうか？

Q37　言われたことに対しては、時間はかかりながらも行うことができるのですが、周りの状況を見て自発的に行動しようとはしません。

Q38　朝の登園後、かばんやタオルなどの片づけができません。そばについていないと、かばんを投げ出して自分の好きな遊びを始めてしまいます。どのように指導したらよいでしょうか？

Q39　いつも同じ遊び、同じ遊び方を繰り返し、他の遊びに誘っても強く抵抗します。どう関わればよいのでしょうか？

Q40　突然、笑い出したり、泣いて怒るなど感情の起伏が激しい子どもです。発語がないのでいろいろ想像してみるのですが、原因がわからないときも多く、落ち着かせる方法もわかりません。

Q41　多動な子どもたちを見ているとそれぞれ行動特徴が違っていますが、やはり考えられる原因や対応法も異なっているのですか？

Q42　学校で友だちと話をしているときに、人の話の中に割り込んだり、一方的に話し続けることが多く、突然関係のないことを話し出すこともあり会話が長続きしません。

第2部　家庭・保育園・幼稚園・学校生活での支援　……………………………………　61

Q43　子どもの発達のために、家庭で取り組める活動にはどのようなものがありますか？

Q44　感覚統合に障害をもつ子どもが幼稚園や小学校に入学するときに、担任の先生の理解を得るためにはどのように話をすればよいのでしょうか？

Q45　小学校入学に際して、通常学級を選べばよいのか、特別支援学級を選べばよいのか、あるいは特別支援学校（養護学校）を選べばよいのか迷っています。特別支援教育とはどのようなことなのかも知りたいです。

Q46 入学後に担任の先生に子どものことを理解してほしいと思って話をしたのですが、理解してもらえません。そのようなときに何かよい方法はありますか？

Q47 入学に際して発達検査を受けるように言われ検査を受けました。親としてはその結果の説明や検査結果を欲しいのですが、説明を詳しく受けたり、検査結果をもらうことはできるのでしょうか？

Q48 小学校に入るまでは地域の通園施設で感覚統合療法を受けていましたが、小学校入学と同時に終了しました。現在は普通クラスのみの通学ですが、継続して感覚統合療法を受ける方法はないのでしょうか？ もしくは学校で感覚統合療法を行ってもらえる可能性はあるのでしょうか？

Q49 保育園でもいろいろな遊びをしてほしいと思っています。すべり台を腹ばいで頭から滑ることなども子どもによいようなのでやってほしいと話したら、規則でできませんと言われてしまいました。どうしたらよいのでしょうか？

Q50 小学校入学後、低学年のときには授業中に落ち着きがなく多動な様子があったのですが、楽しそうに学校に通っていました。高学年になり担任の先生が変わってからは、落ち着きのなさや多動な様子はまったくなくなりましたが、つまらなさそうな様子で急に学校に行かないと言い出してしまいました。いったい子どもに何が起こったのでしょうか？

Q51 今までは学校に行くのを渋っていたりしましたが、新学期を少し過ぎてからは嫌がることがなくなりました。担任も理解のある先生なのですが、それに関しては今までの先生も同じです。ただ違うことといえば、授業中に発表をしたり黒板に答えを書きに行ったり、先生のところに提出物を持っていく機会が多くある授業になったことぐらいです。子どもの行動の変化と授業の方法が変わったことは、何か関係があるのでしょうか？

Q52 中学生になり制服での通学になったのですが、朝、制服を着ることを嫌がりなかなか着ることができません。また、体育のときに着る学校指定のジャージがあるのですが、同じように着ることを嫌がります。どのように対処したらよいでしょうか？

Q53 感覚統合の発達に問題があると思われる子どもがいるのですが、両親にそのことを話しても理解してもらえません。必要な関連機関につなげたいのですが、どのように理解してもらえばよいのでしょうか？

Q54 感覚統合の問題を抱えている子どものことを他の子どもに説明する必要があるときには、どのように伝えたらよいのでしょうか？

Q55 発達障害をもつ子どもにとって、遊びを通して発達を促すことが大切であることはわかるのですが、一緒に遊ぼうと思っても遊んでくれません。感覚統合の知識・技術を学ぼうと思うのですが何かよい方法はありますか？

Q56 何でも口に入れて噛む子どもがいます。同じクラスの他の子どもに対してもすぐに噛みついてしまいます。このような子どもにはどのように対応したらよいのでしょうか？

Q57 様々な感覚刺激に対して、「過敏な子どもでも繰り返すことで、最初はパニックを起こして

いたが受け入れられるようになった。」「慣れればよくなる。嫌な刺激を遠ざけるのは教育的ではない。」と言う教師がいますが、この考え方はどうなのでしょうか？

Q58 非常ベルなどの音に過敏に反応する子どもがいますが、避難訓練では非常ベルを鳴らさないわけにはいきません。聴覚過敏があっても避難訓練には参加してもらわないといけないのですが、何かよい方法はあるのでしょうか？

Q59 同じクラスの子どもの声に対して過敏に反応してパニックになることがありますが、そのような場合にはどのように対応したらよいのでしょうか？

Q60 保育園の行事などにはできるだけ参加してほしいと思うのですが、入園式や卒園式など椅子に座っていなければならないときに、離席しないようなよい方法はありますか？

Q61 教室での授業には何とかついていけるようなのですが、体育や音楽の楽器演奏など手先やからだを使うことが苦手で、怠けていたりふざけたりしているのですが、このような場合、教師として何ができるでしょうか？

第3部 感覚統合療法について ……………………………… 87

Q62 感覚統合療法を必要とする子どもたちについて教えてください。
Q63 感覚統合療法の基本的な考え方や目的について説明してください。
Q64 感覚統合の状態を調べるための評価手順と方法について説明してください。
Q65 感覚統合検査ではどのようなことをするのですか？
Q66 感覚統合での臨床観察とは、子どものどのような情報を収集するのか具体的に説明してください。
Q67 感覚統合検査や臨床観察は、検査用具があれば誰でも行うことができるのでしょうか？
Q68 年少児でも受けられる感覚統合検査はあるのでしょうか？
Q69 その他、感覚統合に関連する検査にはどのようなものがあるのでしょうか？
Q70 感覚統合療法は、ことばの遅れやコミュニケーションに問題をもつ子どもに有効なのでしょうか？
Q71 コミュニケーションが成立しにくく指示の理解が困難な児（自閉症を疑われるような児）に対する検査、評価はどのようにしたらよいのでしょうか？ また、どのような感覚統合の障害の特性が多く見られますか？
Q72 感覚統合障害をもつことと、よくいわれる運動オンチ、不器用とは違いがあるのでしょうか？
Q73 多少の過敏性や鈍感さはどの子どもにもあるように思います。どこからを感覚統合の問題としてとらえたらよいのでしょうか？
Q74 感覚統合の指導プログラムはどのように決められるのでしょうか？
Q75 基本的な指導の進め方について説明してください。
Q76 感覚刺激（特に前庭感覚、触覚）を用いるときの注意点を教えてください。

Q77　感覚統合療法は何歳から受けることができるのですか？
Q78　他の方法で治療や指導を受けている子どもに感覚統合療法を適用してもよいのでしょうか？
Q79　感覚統合療法を行う場所(部屋)や、使う遊具について説明してください。
Q80　セラピー場面を見ているとただ遊んでいるようにしか見えないのですが、本当に治療になっているのでしょうか？
Q81　触覚防衛をもつ子どもに対する支援方法を教えてください。
Q82　高い所や揺れが苦手な子どもに対する支援はどのように進められるのでしょうか？
Q83　重力に抗したよい姿勢やバランスを育てる具体的な遊び方を教えてください。
Q84　からだの使い方の発達を促す遊び方を教えてください。
Q85　左右のからだを協調して使えるようになるための具体的な遊び方を教えてください。
Q86　感覚統合療法では、他の子どもに対する関心、社会性に対しての指導は行われるのでしょうか？
Q87　いくら誘っても感覚統合遊具に乗りたがらないのですが、どうしたらよいでしょうか？
Q88　人との関わりが難しい自閉症児に対しての注意点や具体的な関わり方を教えてください。
Q89　からだの不自由な子ども(主として脳性まひ児)に対して感覚統合の考え方は使えますか？
Q90　感覚統合療法の効果はどのように判断されるのでしょうか？
Q91　発達障害をもつ子どもの両親から「子どものために家でもできることはやってあげたい。」と言われましたが、具体的に家族ができることにはどのようなものがあるでしょうか？　また、両親が子どもと遊ぶときの注意点などはありますか？
Q92　感覚統合に関する講習会や研修会に参加したいのですが、どのようなスケジュールで開催しているのですか？
Q93　感覚統合療法を実践したいと思っているのですが、資格認定のためのシステムや講義内容について説明してください。
Q94　日本感覚統合学会では、認定講習会のほかにどのような活動を行っているのですか？　また、感覚統合療法が受けられる機関名や場所、連絡のとり方を教えてください。
Q95　発達に障害や遅れをもつ子どもたちの療育システムの中で、感覚統合療法はどのような位置づけにあるのですか？　また、今後の方向性なども教えてください。

第4部　感覚統合と脳のしくみの話　　165

第4部を読まれる方へ　*166*
子どもの発達と感覚統合　*168*
子どもの発達と脳のしくみ　*176*
触覚の情報処理と感覚統合　*181*
前庭感覚の情報処理と感覚統合　*184*
固有感覚の情報処理と感覚統合　*188*

視覚の情報処理と感覚統合　*191*
聴覚の情報処理と感覚統合　*193*
感覚調整機能と感覚統合　*195*
感覚統合と行為機能　*200*
感覚統合の最終産物―適応反応、言語、学習、社会性の発達と感覚統合―　*206*

感覚統合発達記録 ……………………………………………………………… *215*
索引 ……………………………………………………………………………… *227*

1 子どもの行動を理解するために

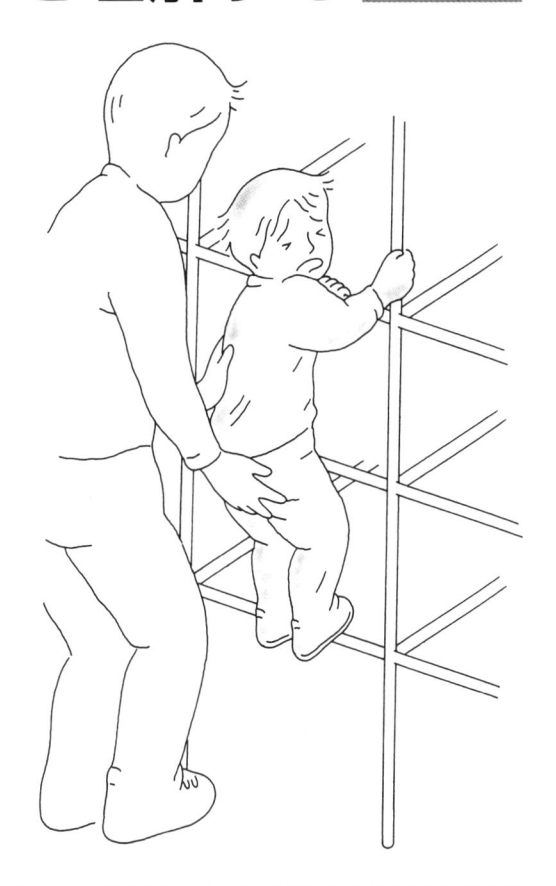

学校や家庭生活の中で、子どもたちが示す学習や行動面などのつまずきに対してどのような対応、援助をすればよいのでしょうか。第1部では日頃子どもたちの養育や教育に携わっている方々の質問をもとに、つまずきの背景と援助の考え方について、感覚統合の視点から探っていきます。

Q1 なぜ、その場でクルクル回ったり、ジャンプを繰り返す行動をするのでしょうか？ また止めたほうがよいのですか？

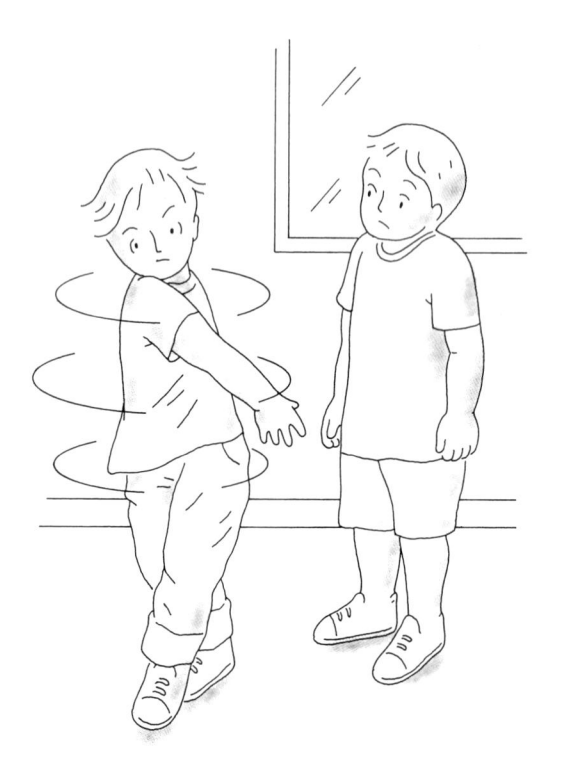

　私たちは昔から動く感覚を楽しみ、好んで遊びにしてきました。遊園地にあるコーヒーカップやジェットコースターなどがその例です。私たちはこのように回ったり滑ったり揺れたりする感覚を、耳の奥（内耳）にある三半規官と耳石器で感じ取っています。また、筋肉や関節にある感覚受容器（筋紡錘、腱紡錘など）では、関節がどの程度曲がったり伸びたりしているかを感じ取っています。これらの感覚は前庭感覚・固有感覚と呼ばれますが、胎児期から働き始め、赤ちゃんはこのような感覚を感じ取れるようになって生まれてきます。これらの感覚に限ったことではありませんが、その子どもにとって適度な感覚刺激は子どもを快い気持ちにさせます。ですから、子どもはたいてい"たかいたかい"やすべり台、ブランコが大好きなのです。

　質問のお子さんも、このような感覚を楽しんでいるのだと思われます。しかし、ほかの子どもに比べて回ることを過度に繰り返したり、執着するのには次のようなことが考えられます。私たちのからだは外界からの適切な感覚入力（刺激）によってそのバランスを保っています。この質問のお子さんの場合、何らかの原因で動く感覚刺激（前庭刺激や固有刺激）を足りないと感じ、必要な刺激を補おうとしている状態とも考えることができます。このような場合、お子さんが求めている感覚刺激のタイプをよく観察して、同じような感覚刺激が含まれる遊びから始めてみてください。このお子さんの場合、"たかいたかい"をしてあげたり、抱っこしてぐるぐる回ってあげるのもよいかもしれません。このように、子どもがやっていることをただ止めるのではなく、子どもが欲しがっている感覚刺激を推察して、同じような感覚が体験できる他の遊び方に次第に広げていくことが大切です。

　感覚刺激の必要量は個人差があり、少しの量で満足する子どももいますし、たくさんの量でも足りない子どももいます。一般に、子どもたちは大人に比べ前庭・固有刺激をたくさん必要としています。それが子どもたちの脳の発達を促すからです。お子さんの様子を見ながら室内や公園などの場所に合わせて運動遊びを楽しめるよう応援してあげてください。

関連する質問☞Q2、Q39、Q73、Q75、Q76、Q88

Q2 教室で椅子に座っているときに、その椅子をガタガタ揺らしたりしてじっとしていることができません。また授業中に立ち歩いてしまうことがあります。座るよう注意して授業に参加させるのですが繰り返してしまいます。なぜでしょうか？

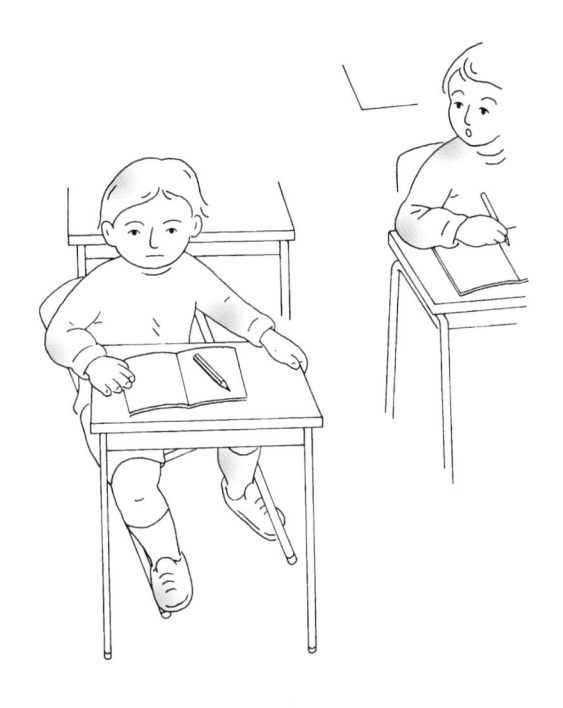

このような行動はよく躾の問題として理解、対応されやすいのですが、感覚統合の視点から見ると次のように考えることもできます。

私たちは机上で課題に向かうとき、決して同じ姿勢をずっと保っているわけではなく、活動に合わせて微妙に姿勢を調整しています。たとえば、定規を使うときには両手が使いやすいように背もたれからからだを起こして少し前にからだを傾けたり、一息つくときには逆に背もたれに寄りかかったりしています。これは、まっすぐにからだを保つ感覚（前庭刺激）と背中や足の筋肉の働き具合をモニターする感覚（固有刺激）を使って自分の姿勢を調整することで、課題をしやすくしているのです。これがうまくできない子どもは、じっと姿勢を保つことや、課題に合った姿勢をとることが苦手になります。このような子どもは動きを感じ取る感覚（前庭感覚情報）や筋肉や関節の動きを感じ取る感覚（固有感覚情報）を脳がうまく取り入れることができないために、脳の適切な活動水準（覚醒水準）を保てず、そのために刺激をもっとたくさん送り込んで脳の活動をよくしようとして動くので、多動に見えることがあるのです。これは注意のみではなかなかコントロールできるものではないので、さらに子どもの自己評価を低下させたり、ますますイライラさせてしまうだけになる可能性もあります。

対応としては、集中しやすいように課題の提示方法を工夫することも必要ですが、子どものこのような特性を理解し、椅子に座った状態であれば多少奇異な姿勢をとっても許容する（たとえば椅子の上に正座することはOKにするなど）、授業中にプリントを集めてもらったり、道具を準備するために離席する機会をつくるなど、むしろ積極的に動いてもらう状況をつくることで動くことを保証するのもよいと思います。また、エアークッションなどを使ってもらったり、立ったり座ったりが頻繁に入る授業づくりを工夫するのもよいかもしれません。基本的にまず姿勢を保つ力をつけるために、動いてバランスを育てる活動をたくさんする機会を提供することが必要です。

関連する質問☞Q1、Q41、Q50、Q51、Q76

Q3 いつも姿勢が悪く背筋が伸びていません。教室では椅子からずり落ちそうな姿勢で授業を受けています。注意されると、そのときは姿勢がよくなりますが、しばらくするとまた背筋が曲がってしまいます。

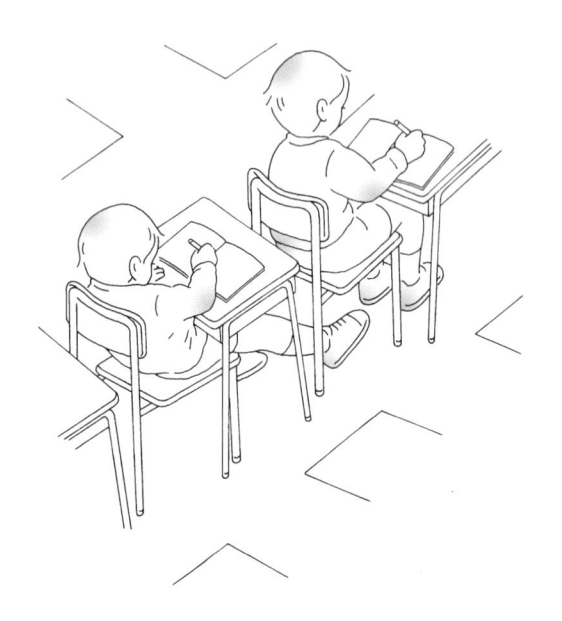

姿勢をまっすぐに保つためには、重力に抗って姿勢を保つ筋肉の活動(抗重力筋活動)やバランスの力が必要になります。この力は生まれてから運動発達とともに育つ力です。運動発達に個人差があるように、このような力の発達にも個人差があります。抗重力活動には、うつぶせからからだを反り返らせるような姿勢(抗重力伸展活動と呼びます)と、あおむけで腹筋を使って手足を丸め、頭はおなかを見るように床から持ち上げる姿勢(抗重力屈曲活動と呼びます)があります。背すじをまっすぐにして姿勢を保つためには、この抗重力伸展活動と抗重力屈曲活動の両方がうまく働かなければなりません。このような抗重力活動はバランス機能と一緒に働き姿勢を調整しています。私たちが何かをしているとき、姿勢は無意識に調整されていますが、このような機能がうまく働いていないと、姿勢をまっすぐに保っていることが難しかったり、保持できる時間が短かったりします。

　質問のお子さんはこの働きがうまく育っていないことが考えられます。このような力を育てるためには、重力に逆らう姿勢やバランスを育てるような運動が必要です。スクーターボードを使ってうつぶせで動く遊びや、鉄棒などにぶらさがったり、トランポリンで跳んだり、台から飛び降りてしっかり着地する運動などをするとよいと思います。

関連する質問☞Q2、Q4、Q5、Q83

Q4 からだがフニャフニャした感じで横になってテレビを見ていることが多く、動作も非常に鈍いので親のほうがイライラしてしまいます。

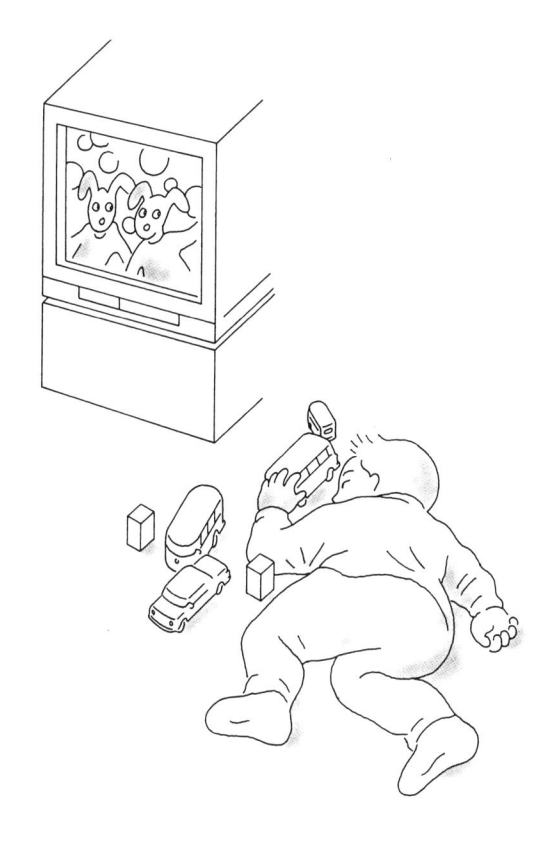

　前庭感覚および固有感覚からの感覚情報は、重力に対してからだをまっすぐに保ちバランスをとるための大切な情報を脳に送り込んでいますので、この働きがうまくいっていない子どもは筋肉がやわらかく、姿勢を保つのが苦手になります。からだがフニャフニャしている感じというのはこのような状態を表していると思われます。テレビを見るためには重力に対して頭を上げておくことが必要なので、その頭を支える首やからだの筋肉もしっかり重力に抗して働く必要があります。

　質問のお子さんはこのようなからだの筋肉を働かせるために必要な前庭・固有感覚情報をうまく利用できていない可能性も考えられます。このような状態の子どもは自分のからだの動きをコントロールすることも苦手なことが多く、運動がぎこちなく見えることもよくあります。また、自分のからだの軸（身体軸）がわかりにくく、物と自分の距離や位置関係もわかりにくいこともよくあるため、自分のからだがどんな姿勢になっているのか、バランスがとれているかなどを脳がうまくモニターできていない可能性も考えられます。そして、その結果、運動を行う際のプランをうまく組み立てられない可能性もあります。

　対応としては、前庭・固有刺激が豊富に提供される活動（ブランコやすべり台、トランポリンなど）を通し筋肉をしっかり働かせ、脳の中のからだの地図（身体図式）を育てることで、子どもがうまく空間に関わりながら楽しめる遊びを提供してあげるとよいでしょう。そのためには、最初は単純な運動の繰り返しでも十分かもしれません。大人はあせらずに、ゆっくりじっくり子どもの遊びを応援してあげてください。

関連する質問☞Q3、Q5、Q83

Q5 運動が長続きしなかったり、重い荷物を持つのを嫌がるのですが、相談した人によっては「筋力がない」、「筋の緊張が低い」と違う意見でした。どう理解したらよいのですか？

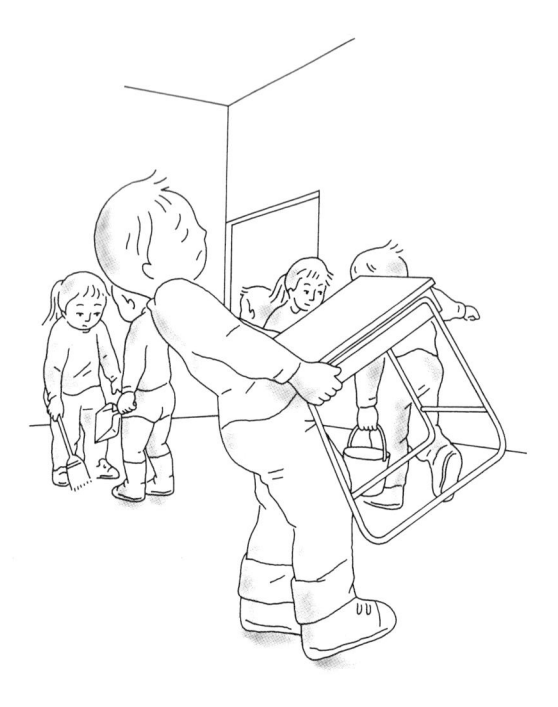

　筋力とは筋肉の力のことです。そのため、「筋力がない」というのは、筋肉の力が弱いことをいいます。筋力は特別な異常がなくとも、筋肉を使わないと弱くなります。これに対し、筋の緊張（または筋トーヌス）は筋肉に備わっている張力を指します。そのため「筋の緊張が低い」というのは筋肉の元々の張りの状態が弱いということです。筋力が弱い状態と筋の緊張が低い状態をそれぞれゴムにたとえますと、ゴムが細くその力が弱い状態が前者で、ゴムがゆるんで張力が弱い状態が後者といえそうです。このように筋力と筋の緊張は生理学的には別のことを指しますが、実際には、筋力と筋の緊張は切り離しては考えられません。

　筋の緊張は普段あまり意識されないので、一般の方にはわかりにくいかもしれませんが、私たちの筋肉は安静時でも一定の緊張を保っています。もし、筋の緊張が低いと普段の姿勢が悪くなったり、運動がだらんとした感じになります。これが緊張感に欠け、気力がないような印象を人に与えることもあります。実は、このような筋緊張の問題は、筋の緊張をコントロールしている脳の機能がうまく働いていないことからも起こります。さらにその問題が集中力ややる気を低下させる要因になっていることもあります。

　質問にある二つの意見ですが、このお子さんは筋の緊張が低く、かつ筋力も弱いのかもしれませんし、筋緊張が低いだけの状態を筋力と誤解しての発言かもしれません。

　運動が長続きしないことや重い荷物を持てないことが筋力の問題からくるのか、筋緊張の問題からくるのか、もしくはそれ以外の要因によって起きているのか、専門家に見てもらって丁寧に区別する必要があります。

関連する質問 ☞ Q4

Q6 「からだをしっかり動かしていろいろな経験をさせてください」というアドバイスを受け、公園やフィールドアスレチックに連れて行くのですが、少しでも不安定な場所や高い所で遊ばせようとすると非常に怖がります。このまま続けてもよいですか？

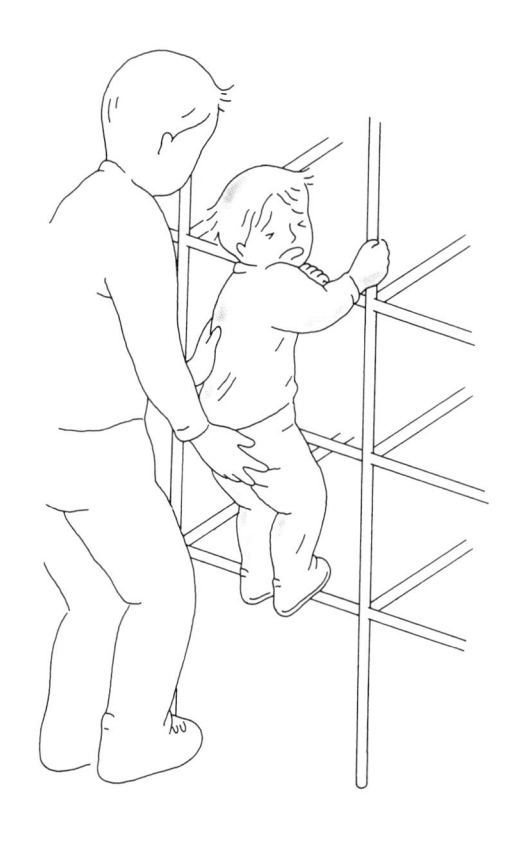

　からだをしっかり動かしていろいろな経験をすることはどんな子どもにとってもとても大切なことです。このような活動を通して「からだのバランス」や「注意力」、「からだのイメージ」、「からだの使い方を考えること（運動企画）」など様々な力の発達を促すことになるからです。さらに、このような経験の中で得られる成功感や達成感は子どもの自尊心や自信の形成にも役立ちます。

　しかし、このような活動を避ける子どももいます。それは、子どもの力に見合った遊びではない可能性がまず考えられます。子どもの遊びを応援する際は、あらかじめ決められている課題を押しつけるのではなく、その子どもの力に合った遊び方を考える必要があるのです。子どもが怖がっているのに無理にがんばらせようとすると、たいていの子どもはその遊びが嫌いになったり、自信をなくしてしまったり、ますます怖がるようになってしまいます。その結果、私たちの意図とは逆の方向に子どもの気持ちが動いてしまうのです。

　揺れ動く遊具や高い所を極端に怖がったり、誰かに動かされることを非常に恐れたり不安や苦痛を感じやすい子どもは、「重力不安」と呼ぶ状態をもっている可能性があります。このような子どもは一般の子どもたちが何でもないと感じる程度の揺れや高さに対して過剰に恐怖を感じてしまうのです。これは、姿勢を保つときに必要な感覚系の情報処理の調整の問題からきていると考えられています。

　また、フィールドアスレチックなどの活動では、日常とは違った新しい運動をすることになるため、運動の組み立てを考える必要があります。質問のお子さんは自分が動くとどんなふうにバランスが崩れ、それをどう修正すればよいかわからないために不安に感じるのかもしれません。このような不安はさらに不安を呼び、できる課題に対しても十分な力を発揮できなくさせてしまいます。

　また、筋肉がやわらかく姿勢保持が困難な子どもや運動発達が遅れている子どもにも似たような状態が見られます。この場合、運動能力

（バランスをとる力やからだを支える力）に見合っていない難しい活動に取り組まされていることが原因ですので、前述した重力不安とは区別する必要があります。このような子どもは、バランスを崩したときに手を出して支えたり、つかまったりすることが遅いため、転びやすく怪我も多く、そのために動くことや動かされることを嫌う可能性もあります。

　いずれの理由にしても、子どもが自分でやりたいという気持ちがまず大切です。無理に動かそうとするより自分で動きをコントロールできるようにすることで、恐怖心につながりにくくなります。また、見本を見せることで、どんなふうに動けばよいかイメージができ、挑戦してみようという気持ちになるかもしれません。ただ励ますのではなく、手をつないであげたり、支えてあげたり、具体的に手や足の位置を教えてあげたり、危ないときはいつでも助けるという姿勢を見せて安心感をもたせることも大切です。まず、からだをしっかり支える感覚を提供できるすべり台や足場の安定した遊具から取り組むのがよいと思います。そして、簡単に動かせる遊具や地面近くに吊り下げられた遊具を自分で動かすことから始め、徐々に自信をつけてから次の挑戦につなげるとよいでしょう。

関連する質問 ☞ Q7、Q73、Q76、Q82、Q87

Q7 エスカレーターには乗れるのですが、エレベーターは非常に怖がります。どうしてでしょうか？

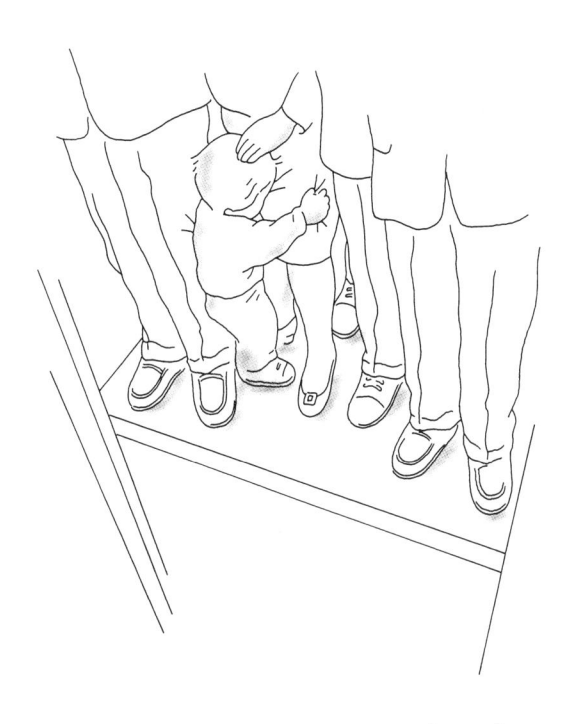

　エスカレーターとエレベーターの違いは何でしょうか。どちらも昇降するための機械ですが、エスカレーターは周りを見ることができる広い空間で動いていますし、エレベーターは閉じた狭い空間で動きます。見た目もからだからの情報の受け取り方にも違いがあります。

　頭やからだの動きを感じる感覚（前庭感覚）に偏りをもっている子どもは、視覚からの情報に多く頼る傾向があります。エスカレーターは動く方向や速度を視覚的にとらえやすい乗り物ですが、エレベーターは視覚的な変化がないにもかかわらず上下方向の加速が生じます。前庭感覚の情報が正しく処理できず、視覚に強く依存している子どもがエレベーターに乗ると、視覚情報には変化がないにもかかわらず、動いている感じがするので混乱するのかもしれません。

　空間や奥行の学習にも前庭感覚と視覚の発達が関与しています。私たちは自分のからだを基準に空間での方向性や、空間の広さ、物との位置関係を学習します。自分のからだのとらえ方があいまいなためにからだを指標にすることができない子どもは、遠い・近い、高い・低いなど空間の中の位置関係を正確にとらえることが苦手です。このような子どもは、いろいろな物を比較、対照することで自分なりの空間のとらえ方をしているかもしれません。

　エレベーターの中は空間の指標となるものがないために、子どもは自分の位置を定めることができず不安を感じる可能性も考えられます。

　また、触覚の情報処理に偏りがある子どももエレベーターを嫌う場合があります。このような子どもたちは、触られることを不快に感じ、怒りや不安の感情が引き起こされやすいので、狭い空間の中でいつにもなく近い距離に他人が近寄ってきたら、とても不快で不安になるでしょう。エレベーターの中は閉じられた空間のため逃げ出すこともできず、じっと我慢するしかありません。このような子どもたちにとってエスカレーターは、自分で人との距離を調整することができるため、利用しやすいと考えられます。

　また、結果がどうなるのかという予測が立たないためにエレベーターを怖がる子どももいるかもしれません。エスカレーターは動き方や、目的地を見て理解することができますが、エレベーターはどうでしょう。目的の所へ移動する物ではありますが、子どもにとってはそのプロセスを見ることができないために、次がどうなるのかという予測が立てにくい乗り物です。子

どもは経験の中で、自分でドアの開閉ボタンを押して操作できることや、昇降ボタンを押すと押した番号の階で止まるという、スイッチとエレベーターという道具の因果関係を理解していきます。それは次に起こることを予測する能力が発達してきたことを意味します。

このように、エレベーターを怖がる子どもの行動の背景には様々な理由が考えられますので、それぞれの理由に応じて対応は異なります。エレベーターに乗れないことがその子どもの生活にどれだけ重大な影響を及ぼしているかも考えて対応していきましょう。

関連する質問☞Q6、Q73、Q76、Q82

Q8 ブランコで激しく揺らすのが好きで長時間続けるのですが、気持ち悪くならないのか、いつか落ちるのではないかと心配しています。

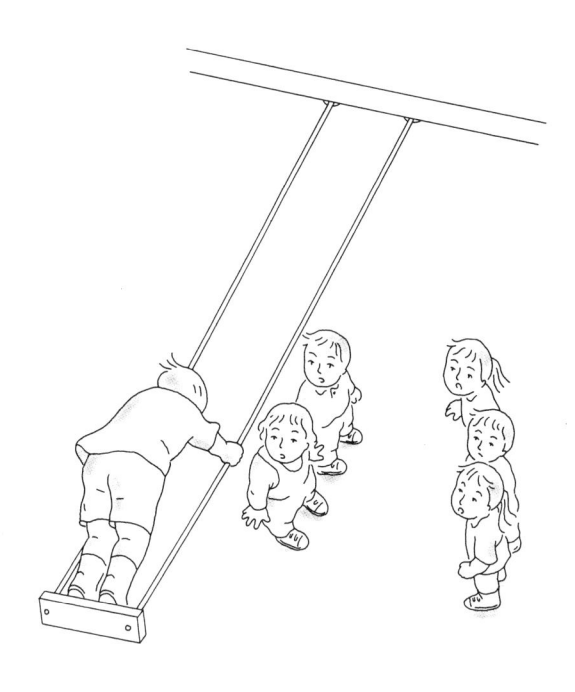

ブランコは多くの子どもたちが好む遊具ですが、揺れの感じ方には個人差があり、大きく揺れても平気な子どももいれば、少しの揺れでも気持ちが悪くなる子どももいます。これは、揺れに対する感じ方やそれに伴うからだの反応（揺れを感じ、それに伴って手や足に力を入れたり、バランスをとる能力）が個人個人で異なるためです。

この子どもの場合、普通の揺れでは物足りないと感じている可能性があります。落ちないかと心配になりますが、自分で動かしている場合には揺れをコントロールできるのと揺れる力を予測できるので、たいていの場合は大丈夫です。

しかし、子どもの様子で次のような面が見られる際は落ちる危険性も考えられるので、注意して見る必要があります。

○ 肘や膝が伸びきっているとき
○ 頭が下がり視線が定まっていないとき
○ 揺らしすぎてロープやチェーンがゆるみ、ブランコの座面の高さが急に変わりそうなとき
○ 揺らしながら後方に視線を移したとき

このような子どもの多くは、揺れを数多く経験することで脳が満足して、その後あまりこのような遊びを必要としなくなります。また、次第に気持ち悪く感じたり、怖く感じるようになる子どももいます。まずは子どもの要求に応え、危険のないように周囲や子どもの様子に気を配りながら遊んでもらうことが大切です。普通のブランコだけでは満足できない場合、遊具をハンモックなど激しく揺らしても落ちにくい物に替えたり、大きな揺れを急に止めたり、あるいは姿勢を変えてみたり、回転も入れてみたりなど、いくつかの要素を組み合わせることでもっとたくさん同じような感覚情報を提供することができます。

また、揺れる感覚を楽しみながらただ同じように乗っているのではなく、バランスをとったり、しがみついたりなど、遊びを通してからだの使い方を広げていくことも大切です。

関連する質問☞Q1、Q2、Q50、Q51、Q73、Q76

Q9 自宅でも保育園でも、たんすの上など高い所に登ってしまいます。危ないので降りるように注意するのですが、繰り返してしまいます。どのようにやめさせたらよいのでしょうか？

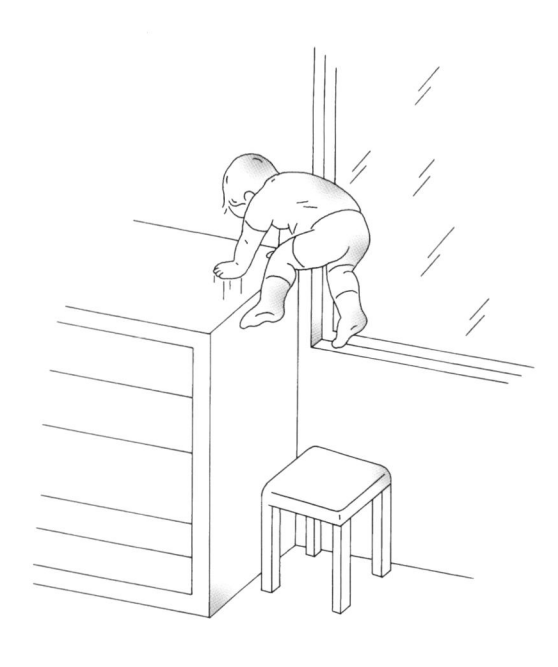

子どもが高い所に登りたがるのには理由があります。高い所は眺めがいいですし、高いという感覚（前庭感覚）からの情報が入ります。また、そこまで登るという行為も手足から固有感覚情報がたくさん入ります。そのようなわけで前庭感覚刺激や固有感覚刺激を多く求める子どもの中には、身近な高い所としてたんすや台の上に登る子どもが多いのです。このような行動をやめさせるには、全面的に禁止するのではなく、別にこのような子どもの欲求を満たす場所や活動を保証してあげる必要があります。そして、ここ（タンス）は登ってはいけないが、こちら（ジャングルジム）は登ってもよいと教えてあげるとよいでしょう。ことばだけではわかりにくい場合は、禁止マークなど見てわかるように伝える工夫も必要です。そして、安全な登ってもよい台や固定遊具などを提供したり、「たかいたかい」、「ひこうきブンブン」など動きのある遊びで関わってあげることで、子どもの欲求を満たしてあげることが大切です。

また、このような子どもたちの中には、高さを感じにくいために高い所でも平気で動き回るように見える子どももいます。このような子どもの場合、たとえばベランダの手すりなど、危険な場所の判断を感覚的に感じ取ることが難しいので、安全な環境でダイナミックに遊ぶことを保証しながらも、登ると危険なものや登ってはいけないものと、登ってもよいもの（遊具など）を特に丁寧に繰り返し教える必要があります。

関連する質問☞Q1、Q2、Q8、Q39、Q50、Q51、Q73、Q76

Q10 扇風機や換気扇が回るのをずっと眺めていますが、なぜこのようなことをするのでしょうか？

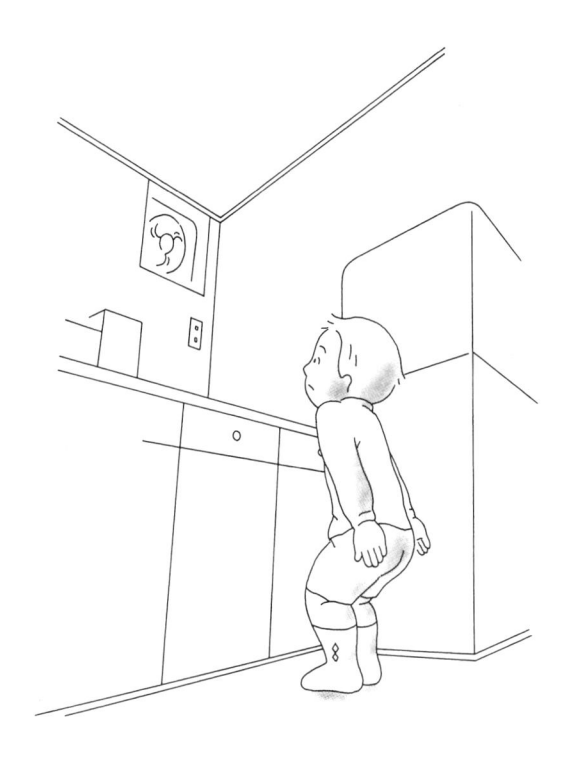

　前庭感覚は、からだの揺れや傾き、回転などの情報を脳に伝えます。この中でも回る感覚は、とても強い前庭感覚の情報となります。この感覚の受け取り方が弱く、たくさんの強い情報を必要としているように見える子どもたちは、その情報を求めて動き回ったり、自分でクルクル回ったり、高い所に登ったり、ブランコに乗り続けるなどの行動を見せることがよくあります。

　この前庭感覚からの情報と視覚情報は一緒に働いて、私たちがスムーズに目の中心で物を見ることを可能にしています。頭が動くと反射的に目が動いて、視覚のブレを補おうとするのです。またこの反射は、逆に電車の中から外の動く景色を見ているようなときに体験する連続して動く視覚刺激でも、反射的に目の運動を引き起こします。そしてどちらも、めまいを感じる脳の部分に情報が伝えられます。質問のお子さんは、扇風機や換気扇のファンが回転するときの一定の連続した視覚的な動きを、回転と同じような情報として脳に取り入れているのです。

　強い前庭刺激を求める子どもたちは、一般にいろいろな遊具や自分のからだを操作することでこの刺激を取り込んでいます。ところが、遊具を操作したり自分のからだをうまく動かして満足できる刺激を取り込むことができない子どもは、簡単にできる自己刺激的な行動を行いやすいのです。ファンを見つめたり、首ふりやからだを揺らして遊ぶ(ロッキング)など、決まった動きを繰り返してその中で満足を得ようとしているのです。一般に単調な動きから得られる感覚情報は慣れが生まれやすいのですが、このような行動を繰り返す子どもは、なかなか慣れや満足が起きず、「ずっと眺める」といった同じ行動を繰り返すと考えられます。

関連する質問 ☞Q1、Q8、Q88

Q11 教科書の音読で、文字や行を読み飛ばしてしまうことがあります。また、黒板に書かれた文字をノートに書き写すことに時間がかかったり、書き写すことを嫌がります。なぜでしょうか？

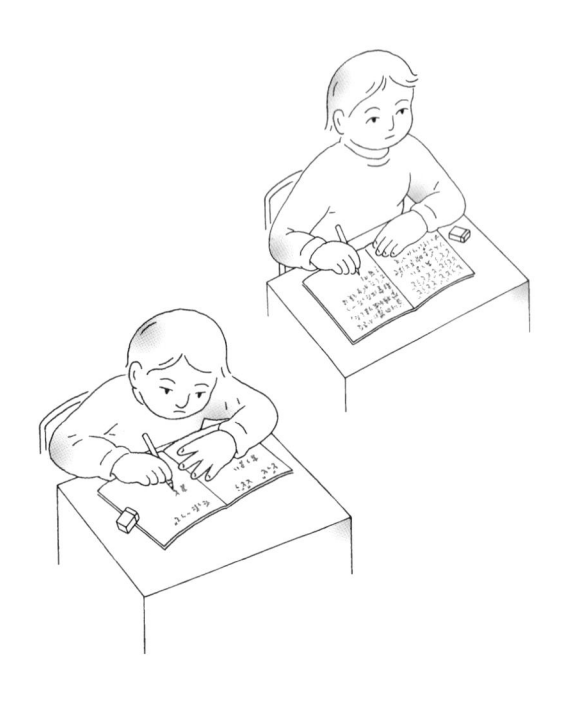

このような行動の背景には子どもによっていろいろなことが考えられますが、初めに視覚情報を正確に効率よくとらえるためには、眼球運動が正常に働いていることが前提となりますので、まずその視点から考えてみます。

眼球運動はいくつかのタイプに分けることができ、多くは反射的なものです。一つめは、頭部が動くときに外界の像（見えている物）を網膜に一定の状態で保つ「前庭動眼反射」で、二つめは、動くものを見るときに起きる「視運動性眼振」です。これらは、対象を意識して見るとき、対象となる像を網膜の中心に保持するのに役立っています。また、素早く対象物に目をやる衝動性眼球運動や動くものを目で追う追従性眼球運動、近づいてくるものや遠ざかっていくものを両目で見る輻輳・開散運動もあります。

この中で、本を読むときには、衝動性眼球運動や追従性眼球運動が中心に行われる必要があります。この運動が正確にできないと、読み飛ばしが増えたり、読んでいる場所を見失ってしまったり、書き写す場所がわからなくなってしまい、作業効率が落ちてしまうのです。

このような問題の有無を確認するには、次のような方法があります。

①鉛筆などを使って、追視（動くものを目で追う）や輻輳（見るものを鼻のほうに近づけて寄り目で焦点を合わせる）、注視（視野のあちこちに出てくるものに素早く焦点を合わせる）の力を見る。

②横書き（左右への追視）よりも縦書き（上下の追視）のほうが読みやすい場合もあるので比較してみる。

③細かい文字よりも大きい文字のほうが読みやすい場合もあるので、本を拡大コピーして読んでみる。

こうした眼球運動の問題以外にも、文字があちこちに飛んで見えたり、文字と紙の色のコントラストが大きいと文字が見えにくい子どももいます。このような子どもも書き写しは苦手になります。

また、視覚認知（視覚情報を認識する能力）がうまく機能していないと、文字を判別できなかったり、記憶しておけなかったりします。たとえば、空間関係が理解できていないと「め」と「ぬ」というような似た文字を見分けられず読み間違えたり、「い」「こ」「く」「へ」など似たような文字の方向が理解できず、書き違えたり

します。

　さらに、手指の動きも十分でなければ、鉛筆を保持しながら操作し、ノートを反対の手で押さえながら書き写すことも難しくなります。

　このように、読書や板書には多くの能力が必要とされるのです。

　では、どのように援助してあげればよいのでしょうか。眼球運動の問題が大きいようなら、感覚統合の指導ではブランコやすべり台などで遊びながら、前庭動眼反射の働きを整えることから始めることがよくあります。すべり台を滑り降りながら途中で先生とハイタッチをするなど、子どもが動きながら周りのものを注視するように促すことで、前庭動眼反射を使って眼球がスムーズに動く練習をするのです。その次には、ゆっくり動く物を見る遊び、たとえば風船バレーやシャボン玉のような遊び、そして宝探し(部屋のあちこちに隠しているものを見つける遊び)から、次第にボール遊びのような素早い目の動きを必要とする遊びへと進めていきます。

　学校での工夫としては、部屋を暗くして天井にレーザーポインターで図形や文字を描いてそれを当てるゲームをしたり、漢字の書き順を教えるときによく使う「空書（そらがき）」で文字当てクイズをするのもよいかもしれません。指を使ってのたどり読みや、文章の横や下に線を引く、読む行だけが見えやすいように工夫(読む行だけが見えるように開けられたシートや、線を引いた透明な下敷きを使用)するなどもよいでしょう。また、本を書き写すときも、ノートと本の位置を目で追いやすい位置に置くように工夫するのもよいかもしれません(本とノートを横に置いて目を左右に動かすよりも、縦に置いて上下に追うほうが楽な子どももいます)。細かな文字が見にくければ、文字を大きくしてあげたり、白黒のコントラストをはっきりさせたり、色のついた透明な板を上に置いたほうが見えやすい子どももいます。教室の机の位置も、黒板に近く見えやすい場所に変えることも役立つかもしれません。

関連する質問☞Q10、Q12、Q66

Q12 大きなボールを使ってもキャッチボールがうまくできず、やりやすいように風船を使っても、受けたり空中でたたくなどの動作がうまくできません。

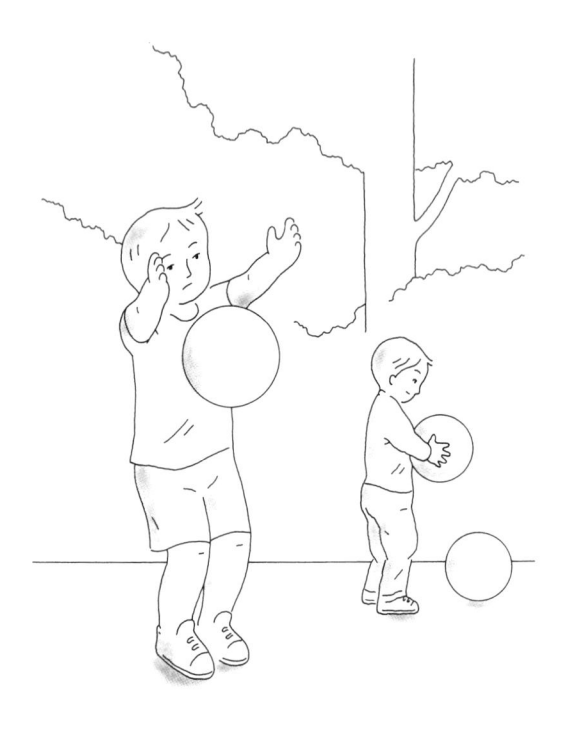

道具を使って運動を行うときには、まずその道具はどのような目的でどのように使うものなのかというイメージをもつことが必要となります。キャッチボールを例にとると、相手がボールを持っていることや、相手がボールを投げようとして動き出したとき、過去の経験から次にどのようなことが起きるのか予測できなければ、子どもはボールを受けるという行動を起こさないでしょう。また、ボールが違っても、相手の人が違っても、活動する場所がどこであっても、ボールがどのような特性をもっているのかということが理解できることも必要です。このような段階につまづきがあるようなら、ボール遊びをして見せたり、ボールに触ってもらったり転がしたり投げたりなど、まずボールという道具にしっかり関わることで、ボールの特性を理解することから始める必要があります。また、いつも同じボールを使うのではなく、大きさや重さ、色など、様々な異なるボールを使うことで、それぞれのボールに合わせた持ち方や力加減などを調整して遊ぶ機会を提供してみましょう。このような体験を通して、見え方や重さが違っても共通なボールの特性やボールの違いに合わせた手足の使い方を学習することができます。

また、投げられたボールをキャッチするには、さらに様々な運動の要素が必要になります。その要素を分析してみると次のようになります。

① まず、相手がボールを投げようと構えているのを認識すると、子どもは、ボールを見て大きさを想定し、受け取ったときの両手の感覚などをイメージして受け取る構えをします。また同時に、背景となる壁や天井の模様、人の姿などに惑わされずにボールを見続けなくてはなりません。

② 次に相手がボールを投げると、子どもはボールを目で追い、近づくボールを追ってからだを動かしたり、バランスを保ちます。併せて、近づいてくるボールとからだとの距離を目測して、ボールが手元に届く時間や場所を予測します。

③ そして手の中にボールが触れた瞬間、手や腕がその感覚をキャッチし、ボールの形に合わせて手指を閉じて、ボールをつかみます。

以上の要素を子どもに必要とされる能力として整理してみると、次のようになります。

- 視覚の機能──目で動いているものを追う、いろいろなものの中から必要なものを見分ける能力
- 自分のからだの情報処理──姿勢、手や足の位置、動きや力加減がわかる能力
- 姿勢保持──素早い運動をするため、筋肉に一定の張りをもたせ、動きに対応してバランスを保つ能力
- 視覚とからだの協調──自分のからだの空間の中での位置や自分が動いている方向を感じる能力と、動いてくるもののスピードや方向に動きを合わせる能力
- 運動の企画──運動の順番を適切に組み立て、左右の手足を協調させて動かす能力

このように、簡単そうに見えるボールのキャッチにも様々な要素が含まれています。まずは、投げられたボールの受け取りの前に、転がして受け取る遊びやぶつからないように逃げる遊びなど、子どもがつまずいている要素を考えて、本人にとって取り組みやすく、達成感を得やすい活動から始めるとよいでしょう。

関連する質問☞Q11、Q84

Q13 つま先立ち、つま先歩きをするのが目立つのですが、矯正しなくてもよいのですか？

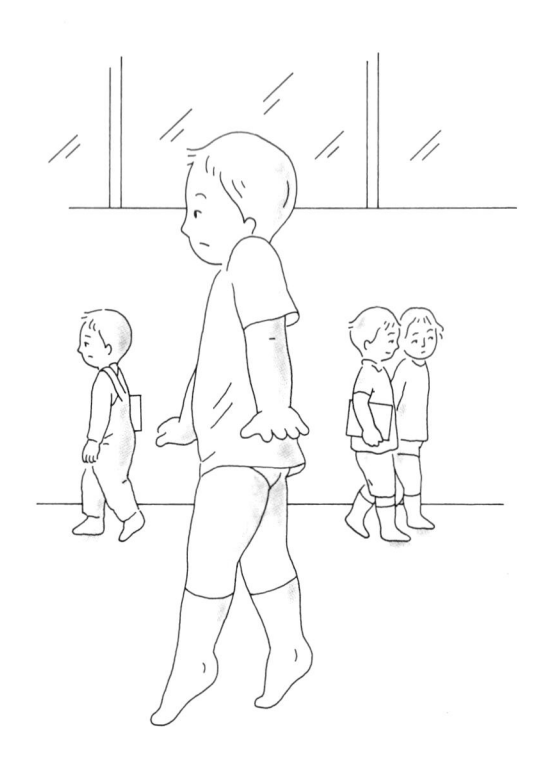

まず、どんな状況のときにつま先立ちやつま先歩きをするのかチェックしてみましょう。

脳性まひの子どもで下肢の筋の緊張が強い子どもは、日常生活のほとんどをつま先立ちや、つま先歩きをしています。立ち止まったときも踵をつけることができず、アキレス腱の短縮や足首の関節に運動制限が起こっていることもよくあります。足首が曲がらないと立位でのバランスがさらに悪くなり、かがむ、歩いていて止まるといったこともスムーズにできなくなります。

ところが、特に麻痺はなく、日常は踵をつけ普通に歩いているのに、ときどきつま先立ちやつま先歩きをしている場合は、次の三つのことが考えられます。

一つめは足の裏の感覚が過敏で、特定の感触の上では足裏をつけることができない場合です。

二つめは脳の目覚めの状態（覚醒レベル）を調節しようとして無意識に行っている場合です。私たちも眠いのを我慢しようとするとき、首や腕などに力を入れたり、首を振ったり、背筋を伸ばしたりすることがあります。これは前庭感覚や固有感覚の刺激を利用して脳の目覚めの状態（覚醒レベル）を調節しようとしているかもしれません。

三つめは感じにくい感覚を強め、自分自身で刺激を取り込んでいる（自己刺激）場合です。

いずれも無理に矯正する必要はないのですが、過敏な子どもの場合、まずは足をしっかりつけることのできる素材の上で跳んだり、踏みしめたりする遊びを提供するとよいでしょう。

また、自己刺激として行っている場合は、トランポリン・縄跳びなどで一緒に遊んだり、台から飛び降りて遊ぶなど、不足している感覚刺激をしっかり補うことを考えましょう。また、平均台などバランスをとる遊びの中で、足底でしっかりとからだを支えて動く経験を積んでいくのもよいと思います。

関連する質問 ☞ Q1、Q2、Q14、Q76

Q14 隣にいる子どもに力を入れて抱きついたり、親が寝ているときに上に乗ってきたりします。興奮している様子もなく、注意するとやめるのですが、時間がたてば繰り返します。大きくなっても続くのかと心配しています。

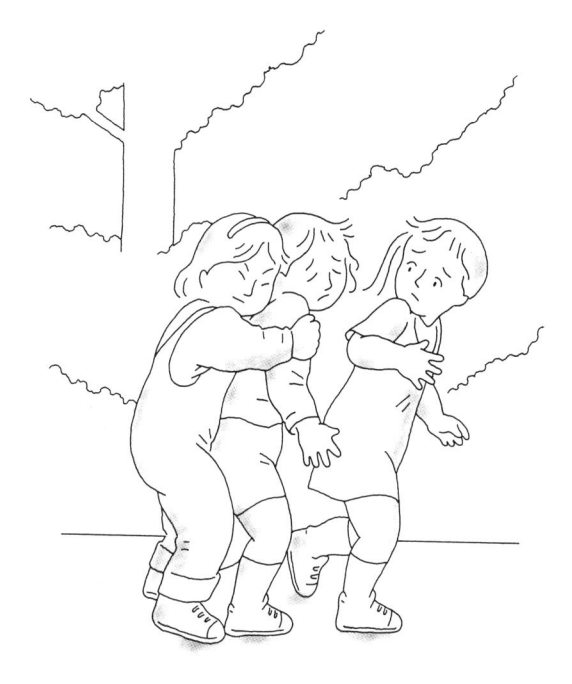

質問にあるお子さんは、固有感覚の情報を脳にうまく取り込む力が弱いのかもしれません。そのために、相手には強い刺激でも子ども自身は弱く感じたり、もっと強い刺激が欲しくてそのような行動になってしまうのかもしれません。また一般に、感覚情報の受け取りが弱い子どもは、脳に十分な刺激が届かないためにボーッとしている（覚醒レベルが低い）ことが多く、子ども自身も無意識に覚醒レベルを高めるような遊びを行うこともあります。ですから質問にあるような行動は、自ら覚醒レベルを高めるための行動とも考えられます。このような子どもたちは、友だちとの遊びの中で力加減がわからないために乱暴な子どもと誤解され、トラブルになることもあります。

このような行動に対する対応としては、強めの固有受容感覚がしっかり入る遊びや活動を日常生活の中に取り入れることが重要になります。友だちに抱きついたり親が寝ている布団の上に乗る代わりに、布団を運んでもらったり、お手伝いとして重たい荷物を運んでもらうのはいかがでしょうか。

また、抱きついたり布団の上に乗るのは、固有感覚の刺激だけではなく、抱きつくことで得られる触覚の気持ちよさや満足感を欲しているとも考えられます。そう考えると、すもうやレスリングごっこなど、スキンシップがたくさんできて力も使う遊びもよいかもしれません。

さらに、ギュッと抱きついて友だちが「やめて！」と反応したり、親が「重たい！」と反応するのもおもしろくて繰り返している可能性もあります。そのような場合、「やめて！」という反応がかえって子どもの行動を強めてしまっている可能性もあるので、ただ注意するだけではなく、すかさずやってもよい遊び方（たとえばすもう遊びなど）に誘うのもよいでしょう。相手が大人であれば、あまり強く反応せずに静かに別の遊びに誘うのもよいかもしれません。

そして、トラブルを防ぐためには、友だちに「○○ちゃんは一緒に遊びたいんだって」と子どもの思いを通訳してあげ、実際にどの程度の力で接するとよいのか手を取って教えるなど、子どもの遊びたい気持ちが相手にも伝わる表現方法や、抱きつかれると嫌な人もいることを教えてあげる必要もあるかもしれません。

関連する質問 ☞ Q13、Q15、Q76

Q15 突然友だちを強くたたいたり、自分からほかの子どもに体当たりしたりします。友だちに後ろから声をかけて肩をたたくときにも力が入ってしまうようです。本人は自覚していないようですが、なぜこのようなことをするのでしょうか？

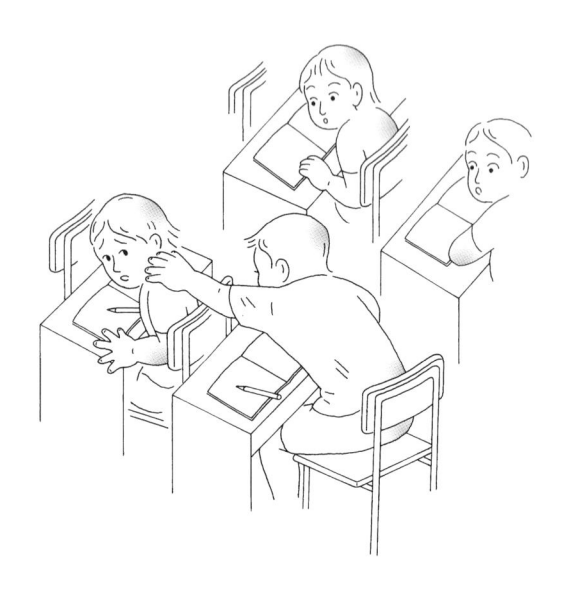

　このお子さんも固有感覚の情報を脳にうまく取り込む力が弱いのかもしれません。周囲の人からすると、強くたたいているように見えたり、体当たりをしているように見える行動も、本人はそれほど強くやっているとは感じていない可能性があります。

　固有感覚は、からだの位置や運動の状態、からだに加わる抵抗や重量、振動などを感じ取り、脳に情報を伝えています。このような感覚情報がうまく脳に伝わらないと、正確な情報が脳で処理されないために、力の加減がうまくできず、友だちに嫌な思いをさせてしまうことになるのです。

　たとえば、たたいた際にどの程度の力でたたいたかを感じ取る感覚のフィードバックがうまく働いていない場合や、友だちをたたく前に結果を予測して、これくらいでたたくと痛くないかという力加減の調整（フィードフォワード）がうまく働いていない場合もあります。

　また、このような行動を繰り返す子どもは、相手の表情を読むことや相手の気持ちになって考えることが苦手なことも多く、もともと人に対する興味や関心が薄い可能性もあります。このように感じ方が異なることが相手の気持ちのわかりにくさにもつながっており、何度注意されてもそれだけではどう関わってよいのかわからないのかもしれません。

　対応としては、強めの固有感覚情報がしっかり入る遊びや活動を日常生活の中に取り入れることが重要です。また、ただ注意するだけではなく、どのように関わったらよいか具体的に教えてあげる必要もあるでしょう。年齢が高くてルールの理解ができる子どもなら、思い切り力を使って楽しく友だちと遊べる綱引きや、ボール遊び（特にやわらかくて空気がちょっと抜けたものは思い切り打ったり、蹴ったりしてもあまり飛ばないのでお勧めです）もよいと思います。相手の表情を読むことや相手の気持ちになって考えることが苦手な場合、遊びのルールを教えてあげるのもよいでしょう。

関連する質問☞Q14、Q56、Q73、Q76

Q16 友だちが乗った三輪車を押すときに「ゆっくり」と言ってもスピードを出し、とても危険です。自分が乗っているときは坂を滑り降りることを繰り返しています。

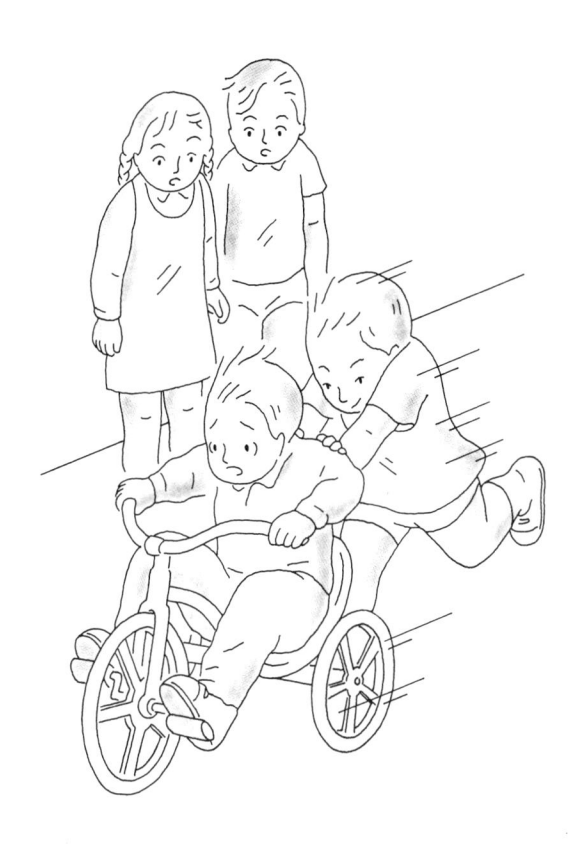

友だちが乗った三輪車を押してあげようとする行動のわけを考えてみると、一つは、友だちと一緒に遊びたいという対人面での欲求が考えられます。これは子どもが人と関わって育つためにはとても大切な欲求だと思います。ただ、友だちと仲良く遊ぶためには、同時に相手の子どもが三輪車を押してほしいと望んでいるかということも考えなくてはなりません。また、このお子さんが相手の望む押し方（スピードやコントロールなど）を理解しようとしているかや、力の調節をしようとしているかも見る必要があります。

次に、このお子さんが見せる行動の特徴について考えてみましょう。三輪車で坂を滑り降りる活動には滑り降りる感覚（前庭感覚）、そして、坂をのぼる際には足でしっかりペダルを踏んだり、三輪車を押したりする筋肉の感覚（固有感覚）の情報が、脳にたっぷり送り込まれます。坂が急であればあるほど、この二つの感覚情報（前庭感覚と固有感覚）は強くなりますし、繰り返せば繰り返すほど、その情報は加重されていきます。このお子さんは、三輪車に乗って坂を滑り降りたりのぼったりを繰り返していますので、このような感覚情報をたくさん求めていると思われます。このように自分にとって必要な感覚情報を積極的に取り入れる行動を感覚探求行動といいます。

感覚の受け取り方は人それぞれで異なり、ある人にとって快的な感覚刺激も、別の人にとっては不快と感じられるかもしれません。つまり、このお子さんのように強い前庭刺激を楽しいと思う人もいれば、怖いと感じる人もいるのです。自分一人で遊んでいる場合はよいのですが、友だちと遊びを共有する場合には、この感覚の受け取り方の違いが友だちとうまく遊べない要因になってしまうこともあります。友だちが乗った三輪車を押してあげる場合、相手も速いスピードを望んでいるのであれば、ぶつかったり倒れたりしても大丈夫な環境で二人ともしっかり遊んでもらうのがよいと思います。

もし、相手がそのスピードを怖いと感じているのであれば、友だちが怖いと感じていることや怖がりの友だちにとっては自分で漕いだほうが楽しめることを子どもに伝え、それぞれ三輪

車に乗って個々のペースで漕ぎながら一緒に遊んでもらうのもよいかもしれません。また、力のコントロールが難しいのであれば、ちょうどよい程度の押し方を大人が手を添えて教えてあげるのもよいでしょう。

さらに、このお子さんの感覚欲求を満たすためには、この三輪車遊びを展開してデコボコ道で遊んだりスラロームもよいかもしれません。デコボコ道では上下のガタガタした感覚も体験できますし、スラロームでは左右にハンドルを動かしたり、それに合わせてバランスをとる体験もできます。道が複雑になればなるほど、このような力のコントロールや両手両足の協調運動が求められ、運動を組み立てる力を高めることにもつながります。

関連する質問☞Q14、Q15、Q50、Q51、Q73、Q75、Q76

Q17 肉しか食べないという偏食があり、おやつにも歯ごたえのあるせんべいのようなものが好きです。ほかのものも食べられるようになるとよいのですが、どうしたらよいでしょうか？

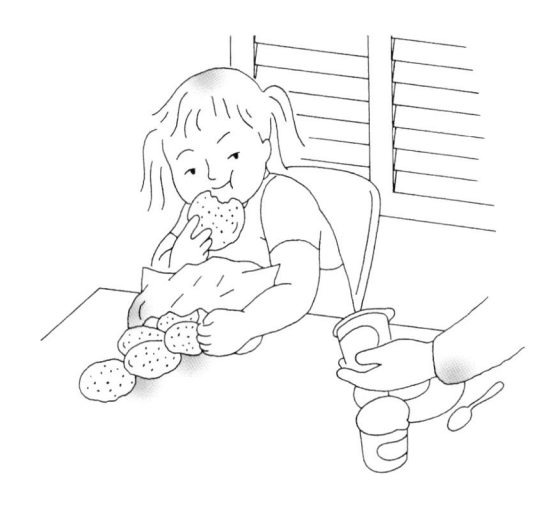

偏食の理由には、味や匂い、見た目、食感などが苦手な場合のほか、食わず嫌い、こだわり、アレルギー、幼いときにのどに詰まらせたり無理矢理食べさせられたといった嫌な体験や、面倒臭い（骨を取り除く）など様々な理由が考えられます。実際にはこのような理由がいくつか重なっていることも多いのですが、ここでは主に感覚面の理由に絞ってお話しします。

噛みごたえのある肉や硬いせんべいを好むということから、このお子さんは強く噛むことによって得られる顎の関節や、顎を動かす筋肉から入る強力な固有刺激を求めていると考えることができます。このような強力な固有刺激は、子どもの脳の活動を調整して集中力を高めたり、イライラした神経を落ち着かせる効果があったりするので、お子さんは無意識にそのような硬い食べ物を好んでいるのかもしれません。

また、肉やせんべい以外の物を受け入れない点に注目すると、その他の食べ物の味や匂い、食感（口の中に入った食べ物の感覚）などが嫌なことも考えられます。味や匂い、食感に過敏な場合も、その食べ物を避けるだけでなく、固いものを噛んでその過敏性を調整しようとする行動がよく観察されます。

さらに味覚や食感だけでなく、からだ全体の感覚が過敏な場合や、逆に頭の中がぼーっとして集中力が落ちやすい子どもも、爪を噛むなど固いものを噛んで脳の活動を調整しようとする行動が見られます。このような感覚の調整機能の問題が偏食に関係している場合があるのです。

このような偏食に対しては、肉と同じような噛みごたえのあるイカやエビなどの食べ物なら喜んで食べてくれる可能性があります。好きな肉でゴボウやニンジン、レンコンなど固めの野菜を巻いてみたり、肉以外の食材も硬めに調理してみる手もあります。また、食事の前やおやつなどの時間に、バイブレーターなどで噛む筋肉を刺激してみるのもよいかもしれません。

最初に書いたように、偏食には様々な要因が考えられますので、対応もその理由によっていろいろ工夫する必要があります。たとえば、自宅では食べないけれど、保育園や幼稚園、学校で他の子どもたちと一緒だと食べることができる子どもであれば、他の子どもが食べているのを見て自分も食べてみようという気持ちが生じるかもしれません。いずれにしても、保育園や幼稚園、学校の先生と連携して取り組むことが大切です。

関連する質問☞Q13～Q16、Q56、Q76、Q81

Q18 身近にあるものを噛んだり舐めたりして、次々と汚したり壊したりしていますが、遊びの少ない子どもなので大目にみています。成長とともに解決するのでしょうか？

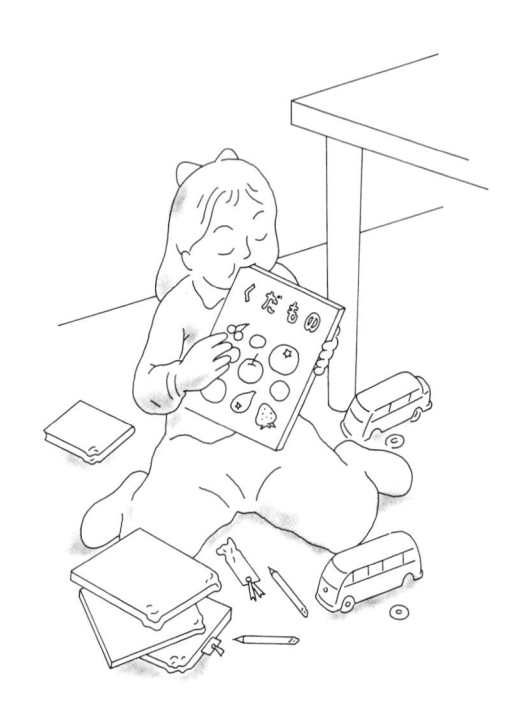

　子どもの発達の過程で、何でも口に持っていく時期があります。赤ちゃんはミルクを飲んで生命を維持するので、口の機能が手の機能よりも先に発達して生まれてくるのです。そのため、最初は口で確かめるほうが手で触るより物がよくわかるのです。また、口の遊びをすることで子どもは気持ちを落ち着けたり、集中したりすることもあります。

　しかし発達とともに手や指での外界の操作が上手になってくると、子どもは口に物を持っていって確かめることはしなくなります。

　幼児期になってもおもちゃや身近にある物を頻繁に口に持っていくのは、手や指の機能や感覚の発達が不十分だったり、視覚による物の認識が未熟なためかもしれません。また、物がどのような特徴をもっているかわかりやすく、噛んで舐めるほうが満足感が得られやすいのかもしれません。そのような場合、まずは十分に口で様々な物の感触や形を体験する機会を提供しながら、同時に手の感覚を育てる必要があります。まずは様々な感触の上を四つ這いで移動することで、手のひらに入る感覚体験をたくさんしてもらうのもよいと思いますし、手づかみで食べることも手の感覚と口の感覚を合わせるよい体験となります。

　また、噛むことで口や顎から固有刺激や触覚刺激を得て、充足感や満足感（情緒的安定や覚醒の調整）を得ようとしている場合、噛みごたえのある食べ物（ガムやイカなど）を提供して、十分に必要な感覚体験を提供する必要があります。この場合は、何かストレス要因がある可能性もありますので、感覚過敏も含めその要因を探り、可能ならそのストレスを軽減する支援も併せて必要となります。

関連する質問 ☞ Q19、Q56、Q73、Q76、Q81、Q88

Q19 学校での授業中、いつも鉛筆や爪をかじっています。特に自分自身で一生懸命にやろうとするときほど多いように思います。やめさせたほうがよいのでしょうか？

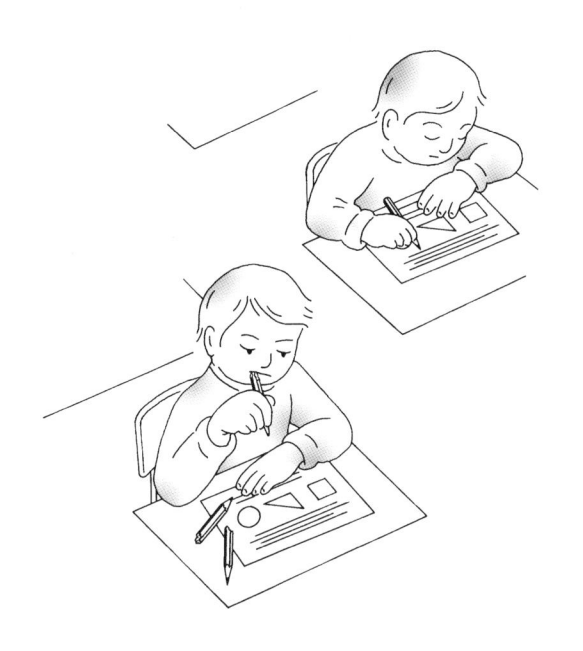

鉛筆や爪など硬いものを噛む活動は、顎の筋肉を強く使うことで、覚醒水準をちょうどよい状態に調整し、注意集中を促す作用があることが知られています。また同時に、口を使った活動は、安心感や落ち着きを得ることにつながる場合もあります。

このような癖が見られる場合、何もしないで座っていると下がりがちな覚醒(眠くなってしまう状態)を、何とか自分自身で刺激を取り入れることにより維持している(起きていようとしている)と考えることができます。ほどよい覚醒を維持することで、授業の中で先生の話を聞き、理解したり、板書された文字や図形を理解したりするために、無意識に子どもが行っている可能性があるのです。また、不安やストレスを感じるような場面では、口に何かものを入れたり噛んだりすることにより落ち着こうとする対処方法である可能性もあります。

いずれにしてもこのような場合は、その行動をやめさせると、注意集中ができなかったり、逆に不安やストレスを高めてしまう可能性もあります。その子どもが覚醒が下がりやすい状況にあるのか、何か不安やストレスがあるのか、その背景にある問題を探る必要があります。

対応としては、鉛筆や爪に代わる、安全で清潔に保つことができるゴム製の噛んでもよいグッズを提供するのも一つのアイデアです(そのための専用の製品も市販されています)。また家庭では、ガムなどを噛むことを許してもらうこともできるかもしれません。

また、からだを動かすことによって覚醒を高める方法も考えられます。この場合は、授業の始まる前や途中に、ほんの少しの時間でも、強めの前庭感覚や固有感覚を体験できるような活動を取り入れると欲求が満たされ、授業中の鉛筆噛みや爪噛みが必要なくなる可能性もあります。また、直接不安やストレスになるような要因があれば、それをできるだけ取り除くことも必要でしょう。

関連する質問☞Q18、Q56、Q73、Q76、Q81

Q20 家では毛布やぬいぐるみを抱いていることが多く、外出しても近くにいる面識のない人にも抱きつきにいきます。大きくなったら他の人に変に思われるのでやめさせたいのですが、どうしたらよいでしょうか？

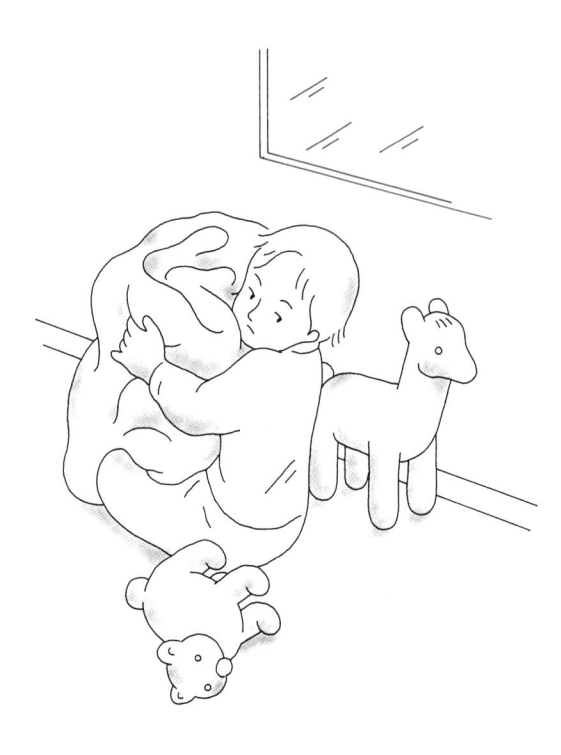

　この行動を感覚統合の視点から解釈すると、お子さんは主に二つの感覚情報を求めているように思われます。一つは触覚から、もう一つは固有感覚からのものです。触覚はからだの皮膚から情報を伝えるもので、固有感覚は筋肉や関節の動きなどからだの内部から情報を伝えるものです。
　触覚や固有感覚からの情報の役割の一つに、情動（気持ち、情緒）の調整があります。特に触覚は情緒の安定に深い関わりがあることが知られています。質問にあるお子さんは、毛布やぬいぐるみを抱くことによって、自分自身でこのような感覚情報を取り入れ、安心や気持ちよさを経験しようとしているのだと考えることもできます。また、特定の感触に対して極端に不快に感じやすい反応を触覚防衛反応（感覚調整障害の一つ）と呼びますが、こうした反応をみせる子どもたちは普段の生活の中で常にストレスにさらされているため、安心を得ようとする欲求もとても強いことがあります。触覚防衛をもつ子どもは、たいていの子どもが喜ぶ、ふさふさした毛のあるぬいぐるみのおもちゃや、砂遊び、泥遊びなどが苦手なことも多く、脳が触覚情報不足になりやすいと考えることもできます。どんな子どもも元気に成長するために一定の量の感覚刺激を必要としているのです。そのために、自分が受け入れやすい触覚や固有刺激を特に多く求めようとする可能性も考えられます。
　このように考えると、いずれにしてもこのお子さんの行動を無理にやめさせるより、お子さんの脳が満足するように、普段の遊びをさらに豊かな触覚遊びで満たしてあげる必要があると考えられます。毛布やぬいぐるみだけではなく、スキンシップ遊びや泥遊びなどをたっぷりするのもよいかもしれません。また子どもを毛布や布団にくるんで遊んだり、パウダービーズやスポンジクッションで抱きしめたり、砂遊びもよいでしょう。
　ただ、外出時に他の人にまで抱きつくというのは、いかに子どもの満足感（快反応）を得るための行動とはいえ、そのまま許すわけにはいかないでしょう。面識のない人にも抱きつくということは、まだ親しい人と見知らぬ人の区別がついていないことも大きな要素として考えなくてはいけません。子どもが触覚遊びが好きだと

わかったら、その遊びを適切な場所や物で行うことも覚えてもらう必要があります。外出時には、抱きつく代わりのものとして、手で握れるくらいのスポンジやパウダービーズが入った小さなぬいぐるみ、空気の入ったゴム製のボールなどを持たせたり、お母さんがやさしく抱きとめてあげるなどはいかがでしょうか。また、外出前に上述した様々な触覚遊びやゆっくりとした強い固有感覚の刺激(握る、押すなど)を提供できる遊びを行い、子どもさんを満足感(快反応)で満たしてあげることも必要だと思います。こうした遊びは触覚刺激に対する神経系のアンバランス(感覚調整障害)を改善するのにも役立ちますので、このようなアンバランスが改善されると徐々に問題も小さくなっていく可能性もあります。

　また、子どもの理解力によっては、抱きついてもよい人と場所、抱きついてはいけない人と場所を具体的に少しずつ教えてあげることも必要でしょう。

関連する質問☞Q73、Q76、Q81

Q21 濡れたり汚れたりにとても敏感で、少しでも服やズボンが濡れるとすぐ着替えてしまいます。着る物がいくらあっても足りません。

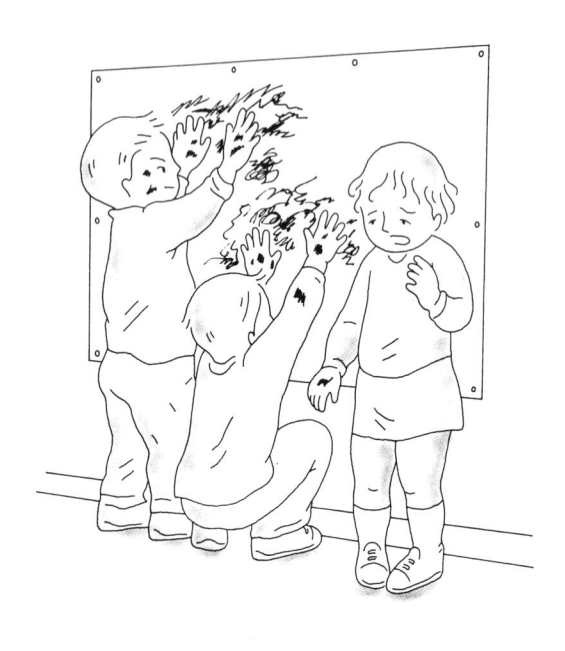

濡れたり汚れたりすると、子どもは「冷たい」、「何かがついた」と感じます。これは触覚情報の一つです。触覚には二つの働きがあり、一つは危険から身を守るための働きと、触ったものが何であるのかを判断する働きです。

私たちは何か熱いものや痛いものに触ったときには、思わず手を引くなどからだを守るために反射的に動きます。また暗い所などで、予想もしないものがからだに触れたときや腕がムズムズするような感覚を感じると、びっくりしてその対象から逃げたり払いのけたりもします。このように不快な刺激や害を及ぼすかもしれない刺激から身を守るためには、そのものが何であるのかといった判断よりも身を守る行動が優先されるのです。さらにそのような体験は、不快感や恐れの感情を伴うことがよくあります。このような反応を防衛反応といい、私たちがこの世の中で安全に生きていくために一生もち続けている反応です。

一方、ポケットの中のコインを手探りで区別できたり、洋服の生地の滑らかさの違いなどがわかるのも触覚の働きです。このような働きを識別能力といいます。私たちは生まれて以来、生活の中でからだに触れる様々なものを触り、握り、舐めて、眺めて探索しながら成長してきます。その中でいろいろなものの感覚的な特徴をつなぎ合わせて記憶し解釈して、触ったものが何であるのかがわかるようになります。そして、このような見て触る経験を重ねることによって、見ただけで対象の手触りや特性を予測する(感じる)こともできるようになります。

私たちが普通に生活することができるのは、これらの防衛反応と識別能力がバランスよく役割を分担してくれているからです。

一般に私たちは、温かくやわらかなものは快と感じ、チクチク、ガサガサしたものは不快と感じる傾向があります。動物などをなでると気持ちが穏やかになったり、洋服のタグがチクチクしてイライラしたような経験はありませんか? このように触覚刺激からもたらされる快・不快によって、私たちの情動は影響を受けます。また、触覚の感じ方には個人差もあります。好みのものは快を感じさせ情緒の安定を図ってくれる一方、嫌いなものは不快を感じさせ嫌悪感や興奮をもたらすでしょう。

質問のお子さんは、この二つの触覚の役割のうち、防衛反応が前面に出ている状態と考えることもできます。濡れる、汚れることから感じる「冷たい」、「何かついた」違和感が不快で、嫌悪、拒否という情緒的な反応が優位になっ

て、それを解消するために着替えをしようとしているのではないでしょうか。

　また、「濡れたり汚れたりすると着替えなければならない」というこだわりによって着替えを要求する子どももいるでしょう。見えないと触覚的な刺激に気づきにくい子どもでは、触覚の問題というより見え方が変わったことに対する反応と考えることもできます。

関連する質問☞Q22〜Q24、Q52、Q73、Q76、Q81

Q22 粘土や濡れた砂などのベタベタ、ドロドロの感触が嫌いで取り組もうとしませんが、療育の課題になっているので、泣いて拒否しても行わせたほうがよいのですか？

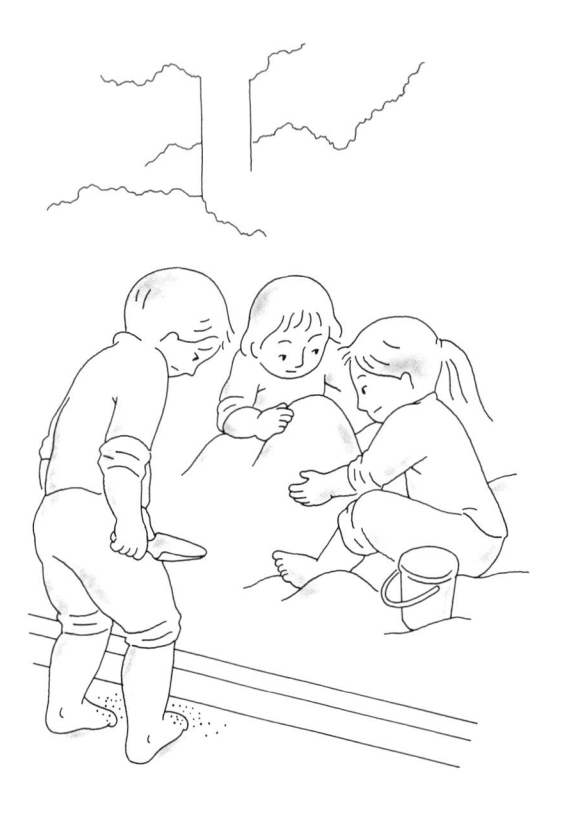

多くの子どもたちは、水、砂、粘土などの感触に親しみ、触れることそれ自体を楽しみます。それは、その感覚自体が心地よく感じられるので、安心して繰り返し遊べるのです。このような子どもたちはやがて、すくったり、こねたり、つかんだり、形を作るといった操作を行いながら、自分の手や指の使い方、道具の使い方などを学んでいくことでしょう。このような触覚遊びを通じて、自分のからだの地図がつくられ、これが自分のからだをうまく使いこなすために必要な土台になります。この地図がうまくできないと、子どもたちは自分のからだをうまく使うことができません。そのために子どもたちは、自ら動いて対象に関わり、感覚を取り込もうとするのです。

ところが、触覚刺激に対する防衛反応が強いと、結果として触覚情報を脳にうまく取り込む行動が妨げられてしまう可能性があります。もしあなたがこの子どものように、気持ち悪くて大嫌いなことを強要されたらどう行動するでしょうか。その課題だけでなく、遊び場に行くことやそれをさせようとする大人も拒否するようになるかもしれません。このように、泣いて拒否する課題を無理に行ったとしても、よい発達は期待できそうにもありません。

では、どのように対応したらよいのでしょうか。

触覚に過敏性をもつ子どもは、人から触られることは嫌いですが、自分から触ることはできることが多いので、子どもにとって見通しがもて目的があるように課題を設定することで、子どもが自発的に活動に参加できるように誘うとよいでしょう。たとえば料理などは、子どもにとって身近でわかりやすく、たくさんの触覚刺激を提供できる活動の一つです。また、嫌なときには自分で手が拭けるようにおしぼりを準備したり、触れることのできる道具を支えたり、持たせたりするだけでもまずはよいでしょう。

またベタベタ、ドロドロは駄目でも、ツルツル、サラサラなどの感触を見つけて、そこから始める工夫もできます。子どもによって許容範囲や苦手な程度が違うので、受け入れやすい感触を見つけてあげて、そこから始めていくとよいでしょう。たとえば小麦粉粘土を作るとき

に、初めのサラサラを十分に堪能してもらい、混ぜるときは道具を使う、水を入れる係を任せるなどの工夫もできます。一般に、豆やお米のような質感のある重たい触材のほうが受け入れられやすい傾向がありますので、そのような素材で遊ぶことから始める手もあります。

また、ぶつけたときに皮膚をこすったり押さえたりすると痛みの感覚が和らぐ経験は誰にもあると思います。このように強い圧刺激によって不快な感覚を調整することができるので、この原理は触覚刺激に対する過敏性をもっている子どもたちに対するセラピーの中でもよく使われます。小麦粉粘土の例では上からたたいて伸ばしたり型枠に入れて押さえることで、強い圧刺激を子どもが自分で取り込むことができます。またこのような遊びを始める前に、ぶら下がったり、四つ這いをしたり、飛び降りたり、大きなクッションの下にもぐったり、重たいものを運ぶなど、固有感覚や圧覚を多く体験できる活動をしっかり提供するのもよいでしょう。

関連する質問☞Q21、Q23、Q52、Q73、Q76、Q81

Q23 雨が降っている日、素肌に雨が当たると「痛い」と言います。なぜでしょうか？

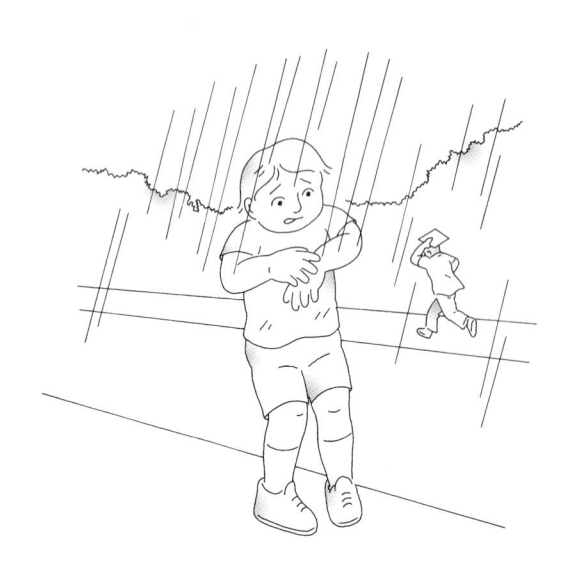

私たちも雨で濡れたら、冷たくて、どちらかというとあまり気分のよいものではありませんが、通常"痛い"と感じることはありません。しかし、雨の日の登校を渋る子どもの中には、"雨が当たると痛い"という訴えをもっている場合があります。

雨が当たる感覚をとらえるのは触覚ですが、触覚の防衛的役割は、外界に危険や害がないか確かめ、危険と判断すればすぐに逃避するために利用されます。感覚刺激の受け取り方にアンバランスを抱える子どもの中には、この防衛的反応が優位に働いて、通常では気にならないような刺激にも敏感に反応し、嫌悪反応やその刺激から身を守ろうとする反応を示すことがあります。このような場合、ほんの些細な刺激でも"痛い"と感じることがあります。そのため雨が肌に当たった場合も痛みとして感じてしまうと考えられます。"日焼けした肌に触られたときのような感じ"、"雨が針のように痛い"などのように表現されることもあります。

このような場合、子どもにどんなふうに感じるのか聞いてみることも大切です。そして、肌触りのよい（子どもが受け入れられる素材）の長袖を着用したり、重たい布団などにくるまったり、跳ぶ、ぶら下がるなどの固有刺激が入る活動を取り入れることで、感覚の調整を図る必要があります。何よりも子どもの負担が少なくなるような対応を考える必要があります。

関連する質問 ☞ Q22、Q24、Q52、Q73、Q76、Q81

第1部 子どもの行動を理解するために 33

Q24 登園後すぐに裸足になってしまいます。また、制服からすぐ運動着に着替えたがり、一度着替えてしまうと、もう一度制服を着るように言っても嫌がって着ようとしません。行事などで制服を着て参加してほしいときもあるので、困ってしまうことがあります。

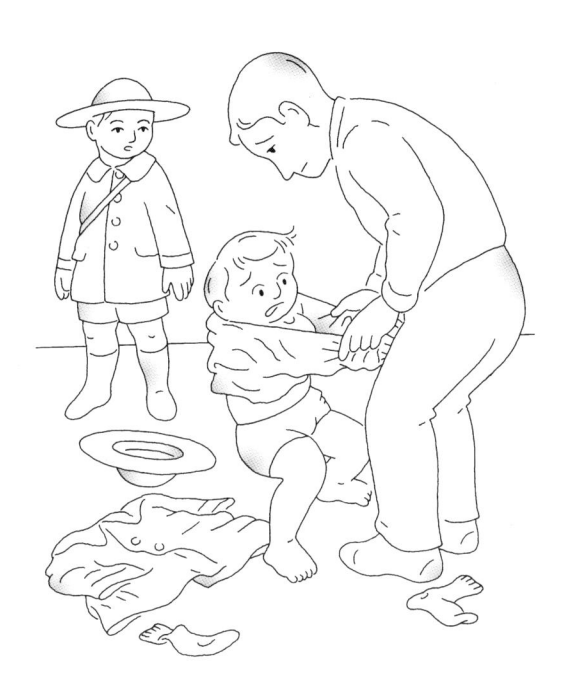

私たちも自宅に帰ってくると、すぐに靴下を脱いで裸足になったり、スーツを脱いでゆったりとしたジャージのような洋服に着替えることがあると思います。それは、靴下で足が締めつけられていたり、スーツのような生地が硬めの素材で自由に動けない洋服ではリラックスできないために、裸足になったり着替えたりするのだと思います。私たちは、靴下の締めつけや硬めの洋服を着ていることを非常に不快に思っているわけではありませんが、それでも服を脱ぐとせいせいすることを思うと、刺激に過敏な子どもにとって、苦手な素材の洋服を着ることは、とても不快な思いをがまんしなければならない状態だと考えることができます。

私たちでも、不意に手を触られたり、皮膚の上を虫が這ったりするような刺激には不快感を感じますが、触覚刺激に過敏な子どもにとっては、私たちがほとんど意識しないような刺激も針や紙やすりでこすられているように感じたり、チクチクしたり虫が這っているように感じるのです。

質問にあるお子さんもこのような触覚過敏がある可能性がまず考えられます。幼稚園に履いていく靴下は長めで、ゴムできっちりと締めつけるものが多く、制服は動きにくいゴワゴワした少し硬めの生地を使用していることが多いようです。このお子さんも、靴下の締めつけている部分や制服の襟や袖、裾、ズボンのウエスト部などから締めつけるような感覚やチクチクとした不快な感覚から逃れるために、靴下を脱ぎ捨て、ゴワゴワしていないやわらかい生地の運動着に着替えてしまうのではないでしょうか。そう考えると、やっと不快な状態から解放されたのに、もう一度不快な状態にされる靴下や制服を着たがるはずはありません。

このような問題を解決するために、通園施設に子どもの状態を説明して、制服ではなく運動着で通園できるように配慮してもらうのはいかがでしょうか。また、締めつける部分のゴムが弱い靴下を選んであげたり、少し大きめの制服に変更して、タグを取り除き、襟周りや袖周りの部分をやわらかくする工夫もできるかもしれません。

このような触覚防衛反応の軽減のためには、識別的触覚を育てる遊びや、固有感覚を使う遊

びが役立ちます。重たい布団に挟まったり、ギュッと抱きしめたりする圧迫遊び、飛び跳ねたり、飛び降り遊び、ぶら下がり遊びも効果的です。

　また、すぐ裸足になるのは、足裏からの感覚がわかりにくいためであることも考えられます。足裏からの情報は、バランスをとるのにもとても大切です。私たちが、手袋をして財布から118円出してくださいと言われたら、イライラして手袋をとりたくなるでしょう。靴下を脱ぐ子どもも同じように感じているかもしれません。足裏からの感覚情報を脳に取り込むことはとても大切なので、できるだけ裸足で遊んでもらうほうがむしろ健康的なのです。そう考えると、無理に毎日靴下を履かせる必要があるのかどうかという点から考えてみる必要もありそうです。

　質問にあるようなお子さんの行動の理由として、ほかに「登園したら靴下を脱ぎ、制服を着替える」という学習をしており、時と場合に応じた臨機応変な行動がとりにくいことも考えられます。その場合には、時間や場所など、見通しがもてるように徐々に新しい学習を進めていく必要があると思われます。

関連する質問☞Q17〜Q23、Q52、Q73、Q76、Q81

Q25 一人で遊ぶことが多く、他の子どもが来るとその場を離れ、一緒に遊ぼうとしません。どう誘えばよいのでしょうか？

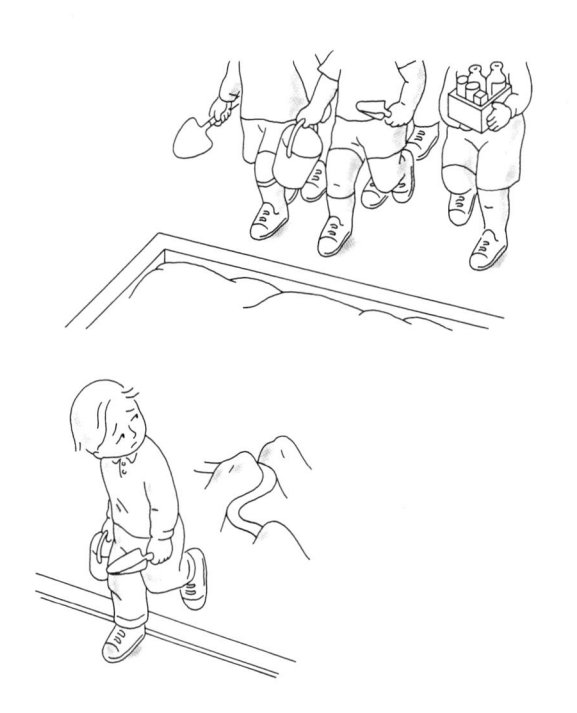

　子どもの中には、からだが触れ合う刺激に敏感で、他の子どもたちには何でもない刺激でも不快に感じてしまう子どももいます。そのような子どもは不快な状況を避けるために、一人遊びになってしまうこともあります。

　また、子どもたちが大勢いる環境では、声やおもちゃの音などいろいろな音も聞こえてきます。他の子どもたちには気にならない音でも、子どもによっては、その音が気になって不快に感じてしまい集中して遊べなくなるかもしれません。大きな音がいつも聞こえている所や、黒板やすりガラスに爪を立ててこするような音が聞こえている所では誰もが集中できないと思います。このような場合にも子どもはその場を避けると思います。

　さらに、子どもたちの動きが気になってしまい遊びに集中できない場合も考えられます。人は自分の周囲に動く視覚刺激があるとそちらに注意が向いてしまいます。これは本人の意思とは関係なく注意を向ける反応の一つです。このような反応をうまくコントロールできない子どもは、自分の近くで遊ぶ子どもの動きが気になってしまい、自分が行いたい遊びに集中できなくなる可能性も考えられます。

　このように触覚や聴覚、視覚刺激など、様々な感覚刺激の感じ方の違いが原因となって、他の子どもが近づいてくるとその場を離れてしまう子どももいるのです。

　また別の視点で考えてみると、一緒に遊ぶという子ども同士のコミュニケーションやその遊びに必要なからだの動き、ルールの理解などに困難をもっている子どもも、うまく皆と一緒に遊ぶのが難しい可能性があります。

　コミュニケーションは、ことばを言うことができるだけではなく、そのことばを理解し行動に移すことができることも重要です。このようなことばの発達のためには、遊びなどを通した実体験が重要となります。しかし、子どもによっては、ことばと行動を統合してコミュニケーションの道具として使うことが難しい子どももいます。

　また、過去に一緒に遊んで嫌な経験をしたような場合に、同じ失敗の繰り返しを避けようとして一緒に遊ばない子どももいるかもしれません。

関連する質問☞Q17〜Q24、Q28、Q52、Q73、Q76、Q81、Q87

Q26 保育園でリズム体操のときに、スピーカーからの音を非常に怖がり、動きが止まってしまいます。

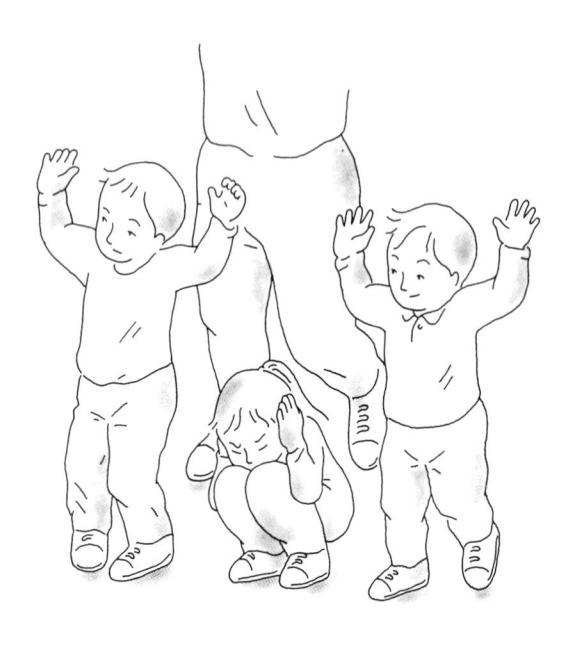

ある人にとっては何でもないような刺激（量、質）であっても、別の人にとっては受け入れがたい不快な刺激として感じられることがあります。同じ感覚刺激であっても人それぞれ刺激の受け取り方には違いがあるのです。

このような受け取り方の極端な違いを、感覚統合理論では感覚調整障害としてとらえることがあります。この障害は、覚醒や注意、情緒、ストレスや多動などの行動特性に関係することが多く、この障害によって適切な覚醒状態を保ったり、必要なところに注意を向けたり、安定した情緒を保つことが妨げられます。このお子さんのスピーカーからの音を非常に嫌がるということも、聴覚刺激に対する調整障害として理解することもできそうです。

私たちが音を聞いたとき、どこから（音源）、どんな音（音の種類）が、どんなふう（質）に聞こえているかを聞き分けますが、調整障害があると、その音そのものが不快なために、音を識別する前に不快感のみが感じられることもあります。このお子さんの場合も、スピーカーからの音を識別するより不快な音に反応して動きが止まってしまったと考えられます。

対応としては、スピーカーの音をできるだけ小さくしたり、子どもが立つ場所をできるだけスピーカーから離れた場所にして聴覚刺激の量を調節することです。また、このような不快な体験は、自分で刺激がコントロールできず、急に提示されたときに強く感じられますので、いきなり音を鳴らすのではなく、子どもに曲が始まる際のスタートボタンを押してもらって曲が流れるようにするなど、子どもがこの刺激をコントロールできる状態にすることで受け入れやすくなるかもしれません。何度も聞かせて音に慣れさせるという方法は、子どもにとってマイナスに働くことが多く、かえって恐怖感を強めてしまう可能性もあるので注意してください。どうしても耐えられない音に関しては、イヤーマフの利用も検討するのはいかがでしょうか。

このような聴覚情報の調整障害に対しては、特別な装置を用いて少しずつ処理できる音の幅を広げる指導法もありますが、日本ではまだ一般的ではありません。また、このような症状を見せる子どもは他の感覚情報の調整の問題も併せもっていることが多いので、感覚統合の指導を受けて全般的な調整力を育てることで、聴覚の過敏性も軽減する子どもも多くいます。

関連する質問☞ Q27、Q28、Q58、Q59、Q73、Q76、Q88

Q27 音楽の授業などで合奏になると耳をふさいでパニックになります。家にいるときにはないのですが、外出時にはときどきあります。なぜでしょうか？

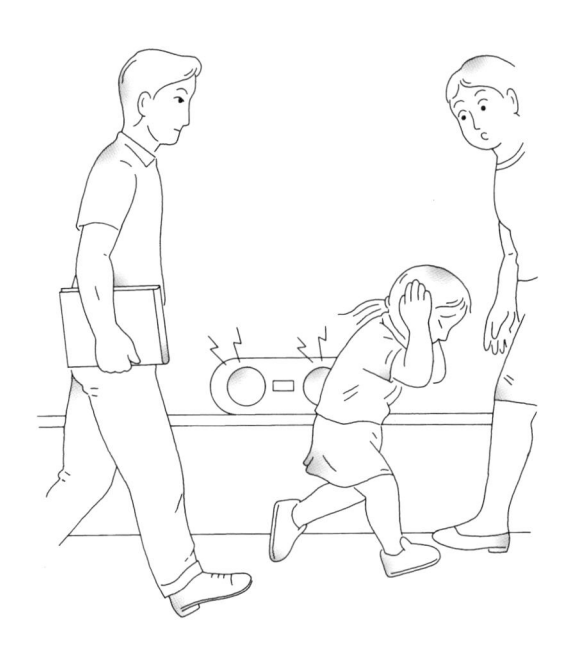

耳をふさいでパニックになるという様子から、このお子さんには音に対する過敏性があり、それを耳をふさいでシャットアウトしようとしていることが考えられます。通常、私たちは刺激に対して選択性・指向性があり、必要な音のみに注意を向け不必要な音は抑制するので、音の意味を理解して生活することができます。しかし、この調整がうまく機能しない場合、すべての音が同時に入り、不快に感じてパニックになると考えられます。

合奏では複数の種類の楽器が使われ、それぞれ異なる音が同時に大音量で耳に届きますので、聴覚過敏の子どもの場合は、特に耐えられない状態となるのでしょう。外出時も同様に、普段家で生活しているときとは比べ物にならないほど多くの音が子どもの身の回りに降りかかります。特に人込みでは、人々の話し声や笑い声や泣き声、アナウンスの声などに加え、電車や車の音など様々な音が入り混じります。このような状態では、合奏のときと同様、すべての音が騒音となって感じられると考えられます。耳をふさいでパニックになるだけでなく、吐き気やめまいといった他の症状も同時に現れる子どももいます。

私たちでも、急に大きな音や聞き慣れない音がしたら驚くことがあります。聴覚過敏の子どもではさらに、予期できず意味がわからないものに対してはより敏感に反応すると考えられます。

このような場合、耳栓やイヤーマフなどの道具を使うことにより、入ってくる音の量を制限したり、音楽の時間は個別の練習にするなどの配慮も必要だと思われます。また、乱れた神経系の働きを調整して、安心してリラックスできる活動を積極的に提供する必要もあります。

関連する質問☞ Q26、Q28、Q58、Q59、Q73、Q76、Q88

Q28 くぐれそうもない家具や机の下を通ろうとしたり、傘をさしたまま狭い所を無理やり進もうとします。どうしてこのようなことをするのでしょうか？

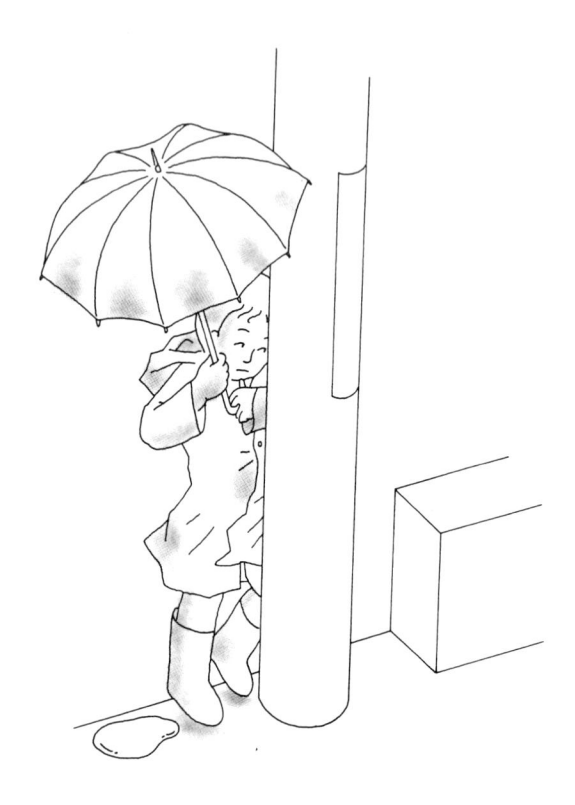

自分自身のからだのイメージである身体図式や、動作や運動を行う際に手足をどのように動かすかという運動企画の能力は、前庭感覚や固有感覚、触覚など、からだの位置や動きを伝える様々な感覚情報が脳で正確に処理（統合）される中で発達してきます。前庭感覚からの情報は、空間の中でのからだの位置や向き、からだの動きに関わる情報を脳に提供していますし、触覚や固有感覚は、自分自身のからだの大きさや手足・頭・胴の位置、からだの動きなどに関わる情報を提供して身体図式の発達に貢献しています。これらの情報をもとに私たちは、手足やからだをどのように動かしどのような順序で動かすかという運動を組み立てているのです。

このような感覚情報が脳で正確に処理（統合）されない場合、質問にあるお子さんのように、家具や机の下の空間と自分のからだの大きさの判断が食い違い、くぐれそうもない場所を通ろうとするのかもしれません。また、私たちが道具や物を使うときには、その道具や物まで自分の身体図式に組み入れて運動の企画を行います。帽子をかぶれば帽子の高さや幅に合わせて自然に動作を行うことができるのです。しかし、質問にあるお子さんは、自分のからだの情報もうまく身体図式に組み入れられていないので、傘という道具を身体図式に取り入れるのはさらに難しいのだと考えられます。

私たちは、日々の生活の中で様々な感覚情報を利用して行動しています。目からは人や物が見え、耳からは音が、鼻からは匂い、口からは味、そしてからだからは触れられる感覚情報が脳に届きます。このたくさんの情報の中から今自分に必要な情報を選択して取り入れ、他の必要ではない情報は取り入れません。これは、抑制という機構が働き、生活に混乱を来さないように脳がコントロールしているためです。もしこの抑制機構が不十分で、すべての感覚刺激が情報として脳に入ってきたならば、脳は混乱し、生活にも支障を来してしまいます。

わざわざ狭い場所や隅を好む子どもは、感覚過敏が見られたり、本来気にしなくてもよい感覚刺激を感じてしまったりして、感覚情報を上手に脳がコントロールできないために、感覚情報の少ない場所を選んで周りからの感覚刺激を遮断し、脳（自分自身）が混乱するのを防ごうと努力しているとも考えられます。質問にあるお子さんも、同じように周囲からの感覚刺激を遮

断し、安心感やリラックスした状態を得るために、どうしても狭い場所を好むということも考えられます。

また、感覚刺激を感じにくい場合にも、狭い場所に入ることにより、触覚や固有刺激をより豊富に自分自身で取り入れて満足感（快反応）を得ているということも考えられます。

関連する質問☞**Q72、Q75、Q76、Q84**

Q29 手先がとても不器用で、はし、はさみ、鉛筆などをうまく使うことができません。また、服のボタンをかけることなどもやりにくいようで、すぐに途中であきらめてしまいます。

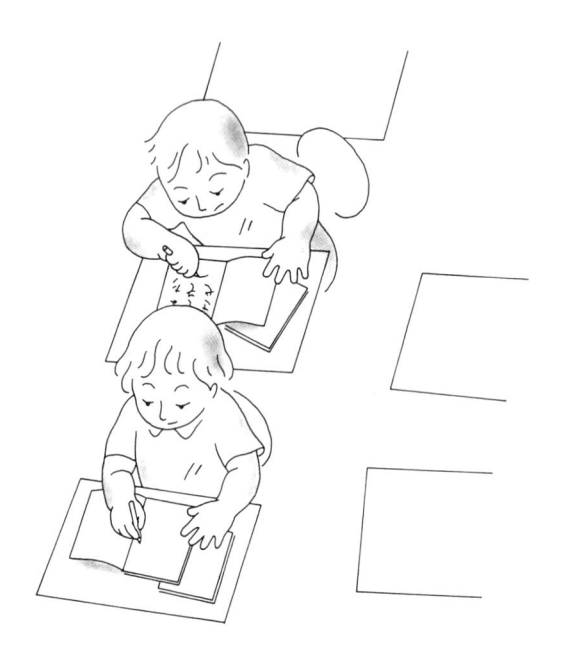

　手先の細かな活動ができるようになるためには、まずは安定した姿勢をとれていること、手首や指の動きを支える肘や肩が動きに合わせながらしっかり働くことが必要です。また、扱う物の特性や自分がどのように扱っているかを知るためには、自分のからだの大きさや空間内でのからだの動きに関する情報も必要です。このような情報をもとに私たちはからだの地図である身体図式を発達させます。自分のからだを思うようにコントロールし、目的に応じて使いこなす能力を運動企画能力（行為機能）といいますが、不器用な子どもたちは、この身体図式の発達に問題をもっていることが多く、自分のからだの情報を的確に把握できないために物の操作もうまくできないことが多いのです。また、物をうまく扱うためには目の動きもとても重要になります。対象物に焦点を合わせて見続けたり、動きに合わせて追い続けたり、その動きや形の違いを見分ける力などが必要となります。このような情報を視覚から得ることで、自分のからだをコントロールしながら、物をうまく操ることができるのです。

　また私たちは、過去に経験したことのない運動をしたり、新しい物を操るときには、「それをどう扱おうか」、「どのような順番で運動を組み立ててからだを動かそうか」、「その動作はどのようなタイミングで一つの運動から次の運動へつながっていくのか」、「動く対象にどんなふうにからだの動かし方を合わせるのか」などを組み立てます。そして運動が行われると、その結果は瞬時に触覚や固有感覚、前庭感覚、視覚などの情報によって脳にフィードバックされます。さらにこのような運動を何度か繰り返していくと、次第にその動き方はセットになって学習され、私たちはからだの使い方にいちいち注意を向けなくても自動的に効率のよい運動ができるようになります。不器用な子どもたちは、この運動の順序の組み立てや、リズム、タイミングに合わせた運動ができずにうまく対象物を操作できないでいるように見えることがよくあります。また、触覚や筋肉・関節の動き（固有感覚）、前後・左右・上下の位置関係（前庭感覚からの情報が基本となります）からのフィードバックがうまく受け取れないため、どこで間違いが起こったのかがわからず、失敗の修正がうまくできないこともあります。

　このような子どもたちは、物を操作しようとするとうまくいかずに失敗体験を重ねてしまう

可能性が高く、細かい手先を使った活動やからだを使った遊びを避けたり、自信がない子どもに育ちやすいのです。ですから、無理に難しいことを指導するのではなく、楽しくからだの情報を受け取る簡単な遊びから提供する必要があります。年齢や子どもが今どのようなことができるかにもよりますが、よじ登りやトンネルくぐりなど、シンプルで成功感やしっかりした感覚情報がからだにたくさん入る遊びがよいでしょう。手先も、細かいことより先に、しっかり手のひらで支える、押す、握る動作が入る遊びから始めるとよいと思います。粘土を使っての型押しや泥遊び、新聞ちぎり遊び、うどん作りなどのお手伝いもよいかもしれません。

関連する質問☞Q28、Q31、Q61、Q72、Q83～Q85

Q30 幼稚園でのお遊戯や小学校の体育の時間などで縄跳びがうまくできません。なぜでしょうか？ また、どのように指導したらよいのでしょうか？

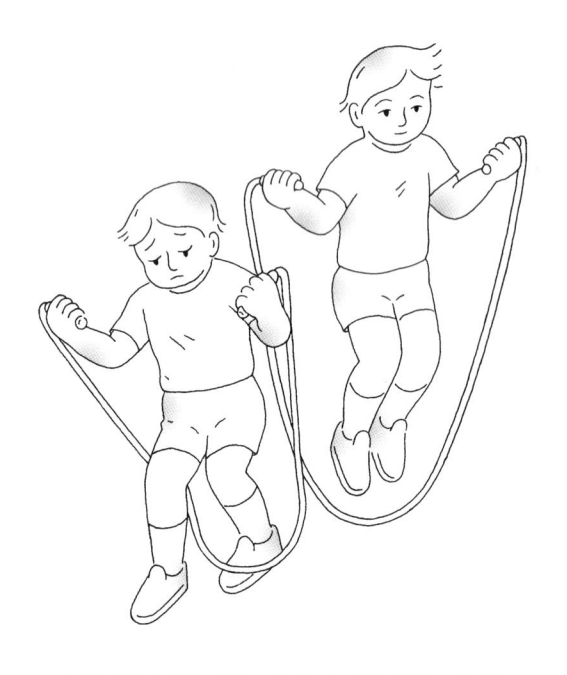

お遊戯や体育では、先生の手本を見て運動の摸倣をしなければならないことが多くあります。運動の摸倣をするには、人のからだの動きと自分のからだの動きを照らし合わせる必要があります。そのためには、まず自分のからだの動きを見なくてもイメージできなければなりません。またお遊戯や縄跳びは、動きながら手足別々の運動を必要とします。さらに、運動の順序や運動を始めるタイミングもとても重要になります。加えてお遊戯では、音楽のリズムに合わせて運動をしたり、他の子どもたちの立ち位置と自分の居場所を調整しながら踊る必要も出てくるかもしれません。自分のからだのイメージがはっきりしない子どもは自分の動きを目で見て確認する必要があるため、人より動きが遅れたり、手や足などからだの一部の動きにしか集中できない状態になりやすいのです。また、このような子どもはどこに力を入れてよいかわかりにくかったり、全身に余分な力が入ってしまうこともあり、動作がギクシャクしがちです。縄跳びでは、両足を揃えてリズミカルにジャンプしたり、跳ぶときに膝とつま先を使うことがうまくできず、からだを折り曲げるように跳んでしまう子どももよく見られます。さらに、ジャンプのリズムに合わせて縄を回さなくてはなりません。これは二つの違った運動をタイミングよく協調させる必要があるので、さらに難しい運動になります。

お遊戯などでは前に先生が立って鏡映りの動きをすることが多いと思いますが、鏡の前に並んで立ち先生と自分のからだの動きが見えるようにしてあげると、見比べることが簡単にでき、いちいち自分のからだを確認しなくてよいので最初の段階での負担が減るでしょう。

縄跳びの場合は、からだを曲げないように地面に置いた数本の縄をリズムよく跳んでいくことや、動いてくる縄を同じ位置で跳び超える練習も最初に必要かもしれません。縄の工夫として、持ち手を長くするとからだから縄が離れるので回しやすくなります。また、中心にホースなどをつけて縄が絡まないようにしてあげるのもよいでしょう。

どちらの運動も部分の動きから練習し、少しずつ組み合わせる運動を多くしていくようにするとよいと思います。またお遊戯などは、最初に完成の踊りを見せておいてから部分の練習に入ることで、子どもの見通しや動機づけを高めることもできると思います。

関連する質問☞Q28、Q29、Q61、Q72、Q84

Q31　はさみで紙を切ることはできますが、線にそって切れなかったり、両手を使って定規で線をうまく引くことができません。なぜでしょうか？

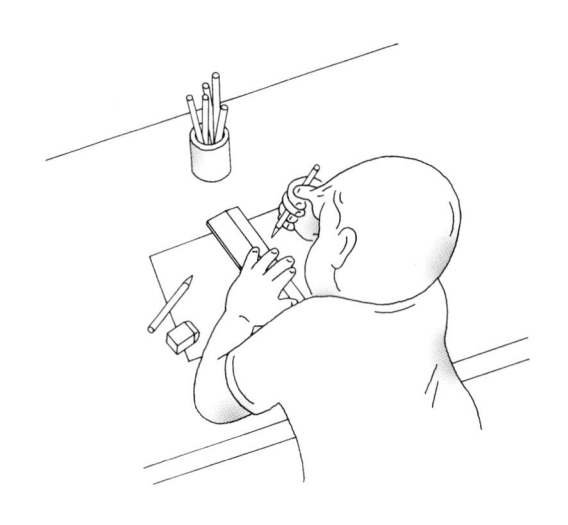

　私たちが物に関わるときには、からだの両側が自然に協調的に動きます。着替え、折り紙、はさみの操作、笛の演奏など、日常生活や学習の中の活動を思い浮かべてみてください。細かい操作になるほど、左右の手は別々の動きをしながら互いの動作を支え合っています。子どもは発達の過程で少しずつからだの両側の協調運動を身につけていきます。初めは左右が同じように動いているのですが、次第に片方の手で操作するために、反対の手を対象物を固定するために用いるというような使い方もできるようになります。

　大脳半球には、左は言語、右は視覚認知というように、それぞれ優位性があることがよく知られています。このような優位性の確立は、運動の様子からもうかがうことができます。利き手に限らず利き目や利き足のようにからだの一側を優位に使えるということは、一方の大脳半球のみが優位に働くのではなく、両側が協調し、支え合い、役割分担をしていることを表しているのです。

　不器用な子どもたちの中には利き手が確立しておらず、からだの右側では右手、左側では左手を使ったり、左右がよくわからない子どもたちがいます。

　はさみで形を切り抜くとき、はさみを動かすより紙を動かしたほうがスムーズに切れます。しかし両手の協調性が不十分な子どもは、はさみを持つ手の手首・肘・肩の安定性や指の分離した運動が未熟で、はさみを開閉すると同時に肩・手首に力が入りすぎてしまうだけではなく、反対の手が紙を上手に支えたり動かしたりすることが苦手な様子が見られます。

　定規で左右に線を引くには、一方の手で定規を下方向に押さえつつ、反対の手で鉛筆を定規に向かって押しつけながら左右に動かさなくてはなりませんが、左右の手の押す力が異なると、定規が動いてしまい、定規にそった線を引くことができません。

　このような子どもの場合、まず、はさみでまっすぐな線を切ったり、幅の狭いひも状の紙を切る練習から始めるのもよいと思います。雑巾がけや、大きめのボールを投げたり受け取ったりなど、両手を同じように使う活動から始めるのもよいでしょう。また、定規にすべり止めのゴムをつけるなどの工夫をして定規を動きにくくしたり、定規を押さえる指の位置にクッション素材を貼るなど、押さえる感じをわかりやすくする工夫も役に立つと思います。

関連する質問☞Q29、Q84、Q85

Q32 スプーンやはし、鉛筆などの道具をどちらの手でも使っているのですが、どうしたらよいでしょうか？

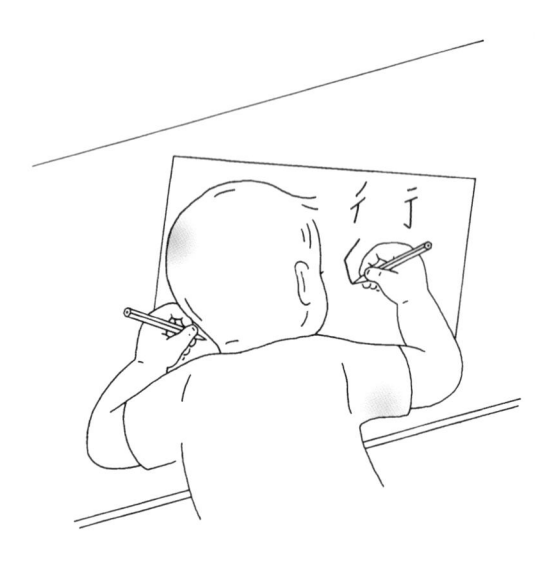

　道具を操作するときに、私たちはからだの一方の側を他方の側より多く使い、器用に使えるようになっていきます。利き手は脳の情報処理の優位側の発達の表れとして決まっていきます。一般に1歳を過ぎると、子どもはスプーンを持って食べようとしたり、箱や穴に物を入れたり出したりと手先を使った活動が活発になり、どちらかの手を優位に使う回数が多くなります。しかしそれでも、自分のからだの近いほうの手を出す可能性のほうが高いのです。2〜3歳になると物の操作（クレヨンでのなぐり書き、玩具を押して遊ぶ）に使う手が次第に決まってきますが、細かい動きになると片方の手を使っていても反対の手にも力が入り、左右の手の使い方の分離はまだまだ未熟です。4歳頃になってようやく、はさみで切る、顔などの絵を描くといった細かい操作ができるようになり、利き手（細かい操作）と非利き手（支え・補助）の役割分担ができるようになってきます。
　利き手に限らず、利き目や利き足のようにからだの一側を優位に操作に使えるということは、運動を一方の大脳半球が優位にコントロールする役割を担い始めていることを表しています。このことは、単に利き手の問題だけではなく、脳の機能の役割分担（側性化といいます）ができているかを表す大事な指標なのです。
　質問にあるお子さんは現在どの発達段階にあるのかを理解してあげることがまず大切となります。そして大人が無理に利き手を押しつけるのではなく、その子どもがどちらの手を優位に使おうとしているのかをよく観察する必要があります。どちらの手も使うということは、まだ脳の優位性が定まっていないということを表していると考えてもよいかもしれません。このような子どもに対しては、まず、粗大な運動の中でボール遊びや片足ジャンプをするなど手足をコントロールして使う遊びをしっかり行い、両手を同時に同じように使う遊びから、交互の動き、片方を支えに使って手先の細かい操作を行う活動へと、利き手と非利き手の使い分けが徐々にできていく遊びやお手伝いの機会を提供するとよいでしょう。
　中には、本来の利き手が使いにくいためにもう片方の手も使うようになったり、本来の利き側でないほうの手を無理に使うように指導されて両手使いになっているように見える子どももいます。いずれにしても、まずは注意深く子どもの自然な手の使い方を観察することから始めてください。利き側を大人が勝手に決めて指導することは避けましょう。

関連する質問 ☞Q31、Q85

第1部　子どもの行動を理解するために　45

Q33 自分の部屋は散らかし放題で、整理整頓ができず忘れ物も多いです。いくら注意しても自分の持ち物を管理することができません。

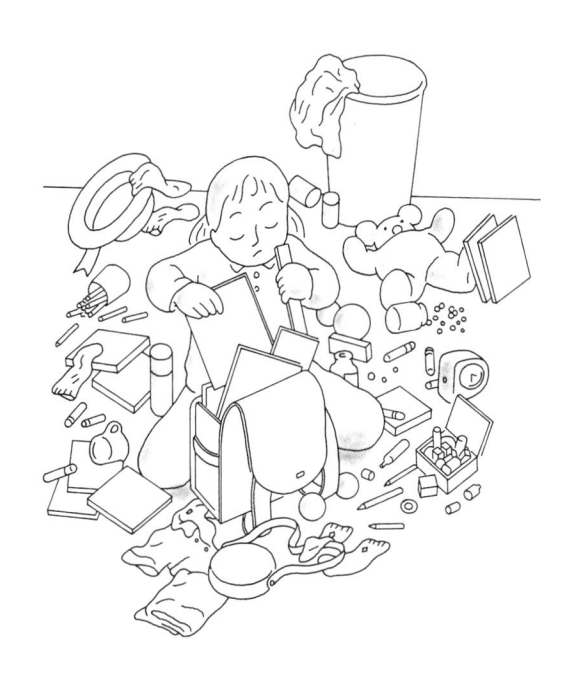

　整理整頓ができるためには、初めに何をどこに片づけるか決めたり（計画性）、どこから始めればよいか手順を立てたり（順序性）、空間の広さを認識して、物をその空間に合わせてしまう力も必要となります。また、途中で中断しても何がどこにあったかを記憶しておく力も必要ですし、この作業をし終えるだけの集中力など多くの力を必要とします。

　空間をうまく使うためには、まず自分自身が空間のどこにいるかを知る必要があり、前庭感覚や固有感覚は視覚とともに、これらの情報を提供します。これが弱いと、物との距離感がつかめなかったり、空間を見てイメージしたり、配列したり組織化したりするのが難しくなったり、物をどう扱えばよいか、計画しながら作業を進めることも難しくなります。

　たとえば、引っ越しの際の片づけをイメージしてみましょう。最初は、間取りや各部屋の広さを見て、何をどこに配置するか決めます。家具などの物を運び入れる際、最初から鉛筆やはしをどこにしまおうか、タオルをどこにしまおうかなどとは考えず、タンスや冷蔵庫など大きな物を広い空間に配置し、徐々に大きな物から小さな物へと片づけていきます。そうやって自分で計画して片づけた部屋は、私たちの脳の中に地図として残るので、小さな物が散らばっていてもすぐに片づけられますし、そのことに多くの意識や時間を費やしたりはしません。しかし、片づけられない子どもの頭の中の部屋の地図はぼんやりしており、そこに物をうまく配置できないでいるかもしれません。また、目の前の事や物に注意を削がれてしまい、今何をしなければならないか忘れてしまったり、全体を意識することができず目の前の小さな物をうまく片づけられないのかもしれません。忘れ物が多いということも、目先の物に注意を削がれやすく、手順を多く記憶できないことや、何がどこにあるかということを記憶しにくいことと関係するかもしれません。

　このようなお子さんに対する援助は、遠回りのようですが、空間や物の扱いが下手な子どもなら、狭い所をくぐったり、高い所にのぼったりするなど、自分のからだと空間を意識できる遊びをたくさんしてもらうのもよいでしょう。また、簡単な型はめや箱入れなどで、物に合わせた手の使い方や物の大きさ、形を学んだり、粘土やハンバーグ作りのお手伝いなどを通して、物の素材や力の入れ具合などを学ぶことも大切です。特に手順書を見ながらの工作や料理などは、順番を理解することにつながります。

また、わかりやすく目移りしにくいように、環境を工夫してあげることも大切です。たとえば、大きめの片づけ用の箱を用意し、その箱には何を片づけるかがわかるように写真を貼るのはどうでしょう。また、子どもが集中できる時間を考えて、まずは短時間でできる範囲の片づけから始める必要があります。お母さんがほとんど片づけを手伝って、最後のいくつかだけを子どもにやってもらうことから段階的に進めるのもよいでしょう。忘れ物についても、子どもが記憶できる量や範囲を見極めながら、紙に書いたり、それを自分でチェックするなどの練習から始めるのもよいと思います。大切なのは、忘れたことを叱ったり注意する生活から、子どもが「できた、やった」と思える生活を応援することです。

関連する質問 ☞ Q35、Q36、Q72、Q84、Q85

Q34 朝の目覚めが悪く、なかなか登園（登校）の支度ができません。どうしたらよいでしょうか？

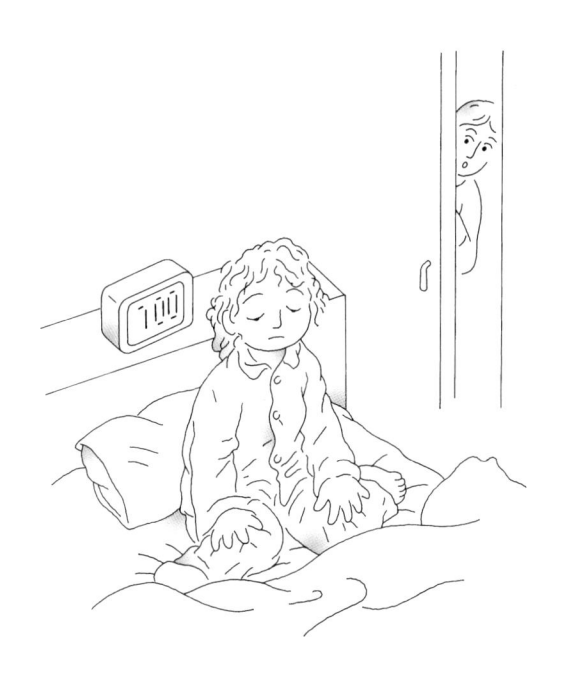

すっきりとした朝の目覚めには、年齢相応の規則正しい生活と十分な睡眠が重要なことは言うまでもありません。一般に、幼児期から小児期には一日に10時間程度の睡眠が必要といわれています。睡眠は心身の成長にとって重要であり、睡眠が不足すると、朝の目覚めが悪く、朝食を食べられない、日中ボーッとする、物事に集中できない、情緒不安定などにつながります。まずは生活習慣を振り返ってみることが大切です。

しかし、規則正しい生活を送らせようとしてもなかなかうまくいかない子どももいます。夜、早めに寝かせていても、どうしても朝の目覚めが悪い子どももいます。また、なかなか寝つくまでが大変なために、結局、夜遅くなってしまい、朝の目覚めが悪い子どももいます。そのような場合、脳の覚醒の調整がうまくいっていない可能性も考えられます。適切な覚醒水準を維持することは、脳が効率よく働くために絶対必要なもので、日中のすべての活動の効率を支える基盤となっています。その覚醒水準の調整には感覚刺激のコントロールが役立ちます。視覚、聴覚、触覚、嗅覚、味覚、前庭感覚、固有感覚などの感覚刺激は、その刺激の種類や強弱により覚醒をコントロールすることができるのです。目覚めが悪く覚醒がなかなか上がらない場合、朝一番に酸っぱい味のフルーツやグミなどを口に入れたり、アップテンポの好きな音楽を大きめにかける、少し冷ためのシャワーを浴びてもらう、犬の散歩などからだを動かす機会をつくる、簡単な体操をするなど、いろいろな工夫があります。明るい日差しをいっぱい浴びられるようカーテンを開けたり、電気をつけるのもよいと思います。お母さんがくすぐって起こすのも、おもしろいかもしれません。

いずれにしても、朝から叱って起こすのではなく、どのような活動が子どもに合っているのか、試しながら子どもの脳のエンジンの調子を整える応援をしてあげてください。

関連する質問☞Q35、Q75

Q35 集団の場で、その場にはいるのですが、ボーッとしていて指示に気づかない様子が見られます。耳が聞こえないのではと心配して耳鼻科に連れていったのですが、聴覚に特に問題はないと言われました。

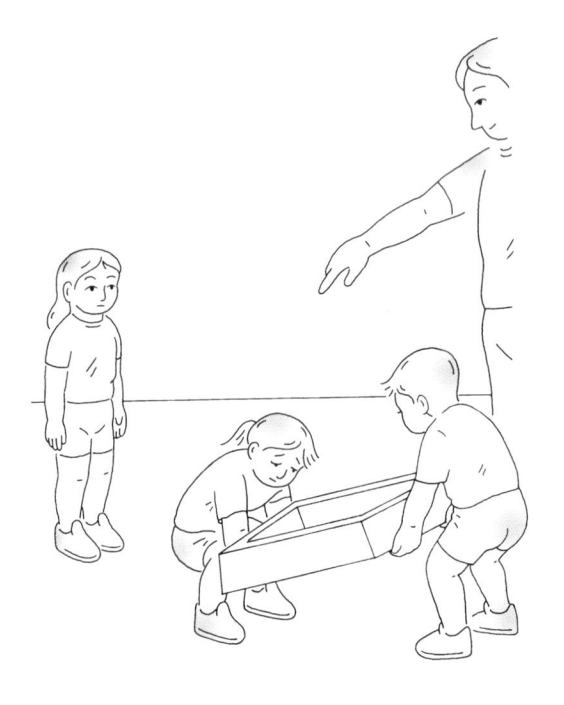

このような状態を覚醒の問題、注意の問題、行為機能の問題に分けて考えてみます。これらの問題はつながって見られることが多いのですが、分けて考えることで対応の視点がはっきりしてきます。

まず覚醒は、低すぎても高すぎても、脳はしっかり働きません。覚醒が低いと、必要な情報としての感覚刺激（ここでは視覚刺激や聴覚刺激）を十分に脳が処理できない可能性があります。また、覚醒が高すぎても、周りの情報にじっくり注意を向けることができず、注意散漫になります。覚醒水準は、ちょうどよいレベルにあるときが最も注意集中が可能で、よいパフォーマンスを引き出せます。

次に、注意という点から考えてみると、私たちは通常、周りからの多くの感覚刺激に囲まれていますが、これらの情報の中から必要なもののみに焦点を合わせ、他の情報を抑制しています。これを注意の選択性といいます。これがうまく機能しないと、いろいろな音の中から先生の口頭指示だけを聞き取ったり、いろいろな物の中から目当ての物を見つけ出すことが難しくなります。

また、行為機能の問題としてみると、指示を聞いていても「どう動いてよいかわからない」ということも考えられます。行為機能とは、指示を聞いたらまず"何をしようか、どんなことができるか"と考え（観念化）、現在の状況と過去の経験とを照らし合わせて必要な動作を計画し（運動企画）、実行に移す（遂行）という一連の行動がとれることです。行為機能の問題があると、ことばの指示に従ってうまくその場に合った動作を行うことが難しくなります。また行為機能は、ことばの理解や自身の身体図式の発達とも関係が深く、身体図式の発達が未熟な場合、からだの動きの指示と動作の適合がうまくいかないこともあるでしょう。

まずは、指示を出すときに遠くから声をかけるのではなく、子どもの目の前まで行ってからだに触りながら話してみましょう。また、どうしたらよいかわからない様子だったら、一緒に手をとってやり方を教えてあげるのもよいかもしれません。

関連する質問☞Q33、Q34、Q36、Q70、Q84

Q36 教室の中で先生の話などに集中ができず、キョロキョロ落ち着きのない行動が目立ちます。また、人の話を聞いているようで聞いていないことが多いようです。なぜでしょうか？

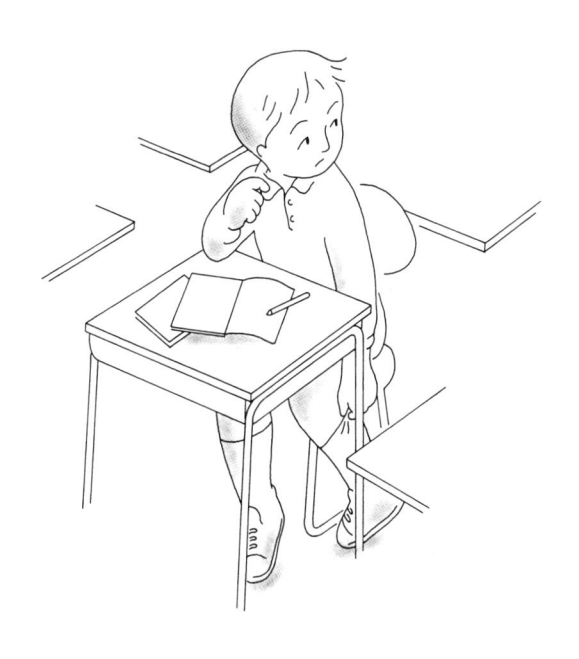

私たちは常に様々な刺激に囲まれて生活しています。先生の話を聞くということは、耳から入る先生の声に注意を集中しなくてはいけません。しかし、学校など特に大勢の人が集まっている場所では、先生の声以外にも校庭や隣の教室からいろいろな音も飛び込んでくるでしょうし、音以外にも校庭で他の子どもたちが授業している姿や、教室内の様々な掲示物など様々な刺激が目に入ってきます。そのような中で先生の話に注意を向けていられるのは、私たちには賑やかな場所でも人の話を聞き取れるよう、今必要としている情報だけを取り入れ、必要のない情報を意識しないようにできる情報を選択して処理する力が備わっているからです。子どもたちの中には、このような情報処理の機能がうまく働かず、様々な刺激にすぐ反応してしまう特性が強い子どもがいます。このような子どもは他の刺激に気をとられやすいので、目に入ったものにすぐ反応してしまい、机の上の物で遊んでしまったり隣の友だちに目がいったり、廊下や隣の教室、校庭での声や音に簡単に注意が向きやすいので、なかなか先生の話に集中できない可能性があります。

また、外からの感覚情報がうまく脳に伝わりにくく脳の目覚めの状態（覚醒水準）が適切でないため、聞いているつもりでも話の中身を覚えていなかったり、状況を十分に把握できていない子どももいます。私たちは、覚醒が下がってきたときには背伸びをしたり、首を動かしたりするなどからだを動かして目覚めようとします。質問にあるような子どもも覚醒レベルを上げようと、椅子をガタガタ動かしたり、鉛筆を噛んだりしているかもしれません。このような行動も集中できていないように見えることがあります。覚醒を調節するためには、子どもに動かないように注意するより、適度に動きを取り入れてあげるほうが集中を保ちやすい子どももいるのです。

もちろん、話の中身に興味をもてなかったり、理解できないとき、疲れてしまったり、退屈してしまったときにも、注意、集中力は落ちます。

注意の維持を支援するためには、このような様々な要因を考えなくてはなりません。

環境設定の工夫としては、先生が個別にも声をかけやすく他の子どもに気をとられにくい一番前の席に座ってもらったり、不必要な物が目に入らないよう黒板周囲の掲示をすっきり整理

することも役に立つかもしれません。また、合法的に動けるよう、提出物を集めたり配ったりなど先生のお手伝いを頼んだり、答えを黒板に書いてもらうような工夫もよいかもしれません。座りながらからだを軽く動かすことのできるエアークッションなどがとても効果をあげる子どももいます。

　先生は自らが話すばかりの授業をせず、ときどき声の大きさに変化をつけたり、子ども同士の話し合いや道具の操作を授業に入れて変化をつけるのも、子どもたちの興味や注意を引き出しやすいでしょう。また、大切なことは黒板に書いてあげることで、子どもの注意がそれていても後で確認することができます。

　小さな子どもたちにとっては、45分間の授業に集中し続けるのは至難の技なのです。短い課題をいくつか切り替えて授業を運営するのもよいと思います。

関連する質問☞Q34、Q35、Q37

Q37 言われたことに対しては、時間はかかりながらも行うことができるのですが、周りの状況を見て自発的に行動しようとはしません。

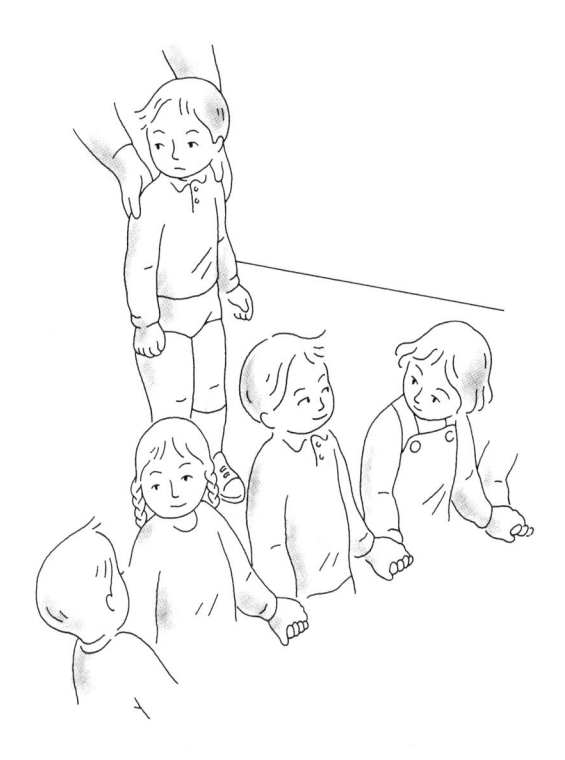

　この質問のお子さんは、言われたことに対しては時間はかかりながらも行うことができるので、言われた内容を理解する力はありそうですが、周りの状況を理解する力や、自分で何をしたらよいか判断する力、それを実行に移す力などが弱いのかもしれません。また、周りで起きていることに注意を向ける力も弱い可能性があります。

　私たちが周りにいろいろな音や物があっても、話している人を見たり、聞いたりできるのは、必要な刺激を選択して受け取る脳の働きがあるからです。それが注意の役割でもあります。その必要な刺激に注意を向けるためには、脳が適切に目覚めていなければなりません。頭の中がボーッとして眠いときにいくら大切なことを話しかけられても内容を把握できません。逆に興奮状態にあるときも、適切に刺激を取り入れることはできないのです。

　そのような場合、まずは周りからの情報が脳に伝わりやすいように支援する必要があります。子どもがボーッとしているようであれば、からだをしっかり動かして、目覚めの状態を上げるようにしますし、興奮しやすい子どもなら、ギュッと抱きしめたり、重めの布団の間に挟まるなどして、落ち着けるような活動が役に立ちます。

　次に何に注意を向けたらよいか、最初はその場面を強調して見せてあげる支援も必要でしょう。多くの子どもは、ことばだけより、見せて伝える情報のほうが受け取りやすい傾向があります。なぜなら、ことばはどんどん消えていきますが、視覚的な情報は注意を向ければそこにあるからです。また、注意があちこちに飛びやすい子どもでしたら、オーバーな音や動きを使うのもよいでしょう。

　さらに、自分では何をしてよいか判断できないようなら具体的にしてほしいことを伝え、さらには、たとえば荷物を持ってほしい場合、どこをどう持ったらよいかを丁寧に伝えていくことも大切です。そして、持ってもらったことで助かったことをオーバーに伝え、ポジティブにフィードバックします。このようなことを繰り返す中で、次第に見慣れたことなら言われなくとも自発的に動くことができるようになっていくと思います。

関連する質問☞Q34、Q36

Q38 朝の登園後、かばんやタオルなどの片づけができません。そばについていないと、かばんを投げ出して自分の好きな遊びを始めてしまいます。どのように指導したらよいでしょうか？

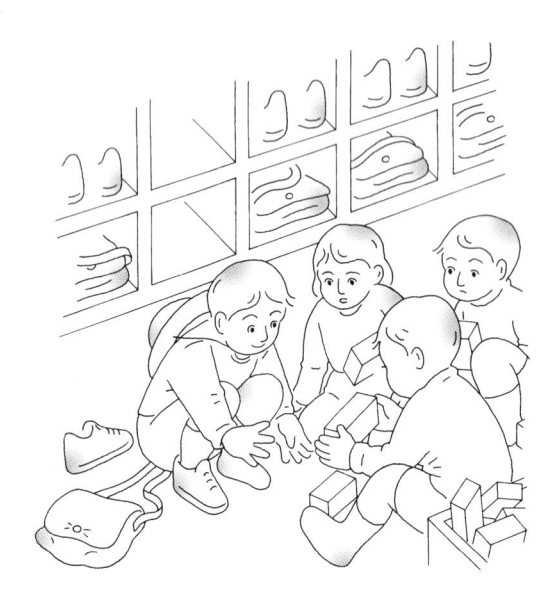

登園後の上手な片づけのためには、前述してきたように、まず脳が適切に目覚めている必要があります。ボーッとしているようだったり、キョロキョロ落ち着かないようなら、まず、片づけの課題をさせる前に、軽くジャンプするのを手伝ったり、ぎゅっと抱きしめて、課題に取り組みやすいよう脳の活動状態を整えてあげましょう。

また、登園すると周りの子どもの遊びや遊具がまず目に飛び込んでしまい、そちらに注意がそれてしまうことも考えられます。このような様々な刺激が混在する場所では、注意の選択が難しく、自分のロッカーの場所やタオルをかけるフックの場所などを多くの刺激の中から見つけ出すことが困難になっているとも考えられます。

さらには、感覚統合の発達の最終産物である手順・ルールの理解など、認知機能面の発達も影響している可能性もあります。

覚醒水準を調整するために、歩いて登園する場合、安全に配慮しつつ、坂道やでこぼこ道など路面の異なる場所を歩いたり、軽く走る、スキップしながら登園するなどの工夫で、脳の活動状態を整え、ちょうどよい状態で園に到着することができるかもしれません。

また、気が散りやすかったり、手順の理解が難しいのであれば、園の環境を調整し、登園後の動線にそってかばんを置いたり、タオルをかける場所を用意し、なおかつ壁に向かってこれらの場所を配置することで、余分な刺激が入りにくいように工夫するのはいかがでしょうか。最初は一つずつ声かけが必要かもしれませんが、次第に見守りだけにして、少しずつ一人でもできるように応援してあげてください。

関連する質問☞Q33、Q34、Q36

Q39 いつも同じ遊び、同じ遊び方を繰り返し、他の遊びに誘っても強く抵抗します。どう関わればよいのでしょうか？

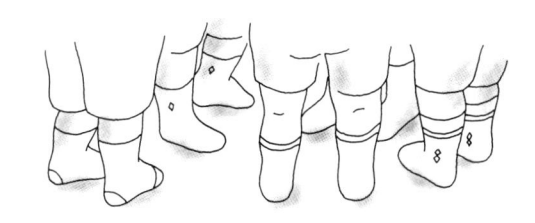

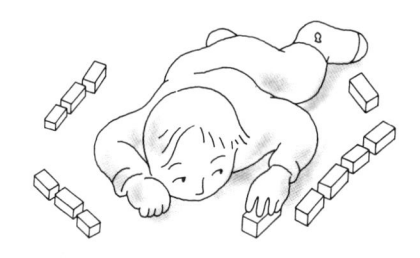

　子どもたちが大好きな遊びを考えてみると、ブランコやすべり台、砂遊びなど、動く感覚や触る感覚など多くの感覚情報が含まれており、子どもたちはその情報を必要としているからこそ、その遊びを繰り返すとも考えることができます。そのように考えると、いつも同じ遊び、同じ遊び方を繰り返している子どもの行動を、単にやめさせるわけにもいきません。

　質問にあるようなお子さんは、実はもっといろいろな遊びを行うことで、脳が必要としている感覚情報を吸収できるのかもしれないのですが、子どもが新しい遊び方を知らなかったり、知っていてもその遊びをうまくできない可能性もあります。また、中には、いったん学習した遊びを柔軟に変えたり展開したりすることが特に苦手な子どももいます。

　そう考えると、まず子どもが繰り返す遊びにどのような意味が隠されているかを考え、遊びの展開の支援をする必要があります。まだ子どもが遊びの習得に夢中になっている時期であれば、しばらくそっと見守ってあげることも必要でしょう。また、子どもが欲している感覚（たとえば触覚）がわかったら、違った遊びでも同じような感覚を味わえる遊びを紹介してみる手もあります。たとえば砂遊びが気に入っている子どもなら、お米とぎなどのお手伝い遊びも気に入るかもしれません。なお、その遊びに必要な技能も考えておく必要があります。単純に砂を触って遊んでいる子どもなら、道具の操作が要求されるような遊びに誘ってもうまくできないので興味を示さないでしょう。

　また、誘い方にも工夫が必要かもしれません。ただ他の遊びに誘っても子どもがやろうとしない場合、まずはこちらが子どもの遊びに入り、子どもとともに遊びを行うことから始め、そこから少しずつ遊びを広げていくようにするのがよいでしょう。子どもたちの脳は、今ある能力でできることを繰り返すことより、今ある能力の少し上の課題を提示され、その課題を達成できたときが最も楽しく感じられるようにできています。

　場所や素材、道具などにこだわりがある子どもであれば、このような遊びの中で少しずつ新しい要素を加えたり、引いたりしながら遊びに変化を加えていきます。たとえば、いつも同じぬいぐるみで遊んでいるのであれば、その遊びに一緒に入り、違うぬいぐるみをその遊びの中に加えたり、お気に入りのぬいぐるみと一緒に新しい遊びに誘うのもよいでしょう。

関連する質問 ☞ Q80、Q84、Q87、Q88

Q40 突然、笑い出したり、泣いて怒るなど感情の起伏が激しい子どもです。発語がないのでいろいろ想像してみるのですが、原因がわからないときも多く、落ち着かせる方法もわかりません。

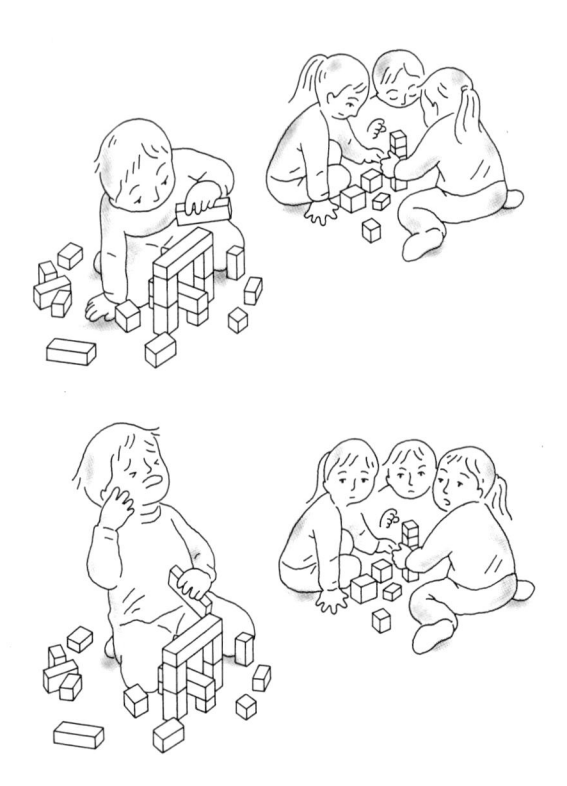

不安・恐怖・怒り・驚き・喜びなどの情動を引き起こす中心的な役割を果たしているのは、大脳の真ん中にある大脳辺縁系と呼ばれる場所です。この部分は脳の進化の過程では古いほうに属し、人間の原始的、本能的行動に関わっています。しかし、私たちは普通、大脳皮質の働きによって周りからの情報を分析、理解する力もあるため、このような情動は状況に合わせてコントロールされています。質問のお子さんのように突然嬉しくなる、腹が立つ、悲しくなるといった反応は、大脳皮質からのコントロールがまだ未熟だったり、感覚情報の受け取り方に偏り（感覚調整障害など）がある可能性も考えられます。周りからは突然と思われますが、それはその理由が周りの大人には理解できないことを意味するだけなのかもしれません。実は、環境のわずかな変化や苦手なことに直面したり、自分の思い通りにならなかったり、周りの状況が理解できない、不快な感覚刺激があるなど、その子どもなりの理由がありながら、適切なコミュニケーション手段を用いることができずに泣いたり怒ったりして表現しているのかもしれないのです。

対処法を検討するときには、まず、このような感情の変化や問題となる行動がどのような場面・状況で起こるのかを詳しく観察・記録し、その理由を探る必要があります。たとえば、「いつ、何をしているときに起こったのか」、「慣れている、もしくは新しい場面なのか」、「体調や生活リズムに問題はなかったのか」、「周囲の環境はどのような状況であったか（誰がいたのか、人や物の動き、刺激の量はどうだったかなど）」、「誰が、どのように対応したのか」、「どのくらいの時間で治まったか」、「対応の結果、どのような変化があったか」などを整理することで、考えられるいくつかの原因を見つけることができるでしょう。その中で、特に大きく影響していると思われることから対応していきます。原因によって対応も異なってきますが、以下に大切なポイントを挙げてみます。

【日頃の対応】

＊人によって対応の仕方がバラバラになったり、同じ人でも対応が違ったりしないように、一貫性のある対応を心がけます。

＊感覚調整の問題が背景にあると考えられる

場合、周囲の感覚刺激の量や質に注意します。

＊先の見通しが立ちやすいように、また今、何をすればよいのかを子どもが理解しやすい方法で具体的に提示しましょう。

＊ことば以外のコミュニケーション方法の獲得を促しましょう（要求の仕方や拒否の方法など）。

【情緒が不安定になったときの対応】

＊落ち着いて対応しましょう。対応する人が騒いだり声をかけすぎると、余計に不安定になり感情表出が激しくなる場合があります。落ち着かせようと本人に言い聞かせようとする対応も同じことです。子どもが不安定になったら、そばで安全面を確保して静かに見守りながら落ち着くのを待ったほうがうまくいく場合も多いです。また、しっかり抱きしめてあげたり、毛布やクッションなどでくるんであげるのも役立つ場合があります。

＊子どもが落ち着ける場所に誘導しましょう。周りに人がいたり、ザワザワした環境など刺激が多いと落ち着くのに時間がかかる可能性が高いので、そのような場合、静かな場所に誘導したほうがよいでしょう。

＊子どもが落ち着けるグッズを利用してみましょう。子どもが落ち着けるグッズはそれぞれ違いますので、日頃からどういうものが好きかを確認しておくとよいでしょう。ギュッと握りしめて遊ぶ感触グッズなどが気持ちの切り替えに役立つ場合があります。ただ、そのグッズを得るための手段としての行動とならないよう、注意が必要です。

関連する質問 ☞ Q19、Q20、Q22、Q76、Q81、Q82

Q41 多動な子どもたちを見ているとそれぞれ行動特徴が違っていますが、やはり考えられる原因や対応法も異なっているのですか？

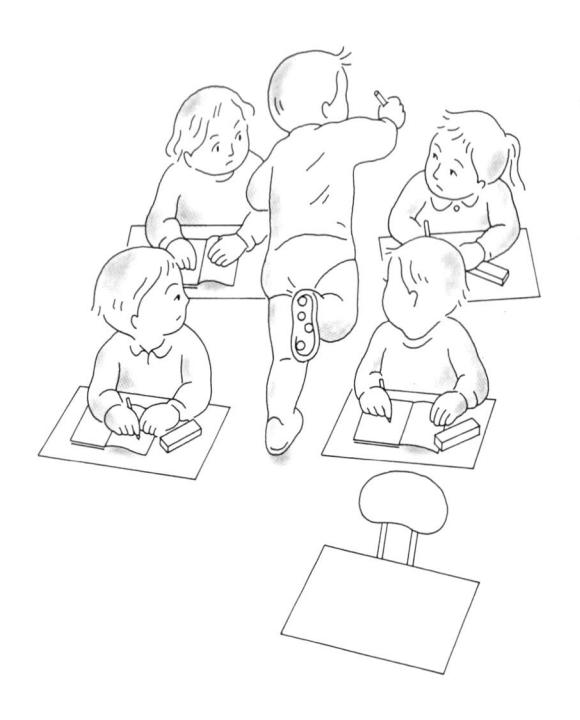

　同じように多動といわれる子どもたちでも、感覚統合の視点で見ると理由は様々です。さらに、その子どもがどのような環境で、今何を期待されているのかでも、多動の判断や問題が異なります。目的をもって周りの人たちや環境に関わり、活発で活動量が多い場合は単に"元気な子ども"であって、"多動"とは呼びません。しかし、学校で静かに座っていることを要求される場面では、同じ子どもが先生にとっては「多動で困った子」になるかもしれません。感覚統合の視点から見た多動の背景について以下に考えてみます。
　感覚調整の問題をもつ子どもは、周りの刺激に過剰に反応してしまったり、逆に感じにくかったりします。そのため、興奮しすぎたり、ボーッとしたりしていて、ほどよい覚醒水準を維持することが難しい子どもが多いのです。私たちでも長距離のドライブなど単調な活動を長く行っていると、覚醒が低くなり眠たくなることがあります。そのような場合、運転を続けるために自分で頬をたたいたり、首を回す、背筋を伸ばす、ガムを噛むなど、筋肉に刺激（固有刺激）を入れることで覚醒を上げようとします。また、車から降りて歩く、走るなど、前庭刺激を入れることによってより覚醒を上げようとするかもしれません。このように私たちは、ほどよい覚醒水準を維持したり、上げたり下げたりするために、必要なときに必要な分だけ感覚刺激を自分で工夫して取り込んでいます。
　多動の子どもたちの中には、日常的に覚醒水準が低い子どもがおり、走り回ったり、飛び跳ねることで固有刺激や前庭刺激を入れ、覚醒水準の調整をしていると理解できる場合があります。そのような場合は、その行動を止めてしまうと覚醒はますます低下してしまいます。しっかりからだを動かして積極的に固有刺激や前庭刺激が入る活動を取り入れたほうが効果的なのです。このような子どもの場合、授業の前に校庭でしっかり走り回るとか、プリントを配る、黒板を消すなどのお手伝いをしてもらうといった目的的な活動の中で前庭・固有刺激を多く体験することで、覚醒が上がり、子どもの行動が落ち着くと思われます。
　一方、触覚や聴覚、視覚刺激に過敏な子どもは、不快な刺激から逃れるための行動が多動に見える場合があります。このような場合は環境調整が必要です。触覚防衛がある子どもが集団で活動する場合は、できるだけ端や後ろの、周りの人の姿を確認できる位置で参加できるよう

な配慮が必要です。その際、子どもに急に触ることを避け、声をかけて前から関わるほうが安心です。こうした子どもたちは、学校の様々な刺激に過敏に反応して覚醒水準が高くなり、興奮しすぎることがよくあります。このような場合、リズミカルでゆっくりとした前庭刺激や触圧覚などの刺激を提供することで落ち着きやすくなります。がんばって活動した後は興奮した神経系を休ませるために静かな部屋で休憩したり、狭い空間に入り込むことで、落ち着く子どももたくさんいます。

また、このような子どもたちの中には、周囲からの様々な感覚刺激の中から、必要な情報のみを取り出すことができず、不必要な感覚刺激にも反応してしまうなど、刺激に対する選択的抑制の問題をもつ子どももよくいます。こうした子どもたちは、現在取り組んでいる課題があっても、たまたま目に映る視覚刺激や、耳に聞こえる聴覚刺激を抑制できず、反射的に反応してしまいやすいのです。このような場合、環境からの余分な刺激をできるだけ取り除く工夫が必要です。たとえば、周りにいる人の数や声かけ・指示・物音などを減らして静かな環境をつくったり、活動する部屋の整理整頓をしたり(物の配置、壁の張り紙など)、ついたて・カーテンなどを使用することで視覚刺激を減らし、何に注目すればよいかをわかりやすくするなどの環境設定が役立ちます。

それから、子どもによっては、今自分が何をしなくてはいけないのか、どうやったらよいのかなど、言語理解や状況理解ができないために無目的な行動になり、それが多動に見える場合があります。そのような場合、子どもが理解しやすいように視覚的な情報(実物、写真、絵、モデルなど)を取り入れ、実際に手を取って教えるなど、先生がそばで一緒に動くことでどうすればよいかを伝える工夫をしたり、難易度を調整して子どもが能動的に関われるように課題を設定することで、子どもも目的をもって、集中して課題に取り組める可能性があります。

このように多動の背景は一人ひとり違っていますので、それぞれの子どもの行動を理解して対応していくことが大切です。

関連する質問 ☞Q2、Q8、Q9、Q19、Q27、Q33、Q36、Q38、Q75、Q76、Q81

Q42 学校で友だちと話をしているときに、人の話の中に割り込んだり、一方的に話し続けることが多く、突然関係のないことを話し出すこともあり会話が長続きしません。

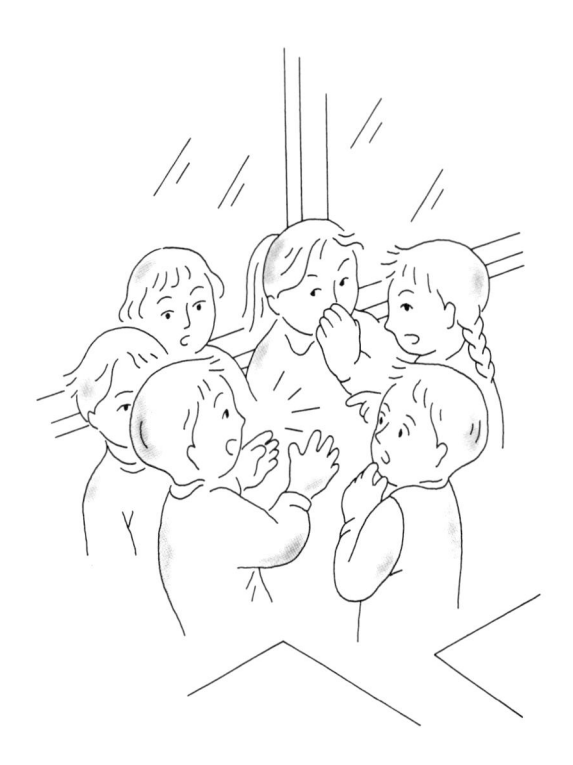

友だちと話をするなどのコミュニケーションには、相手との相互関係が必要になります。相互的な会話とは、相手の状況を見て自分が話し始めるタイミングを考えて話し始めたり、自分が話す内容について相手が知っているか否か推測したり、相手の視点に立って考えることが必要です。また、相手に話題を合わせ、相手からの情報を受け取り、自分の発言が相手にどんなふうに受け取られたかを推測しながら、相手の発言に込められた情報や感情を読み取り、その結果として次の自分の発言が発展していきます。一般には、年長程度の年齢の子どもたちは十分に相互的な会話を楽しんでおり、大人が相手であれば3〜4歳の子どもたちでも相応に相互的な会話ができるといわれています。ところが発達障害をもつ子どもたちの中には、この相互的な会話がとても難しい子どもがいます。

特に自閉症スペクトラムの子どもたちの中には、人との関わりが苦手で、人への関わり方が一方的だったり、場にふさわしい行動がとれなかったり、感情を共有することが難しい子どもが多く見られます。また、その多くはコミュニケーションも苦手で、会話の相互作用が乏しく、相手の頭の中にある情報への配慮が難しい様子がよく見られます。一見、物知りで難しいことばも操るように見える子どもでも、相手は今何を考えているか、どこまでのことを知っているかを正しく認識して、これに配慮して話すことは苦手な子どももいます。そのため、突然自分の頭の中の話の"続き"を始めたり、相手が知らない情報を相手が知っている前提で話したりすることもあります。このような苦手の背景には、相手の頭の中にある情報を自分の頭の中にあるものと区別して認知すること（「心の理論（セオリーオブマインド）」の獲得）の苦手があるともいわれます。

また、最近の研究では、自閉症スペクトラムの人たちは他者への共感性や他者視点（人が自分を客観的に見る能力）、見たものを感情的な印象と結びつける脳のシステムや模倣のシステムに機能不全が見られる可能性が示唆されています。

人の話の中に割り込んだり、一方的に話し続けたり、突然関係のないことを話し出して会話が長続きしない状況は、相手の状況の理解がうまくできないために、結果的に相手を困惑させ

てしまっていると思われます。

　感覚統合の視点では、発達水準に合わせながら、まず遊具の共有(例：大きなブランコに友だちと乗る)や空間の共有(例：ボールプールや箱の中に一緒に入る)など、感覚的な身体図式の共有を通して「他人」を意識することから始め、次第に相手と協力して荷物を運んだり、二人三脚など相手の動きに合わせてからだを使う遊びなどを取り入れていきます。このような活動が社会性の発達の大切な基礎をつくるのです。その上で、上手に人とつき合うルールを遊びの中に取り入れて教えていきます。そして最終的に、具体的な場面を用いて、たとえば人の話の中に入って行く際には「私も入れて」とひとこと言い、相手が「いいよ」と言ってから入る、話題が変わるときには「話が変わるけど」などの前置きができるなど、会話のルールを教えるとよいと思います。

　相手が大人であれば子どもに合わせることができるでしょうが、同年齢または年が近い友だちには、その行動に配慮した対応を要求することは難しいと思われますので、まずは大人との会話の中でコミュニケーションの力を育てていくとよいと思われます。

関連する質問☞Q70、Q86

2 家庭・保育園・幼稚園・学校生活での支援

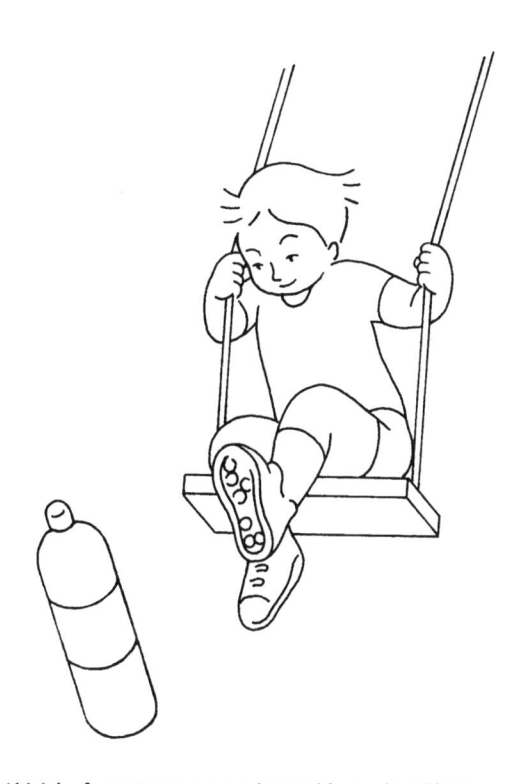

第1部では、感覚統合に関する専門的な知識をもっていない方も、適切な理解と効果的な対応ができるように説明しました。第2部では、家庭や学校などの集団生活場面で感覚統合の考え方をどのように生かすことができるか、また、学校や園の先生方とどのように連携していったらよいかについて述べます。

Q43 子どもの発達のために、家庭で取り組める活動にはどのようなものがありますか？

　子どもは日々の生活の中で成長していきますので、感覚統合の考え方を生かして子育てをすることはとても意義があることだと思います。その意味では、感覚統合の考え方は子育ての考え方ともいえます。しかし、難しく考える必要はありません。いくつか大切なポイントを押さえておけば、普段の生活そのものが感覚統合の考え方で満たされる可能性があります。

　そのポイントは次の通りです。

①「がんばれ、がんばれ」と難しい活動を強要せず、子どもが自発的に「やりたい」と思う意思を大切にすること。そのためには、大人は上手な遊びの誘惑者になる必要があります。

②子どもの「やった！できた！楽しい！」の気持ちを応援し、保護者も一緒になって楽しむこと。そのためには、大人はさりげなく子どもの成功体験を演出しなければなりません。

③子どもにとって難しすぎず、かといって簡単すぎない、ほどよい挑戦を必要とする課題を提供すること。

④個々の子どもに合った様々な感覚情報が豊かに含まれていること。

　以下に家庭で取り組める活動例について、公園、家庭生活、野外活動の3点から説明します。

1. 公園

　ブランコ・すべり台・シーソーなど、公園には前庭感覚を使う遊具が豊富にあります。また、砂遊びなどは触覚を使う遊びの代表です。ジャングルジムや鉄棒、うんていなどにぶら下がる遊びからは固有感覚をたくさん使います。最近は、デパートや遊戯施設の一角に、有料ですが遊具体験が可能なコーナーが設けられている所もあり、子どもの興味を引く豊かな感覚情報が提供できる遊具もあると思います。このような場所に連れていけば、子どもは自然に上記のポイントを押さえた遊びを始めると思います。しかし子どもによっては、このような場所に連れていくだけではうまく遊べないので、大人が一緒になって上手に遊びの応援をしてあげる必要がある子どももいます。砂でトンネルや車などを作るのは、道具をうまく使う力や構成遊びにつながりますし、からだをうまく使う能力（運動行為能力）や、友だちと一緒にうまく遊ぶ能力、ことばをうまく使う能力など、多くの発達を促すことができます。

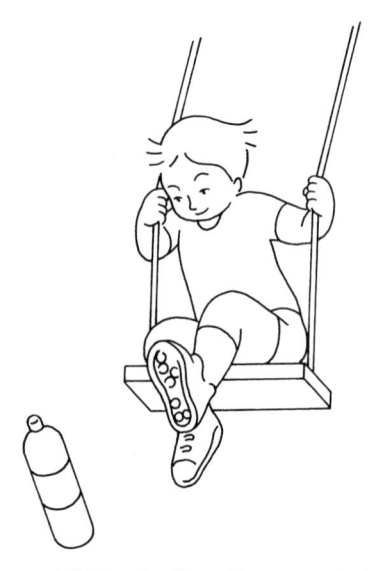

ブランコを揺らしながら、地面にある物を蹴る

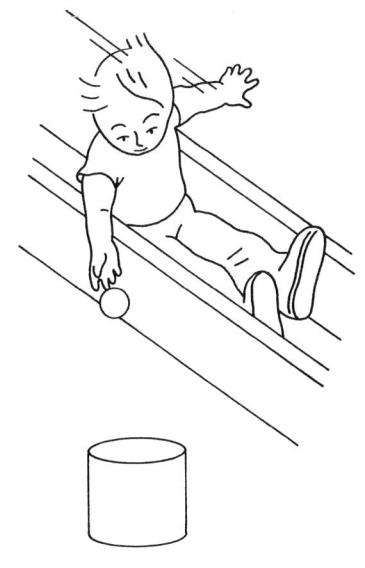

滑りながらボールを入れる

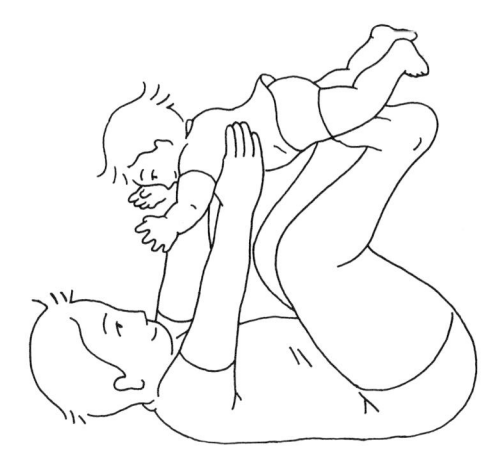

お父さんとのからだを使った遊び

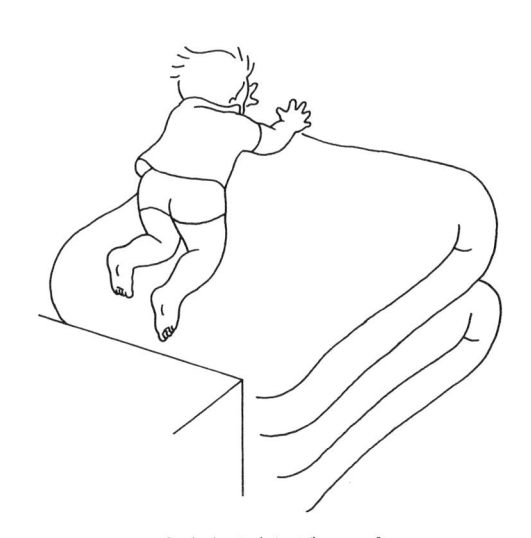

ふとんの上にジャンプ

2. 家庭生活

　触覚をたくさん体験できる活動としては、マッサージ、お風呂場での泡遊び、シェービングクリーム遊び、お米とぎ、茶碗洗い、粘土遊びなどがあります。料理の中にも小麦粉や肉をこねるなど触覚を豊富に体験できるよい活動があります。

　固有感覚(筋肉)系の活動としては、親子でのからだを使った活動(すもうなど)、買い物のお手伝い(袋を持つ)、運搬のお手伝いなどがあります。

　前庭感覚系の活動としては、毛布ブランコ、ハンモック、前転後転などの回転遊び、ベッドやソファーを利用して飛び跳ねる、親子での回転遊びなどが考えられます。

　そのほか、風船バレーやシャボン玉のような眼球運動を高める活動や、かくれんぼなどのルールの理解、皆と協力して遊ぶなど社会性を高めることのできる遊びも大切です。

3. 野外活動

野外には、運動行為能力を高めるような活動が数多くあります。野球やサッカーなどは気軽にできる代表的な活動ですが、競争や試合形式にするとかえって落ち込んだり、怒ったりする子どももいるので、楽しんで行えるよう工夫する必要があります。そのほか、竹馬、自転車、縄跳びなどもよいのですが、無器用な子どもには難しすぎることがよくあります。単に坂をのぼったり、溝を飛び越えたり、ジャングルジムなどで遊ぶだけでも十分な活動になる子どももたくさんいます。その他、キャンプや山登り、アスレチックなども、様々な感覚体験ができるよい活動です。また、乗馬や体操教室、水泳教室、トランポリン教室、空手道場、成人であればエクササイズジムなど、感覚ニーズに応じた余暇活動も利用できるでしょう。

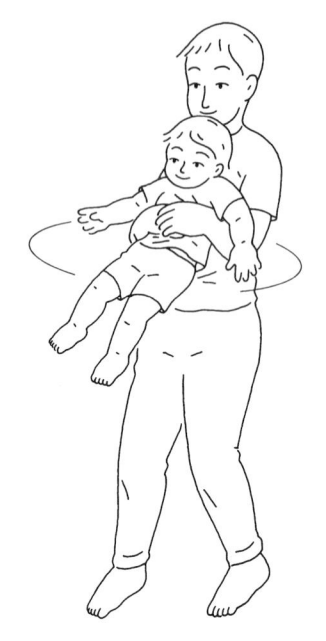

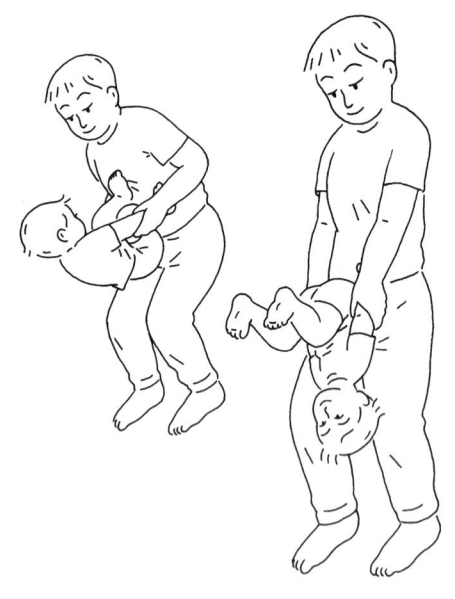

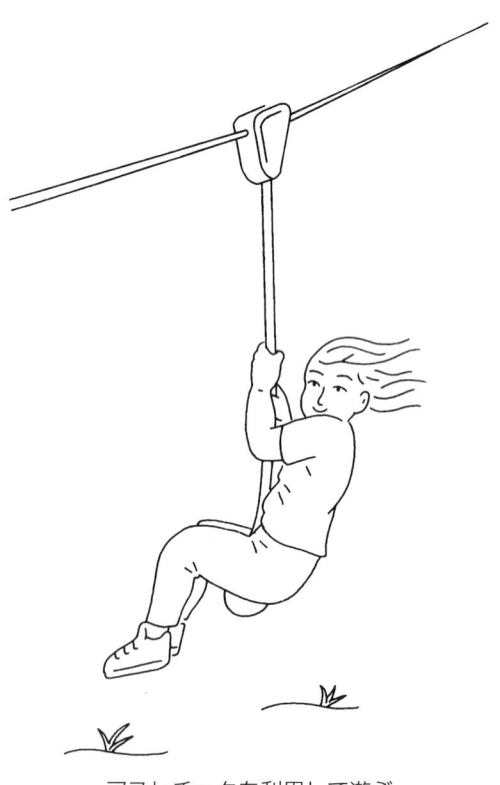

親子での回転遊び①

親子での回転遊び②

アスレチックを利用して遊ぶ

Q44 感覚統合に障害をもつ子どもが幼稚園や小学校に入学するときに、担任の先生の理解を得るためにはどのように話をすればよいのでしょうか？

　まず、お子さんの様子について、簡単にまとめてみるのはいかがでしょうか。今までの育ちとその際に大事にしてきたこと、つながっている専門機関とそこで受けている指導の概略、お子さんの得意なことと苦手なこと、興味、そしてお願いしたい配慮などをわかりやすく、箇条書きにしてまとめてみてください。特に感覚統合の問題は目に見えにくいので、感覚統合理論を知らない人にとっては理解に時間がかかると思っておいたほうがよいでしょう。できれば、感覚統合の理論や障害に関する簡単な本やビデオを先生に見てもらうのもよいと思います。感覚統合に関してはいくつかわかりやすい本が出ていますので、それを参考にしていただくのもよいと思います。そのような本は、まず保護者が読んで、わが子に当てはまる部分にマーカーを引いたり書き込みを入れたりすると、先生にも伝わりやすくなると思います。

　先生に子どものことを説明する場合、子どもがふざけて問題を起こしているわけではないこと、また、育て方の問題でもないことを理解してもらうことが必要です。しかし、保護者からそのことを伝えると弁解や過保護と誤解されてしまうこともあります。そのような場合、第三者(専門家が望ましい)の応援も得てください。その上で、もし子どもが苦手とする刺激(たとえば大きな音)や過剰に注意が向いてしまう刺激(たとえば動くものなどの視覚刺激)があるようなら、それを伝えて配慮してもらうとよいでしょう。

　また、このような説明をする際、先生と対立する関係にならないよう十分な注意が必要です。そのためには、一方的な依頼ばかりにならないよう、保護者も先生の立場や学校の状況を理解するよう努力し、先生とともに子どものために協力していく同志として動けるように心がけてください。またその際、先生は多くの子どもを預かる立場にあり、一人だけ時間をかけて関わることは難しい場合もあることも理解しておかねばなりません。

　ただし、遠慮ばかりしていても思いは伝わりません。勇気を出して先生と話してみてください。保護者と先生がよい関係をもつことは、子どもの学習、学校生活を成功させる上で最も大きなポイントの一つになります。

Q45 小学校入学に際して、通常学級を選べばよいのか、特別支援学級を選べばよいのか、あるいは特別支援学校（養護学校）を選べばよいのか迷っています。特別支援教育とはどのようなことなのかも知りたいです。

　平成19年4月から「特別支援教育」が学校教育法に位置づけられ、すべての学校において、教育上、特別な支援を必要とする子どもたちに対する個別の教育プログラムを作成することが義務づけられました。一人ひとりの子どもに合った教育をさらに充実させていくということが国の方針として決まったわけです。そこには、「様々な取り組みに課題をもつ子どもの自立や社会参加に向けた主体的な取り組みを支援するという視点に立ち、子ども一人ひとりの教育的ニーズを把握し、そのもてる力を高め、生活や学習上の困難を改善または克服するために、適切な指導および必要な支援を行う」と謳われています。

　質問にあるように、配慮が必要なお子さんをもつ保護者は、小学校入学に際して就学先の選択に悩むことが多いと思います。ひとくちに特別支援学級といっても、それぞれの学校によって、日頃過ごす教室内の人数や校内の人数、集団生活の内容、授業の内容、また可能な個別支援などは異なりますので、地域にどのような学校や学級があるのか早めに情報収集する必要があります。地域によっては教育委員会が相談の機会を設けてくれるところもありますし、関心のある保護者と一緒に学校見学もするとよいと思います。また、すでにお子さんをその学校に通わせている先輩お母さんたちの話を聞くのもよいでしょう。

　いずれにせよ、どの選択にもそれぞれ利点と欠点があるものです。それを整理して、わが子に必要な支援の内容と照らし合わせ、利点を生かし、保護者が欠点を補うつもりで学校選択をするとよいと思います。もし専門機関につながっているなら、そこでのアドバイスもぜひ参考にしてください。多くの場合、専門機関ではたくさんの子どもたちの実践例がありますし、保護者の情報もありますので、先輩保護者を紹介してもらうこともできるかもしれません。

　通常学級は、地域にもよりますが、一般に一学級20名から40名の集団生活となります。その学級の全生徒の最大公約数的な指導目標が設定され、課題の水準は基本的に文部科学省で定められた内容が提供されます。通常学級での特別な配慮は、学級の規模や、担任の先生の経験や力量でかなり異なります。基本的には保護者が子どもの特性をよく理解して、先生と密接に連携をとりながら子どもの教育を進めていく力が必要になると思われます。通常学級での特別な支援のために特別支援教育支援員や介助員のサポートがある学校もありますが、その頻度や充実度は地域によって大きく異なります。

　また地域によっては、ことばの遅れのある子どもや、LD、ADHDの子どものための通級教室があるところもあります。この教室は、通常学級に在籍するこうした子どもの支援を補助的に行うことを目的につくられていますが、その頻度（週に一度、1時間程度のことが多いです）や支援の中身は地域によってかなり異なります。

　一方、特別支援学級や特別支援学校では、子どもの発達に応じて個別の教育支援計画や指導計画を作成し、子どもの特性に応じて教科の内

容や介入の仕方を柔軟に変えて指導が行われることになっています。

　特別支援学級には、主として知的な発達に遅れがある子どものための学級と、自閉症や情緒障害の子どものための学級があります（その他からだの不自由な子どもや少ないですが視覚、聴覚に不自由さをもっている子どものための学級があるところもあります）。そこでは、個々の子どもの特性に応じて、たとえば視覚優位の子どもに対しては視覚を活用した指導展開を行う、多動傾向の子どもには刺激を制限した環境設定をするなどの配慮がされたり、子どもの発達のスピードに応じて学習内容も調整してもらえる利点があります。また、通常学級の子どもたちと一緒に授業を受ける交流の時間もあります。ただし、子ども8名まで先生は一人の配置になっているところが多く、在籍児童数が多くなると、学年の異なる子どもたちに対して先生一人で対応しなければならず、とても大変な学級運営になることもあります。最近どの地域でもこのような学級が増えていることもあり、まだまだ先生たちの経験や準備が追いつかない悩みもあるようです。

　特別支援学校は、子どもの実態をもとにした教育を展開するのが基本で、一斉学習においても個に応じて配慮した関わりが行われることになっています。生徒8名に対して先生が二人の割合が決まりのようですが、地域によっては介助の先生も入れてほぼ一対一のきめ細かい対応が行われている学校もあります。このような学校には、多くの似たような苦手をもった子どもが集まるので、先生方も特別な支援の方法をよく学んでいる傾向があります。しかし、都道府県に数校しかないことが多いので、住んでいる地域から遠く、通学に時間がかかってしまうことが短所になる場合もあります。

　いずれにしても、地域によって実態はかなり異なりますので、各地域の発達支援センターや教育委員会などに相談するのが一番よいと思われます。感覚の特性がある子どもに関しては、同級生の特性や、学校環境、粗大運動の機会や設備などもよく検討する必要があるでしょう。

Q46 入学後に担任の先生に子どものことを理解してほしいと思って話をしたのですが、理解してもらえません。そのようなときに何かよい方法はありますか？

　最近では子どもの発達の個性について、各地域で様々な連携用記録用紙を用いて連携が行われるようになってきています。保育園（幼稚園）時代にどのような配慮をしてきたか、どのような成長が見られたかを伝えたり、また専門機関につながっているなら、そこでの情報をコンパクトにまとめて学校に提出するのはいかがでしょうか。各学校には担任の先生のほか、特別支援教育コーディネーターがいますので、管理職やこのコーディネーターの先生にもつながっておくとよいと思います。また、つながっている専門機関があれば、そこの専門職に学校訪問してもらい、先生方とつながってもらう手もあります。

　いずれにしても、担任の先生は毎年変わることもあるので、保護者がいかにうまく学校関係者と連携をとることができるかが、お子さんの支援にはとても重要です。一人で悩まず、応援団をしっかり利用することも考えてください。

Q47 入学に際して発達検査を受けるように言われ検査を受けました。親としてはその結果の説明や検査結果を欲しいのですが、説明を詳しく受けたり、検査結果をもらうことはできるのでしょうか？

　検査結果を保護者が持つことは、別の機関を訪ねたり、子どもの状態を理解したり、学校での理解や支援をつなげるためにも大切なことです。ぜひ、どんな内容の検査で、それで何がわかったのか、説明を詳しく受けることを要求してください。「保護者は理解できないから」とか「これは外に出すことはできないので」というような理由で、検査結果を保護者に提示することに躊躇する機関もまだあるようですが、難しい検査であればなおさら、保護者にはわかるように説明を受ける権利があると思ってください。また、発達検査の結果の数字だけでなくその中身や所見も一緒にもらうことで、保護者には理解できない内容であっても、他の専門家に見せることでその情報が役立つことがよくあります。さらに、学校の教員すべてがこのような専門の情報を理解できるわけではありませんが、学校にも専門家が巡回相談で訪れることがよくありますので、学校の個人ファイルにもそのような情報を入れてもらっておくと、お子さんの理解がより適切に行われる可能性があります。

　発達検査には様々なものがありますが、発達障害の子どもが入学の際によく受ける検査としては、WISC-Ⅳ知能検査やK-ABC心理教育アセスメントバッテリーなど、主として知的機能の発達を見るものが多いようです。これは学習に必要な発達を見るのに参考になるものですが、子どもによっては、そのほか手先の器用さや社会性、対人技能、過敏など感覚面の情報も必要な場合があります。どのような情報があると学校生活を豊かに過ごすための応援をしてもらいやすいかを考えるにあたって、様々な発達の側面を評価する検査を受けることも必要になります。知能検査だけでお子さんのすべてがわかるわけではないことを理解しておきましょう。

　なお、感覚統合の発達特性を調べる検査は、特別な講習を受けたセラピストでなければできません。また結果の解釈も難しいので、そのままでは保護者のみならず、医師を含めて他の医療専門家や教師も理解が難しいものです。ですから、そのような検査を受けたら、ぜひ結果だけでなく内容の説明も受けるようにしてください。

Q48 小学校に入るまでは地域の通園施設で感覚統合療法を受けていましたが、小学校入学と同時に終了しました。現在は普通クラスのみの通学ですが、継続して感覚統合療法を受ける方法はないのでしょうか？ もしくは学校で感覚統合療法を行ってもらえる可能性はあるのでしょうか？

　近年、発達障害の子どもに対する支援の動きは進んできており、学校でも感覚統合理論の視点の有用性が理解されつつあると思います。しかし、まだまだ全国的に感覚統合療法を受けることのできる施設は少なく、指導のできるセラピストも少ないのが現状です。地域によって状況は異なりますが、就学後もセラピーを受けられる施設や病院もあります。また、NPO法人などが運営する学齢児の療育活動や発達支援センターでの取り組みなど、感覚統合の視点を取り入れた学齢児への支援を行っているところもあります。お住まいの地域にそのような施設があるかについての情報は、日本感覚統合学会のホームページ（http://www.si-japan.net/index.htm）から問い合わせてみてください。

　ただ、お子さんがいつまで指導を受ける必要があるかは、セラピストや主治医と十分に話し合う必要があります。保護者はセラピーがなくなると不安に思われるかもしれませんが、まずは指導の中で学んだわが子の行動特性を学校でもうまく理解してもらうことが大切です。子どもが元気に育つ環境を保護者が用意することで十分なお子さんもいると思います。

　学校は感覚統合療法を行う場所ではなく、その考え方を生かした学級運営やプログラムを通して子どもの元気な発達を支援してもらう場所だと考えてください。支援学級や通級指導教室、ことばの教室を設置している学校では、感覚統合の考え方を勉強した教師もおられるかもしれません。そのようなところでは感覚統合療法で使用するような遊具や設備を子どもに応じて取り入れていることもありますが、治療として感覚統合療法を行っているわけではありません。

　特別支援教育の推進に伴い、巡回相談員（学校へ出向き特別な教育的ニーズをもつ子どもと学校への支援を行う）や専門家チーム（教育委員会に専門の立場から子どもの支援方法についてアドバイスをする）として、感覚統合療法を勉強した作業療法士などが学校に関わっている地域も少しずつ増えてきています。そこでは、先生方に対して、様々な授業運営の工夫や子どもの行動理解、支援のための助言が行われます。

　日本感覚統合学会でも「特別支援教育部」を立ち上げ、学校の先生方に感覚統合の考え方を理解していただくための講習会を運営しています。

Q49 保育園でもいろいろな遊びをしてほしいと思っています。すべり台を腹ばいで頭から滑ることなども子どもによいようなのでやってほしいと話したら、規則でできませんと言われてしまいました。どうしたらよいのでしょうか？

　保育園など公共の場所では様々な子どもがいるので、事故や怪我がないように遊びのルールを厳しく設けざるを得ないことがあります。しかし、子どもの発達を促すという視点から考えると、危険に配慮しながらも様々な挑戦を子どもが行うのを応援する姿勢は大切です。

　どうしてすべり台を腹ばいで頭から滑る遊びがその子どもにとってよいのか、保育園の先生方と話し合い、理解を得ることができると、先生も単にルールだからというのではなく、子どもの応援を積極的にしてくれるようになるのではないでしょうか。たとえば、先生が一緒のときだけ一人ずつ新しい遊び方を工夫してよい、などの新しいルールを作ることもできるかもしれませんし、屋内に頭から滑り降りてもよいすべり台を作ってもらうこともできるかもしれません。こうしたすべり台はダンボールなどを利用して簡単に作ることができますので、ほかの子どもたちも喜ぶことでしょう。

　すべり台は加速を楽しむ遊具ですので、前庭感覚の刺激がたくさん入る活動です。しかも、怖がりの子どもであれば頭を上にして腹ばいで滑ることもできますし、もちろん座ってのバランスを育てることもできます。質問にあるように頭から滑り降りたいお子さんはきっと、多くの前庭感覚の刺激が欲しい子どもでしょうから、傾斜をやや急にして加速がもっと提供できるような工夫もよいかもしれません。またすべり台は、触覚が過敏な子どもも全身で摩擦を感じるのでよい活動になりますし、無器用な子どもや怖がりな子どもも簡単に安心して遊べますので、様々な年齢の子どもたちがそれぞれに楽しめる遊具の一つです。横幅を大きく作れば皆で一緒に滑って遊ぶこともできるので、保育園では大活躍する遊具の一つになると思います。

　また、こうした激しい動きを求めるお子さんは、きっとブランコも高く漕ぎたがるのではないかと思います。このようなタイプの子どもに合った遊び方は、すべり台に限らず、保育園の屋内外の環境や保育活動内容でも工夫が必要だと思われます。専門家に相談して、保育園での様子や保育プログラムを実際に見てもらい、どのように工夫するとその子どもの発達にとってよい遊び方になるのかを具体的に提案してもらったり、説明してもらうのもよいのではないでしょうか。

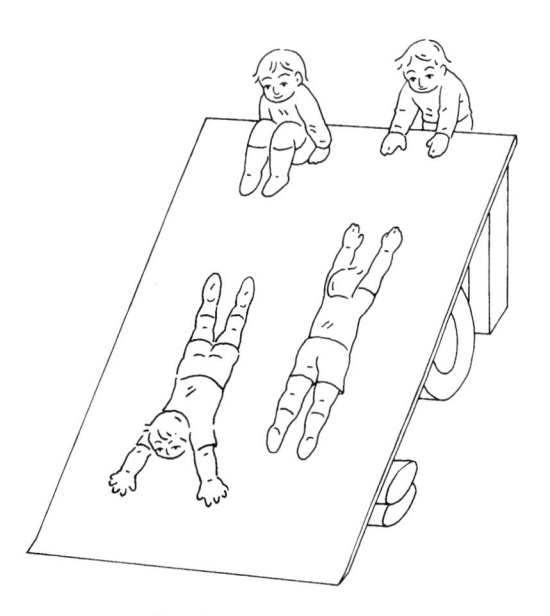

ダンボールで作るすべり台

Q50 小学校入学後、低学年のときには授業中に落ち着きがなく多動な様子があったのですが、楽しそうに学校に通っていました。高学年になり担任の先生が変わってからは、落ち着きのなさや多動な様子はまったくなくなりましたが、つまらなさそうな様子で急に学校に行かないと言い出してしまいました。いったい子どもに何が起こったのでしょうか？

子どもの学校生活に大きな影響があるのは、担任の先生の授業運営の方法です。おそらく低学年のときの先生は、年齢が低いということもあるかもしれませんが、授業運営に動きがたくさん入る方法を取り入れていたのかもしれません。また、授業中に落ち着きがなくてもお子さんを叱ったり、注意したりすることがなく、お子さんも楽しく学校に行くことができたのだと想像されます。そして、お子さんも動くことで覚醒が高まったり、すっきりした気持ちや楽しい気持ちを感じていたのかもしれません。

ところが高学年になって勉強の内容もずっと難しくなり、また周りの子どもも低学年のときより落ち着いて勉強に取り組むようになった結果、先生の要求水準もそのような子どもたちに合わせて、静かに長時間集中して取り組むことを大切にするように変わった可能性もあります。お子さん自身も成長して、周りの子どもたちと同じようにしなければと努力できるようになった可能性もあります。そこで「動きたい」という欲求はあっても、それを抑えながらがんばって学校生活に適応しようとして、疲れてしまっていることも考えられます。

このように成長に伴って、子ども自身に周りに適応しようとがんばる力がつけばつくほど、子どもの基本的なからだのニーズが押さえ込まれてしまうことがあります。子どもの不登校は、このように「がんばるよい子」が力尽きて、最終的に悲鳴をあげている姿ととらえることもできます。大人はそのような子どもの特性を理解し、上手に息抜きすることを教えてあげる必要があります。個々の子どもの特性に合ったバランスのよい生活とは何かを考える必要がありそうです。

子ども自身も何がつらいのか、自分でもわからない場合も多いのですが、本人に対しては無理に登校を強要するような対応は避け、学校生活をどのように感じているか話をよく聞いてあげてください。また、子どもの様子をよく観察し、活発に生き生きしている場面を見つけてその活動を日常生活の中に積極的に取り入れることで、子どもも元気になる手がかりが得られるかもしれません。担任の先生には、そのような本人の状況を代弁し、協力を求めるようにしてみましょう。

Q51

今までは学校に行くのを渋っていたりしましたが、新学期を少し過ぎてからは嫌がることがなくなりました。担任も理解のある先生なのですが、それに関しては今までの先生も同じです。ただ違うことといえば、授業中に発表をしたり黒板に答えを書きに行ったり、先生のところに提出物を持っていく機会が多くある授業になったことぐらいです。子どもの行動の変化と授業の方法が変わったことは、何か関係があるのでしょうか？

子どもの行動の変化と授業の方法が変わったことはおおいに関係がありそうです。授業中に発表をするということは、手を挙げたり、立ったり、声を出したりなど能動的に活動する機会が増えたことが想像されます。また、黒板に答えを書きに行くというのも、授業中に歩いたり、大きく手を動かすなどの活動が含まれます。先生のところに提出物を持っていくというのも、授業中に動く機会が増えます。

このような機会が多くなったことで元気に学校に行くようになったとすると、このお子さんはじっとしていることが苦手で、元気に動く授業がその子どもの脳の特性に合っているとも推測できます。

子どもの行動や学習が適切に行われるためには一定の覚醒水準が必要です。様々な感覚刺激をうまく使うと、この覚醒状態が適切な水準に調整されます。質問にあるお子さんは、授業中にからだを動かす機会が増えたことによって、前庭刺激や固有刺激が有効に提供され、授業に集中するために必要な脳の覚醒状態をうまく調整できるようになったのかもしれません。このように、授業の工夫によって、子どもが元気に参加できるようになることがよくあります。

前庭機能や固有機能に低反応性をもつタイプの子どもは、適切な覚醒状態を維持するために感覚刺激をたくさん必要とします。ですから授業前や授業中に、子どもにとって必要な感覚刺激を合目的的（合法的）に取り込むことができる機会をたくさんつくってもらうことは、とても有効なことと思われます。

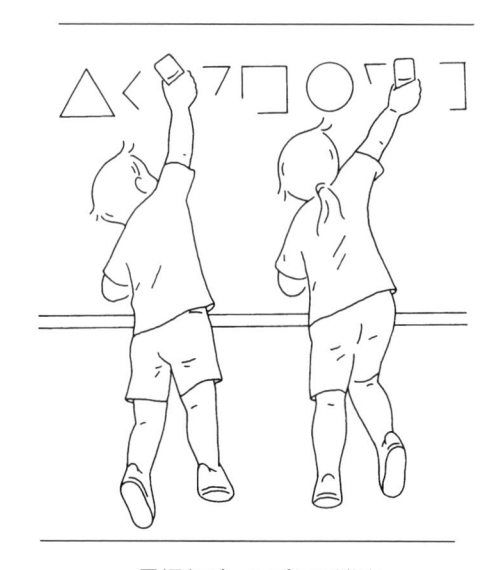

黒板をジャンプして消す

Q52 中学生になり制服での通学になったのですが、朝、制服を着ることを嫌がりなかなか着ることができません。また、体育のときに着る学校指定のジャージがあるのですが、同じように着ることを嫌がります。どのように対処したらよいでしょうか？

　制服やジャージを嫌がる背景には、触覚に対する過敏さが関係しているかもしれません。私たちは洋服が肌に触れているという感覚を服を着た直後は意識しますが、すぐに「慣れ」によって意識しなくなってしまいます。しかし、このような抑制機能がうまく働かなかったり慣れが起きにくい子どもたちの場合、いつまでも服を着ることに伴う不快な触覚を感じ続け、苦痛となるために「その服を着たがらない」という状況になっているかもしれません。

　ひとくちに制服やジャージといってもいろいろなタイプがあると思いますので、ここでは一般的な対応についてお話しします。まず、生地の素材の感触が嫌なのか、ごわごわした着心地が嫌なのか、襟や袖口が触れる感触が嫌なのか、ウエストの締まる感覚が嫌なのか、もう少し細かく理由を探ってみましょう。

　感覚過敏への対応の基本は「不快な刺激を取り除いて安心感をつくる」ことです。まずはお子さんの「触覚過敏」という感覚特性を家族や学校の先生や友だちなど本人を取り巻く人たちに理解してもらうことが大切です。このような過敏さをもっていない人には理解しにくいことなのですが、「慣れ」が生じにくくいつまでも不快な感覚が続くということは、本人にとってはかなりのストレスなのです。可能であれば、本人が受け入れることのできる感触の素材を使った服装で対応してもらえないか相談してみてください。

　本人が受け入れやすい生地の素材について配慮したり、縫い目が当たらないように工夫する（シームレスの服を着る、裏返して着るなど）ことに加え、おさがりの活用も役に立つことがあります。真新しい服ではなく着古したもののほうがやわらかくてよい場合があるのです。また、圧刺激を加えることで過敏さや不快感が軽減される場合がありますので、からだ全体を圧迫するような素材の下着や服を制服の下に着たり、腰痛防止のベルトのような弾力性のある素材をからだに巻いてみるのも試してみてください。また、襟が不快な場合はハイネックのやわらかい下着を着たり、袖口が不快な場合は折り曲げて着るなどの工夫もできるかもしれません。

　情緒が不安定だと過敏傾向も高まりやすいので、入学当初や進級によって環境が変わるようなときは落ち着かないものです。学校生活のリズムや見通しがもて、気持ちが安定した時期になれば、制服を着ることにも挑戦できるかもしれません。また、登下校のときや式典のときのみがんばって制服を着て、授業中は脱いでもよいなど、場面を決めて取り組む手もあるかもしれません。

Q53 感覚統合の発達に問題があると思われる子どもがいるのですが、両親にそのことを話しても理解してもらえません。必要な関連機関につなげたいのですが、どのように理解してもらえばよいのでしょうか？

　まず、子どもの「問題」のとらえ方から考えてみましょう。「問題」とは、子どもの行動の特性だけではなく、子どもを取り巻く環境や、周りの期待や価値観、課題によって変わってきます。たとえば、子どもが元気に外で遊ぶことを大切にする保育園では、家の中でごろごろして動こうとしない子どもが「問題」だと見えるでしょうし、長い時間静かにじっとしていることを要求する学校では、元気に動き回る子が「問題」とされる可能性があります。ですから、先生の「問題」意識と両親の「問題」意識が異なるのは、それぞれの子どもに対する期待感が異なることからくることも考えておかなくてはなりません。

　加えて、感覚情報処理の問題は直接目に見えるものではないため、子どもの行動を感覚統合の問題と結びつけて理解することは、そのような知識を持たない人にとっては当然難しいこととなります。ですから、ご両親とゆっくりしっかり情報交換することから、理解を進めていくことが大切です。

　また感覚統合の発達の偏りがあっても、子どもの行動は環境や関わりによって大きく変わります。たとえば、周りの刺激に反応しやすい子どもは、家庭など静かな環境ではとても落ち着いて課題に集中できるのに、集団の場面やスーパーなど人がたくさんいて刺激の多い場所では落ち着かなくなることがよくあります。ですから、子どもの行動の特性を様々な立場の人が共通理解するためには、互いの情報交換やそれぞれの場所での子どもの様子を実際に見てみることも重要となります。さらに感覚統合の特性は、誰もがその情報処理の仕方に少しずつ違いがあるので、何を問題とするか、その線引きも難しい場合があります。ほとんどの子どもは、周りの理解と関わりのよさによって、元気に落ち着いて「よい行動」を示すことができます。その意味で、子どもの困り感が大きかったり、家族など子どもをケアする大人の理解や関わりの問題が大きいとき、またいろいろ考えてみても子どもの行動がよく理解できないときなどの場合に、専門家の応援が必要になると考えてください。

　さらにこのような問題は、幼児期には目立たず、学校に入って初めて大きくなることもあります。特に不器用さをもっていたり、落ち着きがなかったり、学習が苦手な子どもは、学校の課題で初めて苦手が現れやすくなります。また集団が大きくなることで子どもが受ける感覚刺激の量も多くなりますので、感覚刺激に敏感な子どもはさらに集中できない、教室に入れないといった困り感が大きくなることも考えられます。このような子どもの保護者は、学校に入って初めてわが子の困り感に気づき驚くことになります。

　また、保護者は自分の子どもが他の子どもとちょっと違って見えることを認めたくない気持ちもあるかもしれません。そのようなときに無理に専門機関を薦めることは、さらに保護者を傷つけ、不安に追い込むことになってしまいます。

　そのような場合、まず保育園や幼稚園、学校

での様子を保護者に気軽に見に来てもらったり、日頃からコミュニケーションを密にして、保護者が先生を信頼し何でも話せる雰囲気をつくることから始めてはいかがでしょうか。そして、子どもの困り感に気づいた先生自身が、できる範囲で子どもによい環境や課題を提供することで、直接子どもの支援を始めることもできるでしょう。その中で、子どもが元気に育つ姿を見てもらったり、子どもの行動の理由を保護者に説明したり、家庭でどのように関わるとよいかということも提案できるかもしれません。子どものことを皆で考え、応援したいという姿勢を保護者と共有することで、保護者との信頼関係もさらに深まると思います。

保護者は子どもの扱いにくさなどに悩んでいても、それを相談できないでいることもあります。そんなときにも、信頼できる先生であれば話せるようになるかもしれません。そのようなとき、子どもの苦手なことばかり話すのではなく、よいところも同じくらい大切にして話を進めてください。

このようなプロセスを大切にして信頼関係をつくり、その上で必要なら専門機関につなげることになります。これはとても難しいプロセスになることも多いので、先生一人で抱え込まず、同僚や専門家のアドバイスを受けながら、あせらず丁寧に時間をかけて情報をつないでいってください。

こうした対応の一方で、その地域の専門機関がどのような支援をしてくれるのか、情報を集めておくことも役に立ちます。すべての医療機関が発達障害や感覚統合理論に詳しいわけではありませんし、またそのような視点でセラピーを提供しているわけでもありません。まだまだ、感覚統合療法を正式に勉強している専門家は少ないのです。どこでそのような指導が受けられる可能性があるかについては、日本感覚統合学会のホームページ(http://www.si-japan.net/index.htm)から情報を得ることもできます。

大切なことは、関連機関につなげる目的や利点もよく考えた上で、保護者に伝えることです。地域によっては、心理士や作業療法士、言語聴覚士などの専門家が保育園や幼稚園に巡回相談や訪問指導を行っていたり、発達支援事業などを行っている機関を紹介してくれることもありますので、相談してみるとよいでしょう。

Q54 感覚統合の問題を抱えている子どものことを他の子どもに説明する必要があるときには、どのように伝えたらよいのでしょうか？

　この質問は学校の先生たちと話しているとよく話題となる内容です。子ども一人ひとりの支援はもちろん大切ですが、クラス運営という視点で考えたとき、その子どもだけが別扱いになると、他の子どもは「あの子だけ特別扱い」という認識をもってしまう可能性が確かにあります。金子みすゞ氏の詩に「みんなちがって、みんないい」ということばがありますが、一方で「そうも言ってられない」と思っている支援者やクラスメートもいるだろうなと感じることがあります。これは「違っていていい」ことと「違っていては生きにくさが出るから、少し一緒にやってみようよ」というところで意見が分かれるところだと思います。

　これは、そのときの課題や状況で臨機応変に対応しなければならないところですが、背景にある理念は同じで、「お互いを大切に認め合う」ということではないでしょうか。周囲の子どもたちには常日頃から、「人は皆、得意、不得意があり、それぞれ顔や性格が違うように、感じ方も違うものだ」という視点を伝えることが大切だと思います。日本では特に「皆同じ」が強調されやすい文化がありますので、このメッセージを生かした授業運営が重要となります。

　ある実践例を参考までに紹介します。視野内に入るものにすぐに注意が行ってしまい、確認のために立ち上がったり、離席する子どもに対して、視野を狭くするために授業中にツバのついた帽子をかぶることを提案したことがあります。それを許した担任の先生もすごいのですが、当事者である子どももすぐに「これはいい！」と珍しさも手伝ってかぶりながら授業を受け始めました。ところが、それを見ていた一部の子どもたちもまねをし始め、クラスの中に「帽子ブーム」が起きてしまいました。しかしそれはいっときのことで、「やっぱり見にくい、暑い、髪型が乱れる」などの理由で、多くの子どもは1週間もすると帽子をかぶるのをやめてしまったそうです。担任の先生はこれを見て、「Aさんは帽子をかぶっていたほうが落ち着くそうだけど、まねしてかぶってみてどうでしたか？　よかった人もいたけど、ないほうがいい人もいたでしょ？　人はそれぞれ感じ方が違うから、Aさんの感じ方の違い、わかってあげようね。」とクラスの子どもたちに話したそうです。これは、他の子どもへの伝え方として、感じ方の違いを伝えるよい例だと思います。誰にでもある感じ方の違いというのは、頭でわかろうとしてもわからないことのほうが多いと思いますので、周りの子どもたちが気になることは一度体験させてみることもよい近道になると思います。この話の例のように、それが必要ない子どもはいっときの興味が満たされると、自然に行わなくなるものです。

Q55 発達障害をもつ子どもにとって、遊びを通して発達を促すことが大切であることはわかるのですが、一緒に遊ぼうと思っても遊んでくれません。感覚統合の知識・技術を学ぼうと思うのですが何かよい方法はありますか？

質問でも言及されているように、子どもは「遊び」を通して発達していきます。ですから、よい遊びを促すことがその子どもの発達を保証することにもつながります。

発達障害をもつ子どもは、応々にして遊びもうまくできない子どもと考えることもできます。一人で遊びを楽しむことができても、他の人とそれを共有しにくかったり、遊びの展開が難しくずっと同じ遊びを繰り返すだけになってしまう子どももいます。また、遊びたいけれどそれを実現する方法がわからず、あきらめたりイライラしてしまう子どももいます。一方、遊びの発想や要求がユニークすぎたり、極端なため、その遊びを大人が規制してしまう場合もあるでしょう。それでなくとも、現代は子どもにとって「遊び受難」の時代ともいえます。外で元気に遊ぶ場所が奪われ、道路や知らない大人は子どもにとって「危険な存在」でさえあります。遊び場は大人に管理され、子どもの発想や挑戦の機会がさらに少なくなっています。

そこで、遊びを通して発達支援を考える際、二つの視点が重要となります。一つめは「発達」の視点です。子どもの遊びは、運動や手の機能、ことばや社会性の発達段階に応じて変化していきますので、その段階に応じた支援が必要となります。たとえば社会性の発達という観点で見ると、子どもは「一人遊び」や「大人との遊び」から場所を共有する「平行遊び」、そして他の子どもたちとのやり取りが入る「共同遊び」の段階へと遊び方を変えていきますので、子どもの遊びが今どの段階にあるのかをよく観察して大人が応援する必要があります。

二つめは子どもの遊びの意味を考える視点で、「感覚統合理論」はその中でも神経生理学的意味を考えるヒントをたくさん提供します。子どもの遊びには、その子どもにとって必要な「感覚刺激」が多く含まれているという考え方で、これを「感覚欲求（センソリー・ニーズ）」ということばで表現することもあります。たとえば、トランポリンを繰り返し跳んでいる子どもは前庭・固有感覚の刺激を、砂遊びをやり続ける子どもは触覚刺激を必要としている可能性があると考えるのです。子どもが求めている感覚刺激すべてがその子どもが必要としているものだと単純には解釈できませんが、大枠はその子どもが必要としている感覚刺激ととらえ、それが多く含まれる遊びを提案することで、遊びを広げたり一緒に遊びを共有することが容易になることが多いのです。

このような遊びの意味や段階づけを学ぶには、日本感覚統合学会主催の他職種入門講習会に参加したり、当学会の講師やインストラクターが地域で開催している勉強会などに参加するのもよいと思います。また講師を呼んで、実際の遊び場面を見てもらいアドバイスを受けるのもよいかもしれません。さらに、地域の様々な遊び場や遊びグループを探索し、子どもも大人も一緒に様々な遊びを体験しながら、子どもたちが喜ぶ遊び方、子どもたちを上手に遊ばせる関わり方を学ぶのも役に立つと思います。

Q56 何でも口に入れて噛む子どもがいます。同じクラスの他の子どもに対してもすぐに噛みついてしまいます。このような子どもにはどのように対応したらよいのでしょうか？

まず「何でも口に入れて噛む」ということと、「クラスの他の子どもに対してもすぐに噛みついてしまう」ということを分けて考えてみます。

何でも噛むのは、口の中の触覚や味覚、噛むときに入る顎の筋肉などへの感覚欲求を満たしていると考えることもできます。口の感覚は胎児の時期から発達し始め、乳児期では外界の探索や口腔内の身体イメージの確立、情緒の安定などに役立っています。また、噛むことは覚醒のコントロールにも役立ちますので、大人でもガムを噛んで脳の目覚めや集中力を維持しようとします。

このお子さんの行動も、年齢や他の発達の状況も併せて考える必要があるでしょうが、噛むこと以外の方法で情緒の安定を図ることがまだできないでいるか、そこまでしなければならないほど強いストレス下にあるか、何らかの理由で覚醒レベルが常に低い状況にあるか（例：覚醒を下げる副作用のある薬を飲んでいる）、様々な背景が想像できます。

いずれの理由にしても、その行為自体をやめさせようとするのではなく、その理由を推測して、子どもがその行為を行う意味を考え、上手に応援してあげる姿勢が大切です。

発達的に未熟な状態にあると考えられるのであれば、この子どもは「見て（視覚）、手で触って（触覚）だけではわかりにくい」ために、よりわかりやすい口で確認していると理解し、口に入れても安全で洗える素材の遊具を積極的に提供したり、見たり手で触ったりして外界探索ができるよう、目、手、口の感覚をつなげる遊びを提供してみるのはいかがでしょう。特にこのお子さんは噛みたいようですので、どのような硬さや素材のものを好むのか、よく観察し、それに近い素材のものをいろいろ試してみてください。おやつや食事の際にも、スルメやラスクのような噛み応えのあるものを意識して提供することもできます。そして、噛んだり舐めたりしている玩具が、それだけでなく、投げたり転がしたり、強く握ったりなど、いろいろな扱いができることを経験してもらうよう援助するとよいと思います。

またストレスが背景にあると考えれば、まずはそのストレスの元になっている要因を探り、そこに働きかける必要があります。噛むという行為は、前述したように情緒の安定のために行っている可能性がありますので、どんなときによく噛むのかを観察することで、ストレスの原因が見えてくる可能性もあります。

一方、友だちを噛むというのは相手があることですので、噛む行為それ自体は何とか変える必要があります。その背景としては、口で「嫌だ」、「やめてほしい」とうまく言えないために行動に出てしまうことも考えられますし、単に「遊びたい」、「相手の反応がおもしろい」という理由かもしれません。その場合、別の手段によるコミュニケーションの力を育てる（教える）必要があります。正しい「やめて」や「遊ぼう」の表現を大人が教えたり、代わりに言ってあげることで、その行為がどう変わるか見てください。むやみに反応することで、かえってそ

の行為を強化してしまうこともあるので、静かに騒がず対応することも大切です。

　また、噛みつく前の様子がわかれば、その"気配"を大人が察して、事が起こる前に行動を起こすよう工夫してみてください。その場合、ただ止めるのではなく、子どもが必要としている感覚を理解して、それに代わる関わり、たとえば頭を軽く足のほうに向かって押したり、口をギュッと押してみたり、強く抱きしめたり、手を握ったりしてみてください。このときのコツは「あなたの動きを決して止めようとしているわけではない」という気持ちで行うことです。「次にあなたがしてしまうかもしれないこと(噛む)を私が先にしておきますね」という気持ちで関わることが大切です。

Q57 様々な感覚刺激に対して、「過敏な子どもでも繰り返すことで、最初はパニックを起こしていたが受け入れられるようになった。」「慣れればよくなる。嫌な刺激を遠ざけるのは教育的ではない。」と言う教師がいますが、この考え方はどうなのでしょうか？

　このような大人の考えの背景には二つの理由が考えられます。一つは、私たちには何でもない感覚刺激が、感覚過敏の子どもたちにとってはとても苦痛に感じる可能性があることをあまり深くとらえていないことです。このような場合、個人差があるとはいえ、感覚過敏がいかに子どもにとってつらいことかを第三者が子どもに代わって説明する必要があります。今は感覚過敏について説明されている本も多く出版されていますので、そのような本も紹介しながら、その苦痛がイメージしやすいように、「たとえば、耳元でガラスがキーキーいう音をずっと聞かされていたら先生もつらく感じますよね？」「全身を紙やすりでこすられているような感じだったら嫌ですよね？」というような比喩を使うのもよいかもしれませんし、それを我慢させることがいかに子どもを苦しめることになるかを伝えなければならないでしょう。

　もう一つの理由は、このような過敏性は慣れれば克服できると考えていることです。私たちの多くは、確かに同じ刺激が繰り返し入るとそれに注意を払わなくなるという神経メカニズムをもっています。しかし、感覚過敏をもつ子どもの場合、その神経生理学的背景はまだ十分に解明されているわけではないものの、「慣れ」が起きにくいことがその原因の一つではないかと指摘している研究もあります。ですから、刺激に慣れにくいのがこのような子どもたちの抱える困り感であることを伝えなくてはなりません。中には受け入れられるように見える子どももいるかもしれませんが、本当は、ただ抵抗するのをあきらめてしまっているだけかもしれません。刺激をシャットダウンして、ひたすら耐える子もいるのです。

　これでは、見かけ上慣れたように見えるだけで、決して本質的な問題の解決になっていないことを理解してもらう必要があります。

　そして、具体的にどのような対応をするとよいのか、先生と一緒に話し合えるとよいでしょう。そのつらさは子どもしかわからないのですから、子どもの意見も聞くことが大切です。その上で、音に過敏な場合は嫌な刺激を遠ざける、音量を小さくする、席を変える、耳栓をする、イヤーマフを試すといったことを提案してみるのはいかがでしょうか。同じように、触られるのが苦手な子どもの場合、席を後ろの壁際にしたり、背中側に本棚などを置き、後ろからふいに触られてびっくりしないようにしたり、また、「前にならえ」のような場面では、並ぶのを列の最後尾にすることで後ろから触られないように工夫することもできます。そして、全身をぎゅっと圧迫する、マットの中に挟まる、重いベストを着る、膝に5kgくらいの重り（よくお米を使います）を乗せる、ぶら下がる、飛び降りる、固いものを嚙むなどの活動が、間接的にこのような子どもたちの過敏な神経をなだめる効果が一般的にあることも紹介してみてください。

Q58 非常ベルなどの音に過敏に反応する子どもがいますが、避難訓練では非常ベルを鳴らさないわけにはいきません。聴覚過敏があっても避難訓練には参加してもらわないといけないのですが、何かよい方法はあるのでしょうか？

　聴覚過敏のある子どもにとって、非常ベルのような突然の大きな音は、一番恐怖となるものの一つでしょう。大きな音も苦手ですし、突然鳴ることも恐怖の要因となります。また、火災を怖いものと教えることで、かえって強い恐怖感を植えつけてしまう場合もあります。

　しかし、避難訓練は命を守るためにとても大切な活動です。では、どのような工夫が考えられるでしょうか。理解力のある子どもであれば、まずは訓練の目的や意味を丁寧に教えた後に、いつ非常ベルが鳴るかを予告して体験することから始めるとよいでしょう。私たちでも、急に耳慣れない音が聞こえたら、とても不安になると思います。まずは、予測できるよう工夫することで、不安感や恐怖感を軽減できる可能性があります。また実際にベルを見せたり、全体の流れをビデオで見せてあげるのもよいかもしれません。そして、最初は音源からなるべく遠い場所で参加するようにしたり、耳栓、イヤーマフなどを使う工夫もできるでしょう。さらに、子どもが安心できるように教員がしっかりそばについてあげたり、手を握ってあげるなどの工夫も助けになるかもしれません。

　一般にこのような訓練は年に1回程度しか行われないようですが、大きな音に配慮しながら（マイクを使わずに人の声で「逃げてください！」と呼びかけるなど）、むしろ決まった日（曜日）に定期的に回数を増やして行ったほうが、突然の出来事にも対応しやすくなると思います。

Q59 同じクラスの子どもの声に対して過敏に反応してパニックになることがありますが、そのような場合にはどのように対応したらよいのでしょうか？

　子どもの声に限らず、学校のような集団生活では、隣のクラスや校庭から聞こえてくる音や騒音のコントロールが一番難しい課題になることがよくあります。音に過敏な子どもの場合、パニックとまではいかなくても、課題に集中しにくかったり、イライラするなど、困り感をもつ子どもが多いように思います。特に小さい子どもの泣き声や奇声、女性の甲高い声などピッチの高い音が、このような子どもたちにとってはとても不快なものとなりやすいのです。特別支援学校や特別支援学級では、このような子どもたちに配慮した環境（静かな小部屋の用意など）を準備できるとよいと思います。

　通常学級では、クラスの子どもたちの協力が得られるようなら、話し声を小さめにするよう働きかけることができるかもしれません。自分の声の大きさをうまくコントロールできない子どもたちのために、声の大きさのレベルを棒グラフのように視覚的に示す方法もよく利用されます。

　質問のような状態への対応は、基本的には図書室や保健室などの静かな部屋に逃げ込んだり（実は不登校の子どもたちに騒音が苦手な子どもが見つかることもよくあります）、耳栓やイヤーマフなどを利用することになります。また、ダンボールや部屋の隅のコーナーなどを利用し、イライラした神経を落ち着かせる支援を工夫することも役立つかもしれません。子どもにとって落ち着ける触覚玩具や遊びをあらかじめ用意し、パニックになったときに子どもに提供するのもよいでしょう。さらに、しっかり抱きしめたり、毛布のような感触のよい触覚素材でくるんであげるのも、気持ちを調整するのに役立ちます。

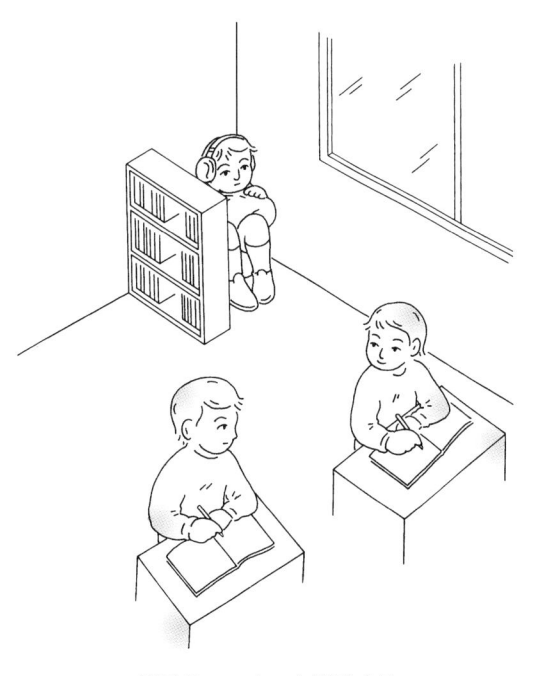

部屋のコーナーを利用する

Q60 保育園の行事などにはできるだけ参加してほしいと思うのですが、入園式や卒園式など椅子に座っていなければならないときに、離席しないようなよい方法はありますか？

　この質問は保育園や幼稚園に訪問するとよく聞かれるものの一つです。一生のうちに数回しかない晴れ舞台ですので、ご家族も「この日は何とか無事に参加し、行事をやり遂げてほしい」と願うものです。しかし、入園式や卒園式は日々の園での状況と明らかに違う活動ですので、いつもと違う活動が苦手な子どもやじっとしているのが苦手な子どもにとっては大きな苦痛を伴うものであるという理解がまず必要でしょう。周りの大人がそれをどのくらい理解して工夫できるかで、子どもの苦痛の程度はずいぶん変わると思います。ですから、その日を迎えるにあたっての準備が大切になります。

　このような「いつもと違う活動」を企画する際に大事なコツは、細かい全体練習にあまり巻き込まないということです。一つ一つの歌や踊りは個別に、あるいはクラス単位でなじんでおいてもらうこともできます。卒園式であれば見知った先生や友だちと慣れた場所で行うことが多いわけですが、まずは皆が大体できるようになってから全体の流れを見てもらい、最後にリハーサルに参加してもらうと、見通しも立ち、うまくいく可能性が高くなります。入園式はそのような準備が難しいので、あらかじめ下見してもらったり、リハーサルを見てもらうことができるようならそのような工夫もよいと思います。また、「最初の出会い」を嫌な活動でがんばらせるよりは、楽しい活動で出会ってもらう工夫もよいでしょう。担任となる先生とあらかじめ楽しく遊ぶ機会をつくったり、慣らし保育から始めるなどの段取りをしておくと、子どももずいぶん楽になるでしょう。

　一般的に行事は自分の出番以外は退屈なことが多いので、最低限参加してほしいプログラムを絞り、それ以外は会場の後ろや外で待機してもらうのもよいと思います。実践例の一つとして、中古車のカタログが大好きで、それさえあれば椅子に座っていることができる子どもがいました。他の子どもが卒園証書をもらっている間中、カタログに目を通していましたが、歌を歌うときや皆であいさつするために立ち上がるときなど全員で何かをするときは、カタログを閉じて同じことができていました。その園は行事などをしっかりと行っている所で、家族と卒園児が対面式で座り、しかも園児はひな壇に座るというような席の設定でしたが、子どもは無事に2時間弱の式が終わるときまで座っていることができました。

　いずれにしても大事なことは、参加の方法について、どのような形であれば可能なのかを保護者・園・専門家が一緒に話し合い、互いに知恵を出し合ってよい思い出になるような工夫をすることだと思います。ただ、中には聴覚過敏などがあり、どうしてもそのような式に参加するのは苦手なお子さんもいると思います。無理にでも参加させなくてはならないと大人も思い込まず、その子どもができるところを大切にしてもらえればと思います。

Q61 教室での授業には何とかついていけるようなのですが、体育や音楽の楽器演奏など手先やからだを使うことが苦手で、怠けていたりふざけたりしているのですが、このような場合、教師として何ができるでしょうか？

このような子どもの背景にある問題に関しては第1部で説明していますので、ここでは、具体的にどのような支援が考えられるかを説明します。

自分のからだの位置や力加減を感じる筋肉、関節からの固有感覚情報、また頭の傾きや重心の変化を感じ取る前庭感覚情報、さらにどこに触られているかを感じる触覚からの情報などをあいまいにしか受け取れないと、子どもは自分のからだがどうなっていて、どう動いているのかを感じることがうまくできません。そのために、体育などで本人はいたってまじめにやっているのに「ちゃんとやるように」と注意されてしまい、本人はなぜ注意されているかがわからず、どうしてよいかもわからないために同じことを繰り返してしまい、なかなか達成感を感じられない状況に陥りやすいことがよくあります。このような場合、鏡などを用いて視覚的にどこを修正するとよいのかを確認させたり、どのようにしたらよいのか手を取って具体的に教えるとよいかもしれません。また、先生や友だちの後ろについて同じ動きをするほうがよい場合もあります。ただ、力加減（ボールをドリブルするなど）や重心の移動の方向（ボールを投げたり、跳び箱を跳び越える）といった目で見ただけではわからない運動も多くありますので、そのような場合は特に、どの方向に、どのくらいの角度で、どの程度の力で動かすかを、直接手を取ってからだに触れながら教える必要があります。

また、動作の順序やリズム、タイミング（時間的・空間的）など、運動の組み立てが特に苦手な子どもたちに対しては、一連の動作を分解して、一つ一つの動きを教えながらそれらの動作をつなげるようにします。たとえば縄跳びの練習は以下のように分解できます。

- 「その場で、同じリズム、スピード（その子どもが縄を回せる速さ）で連続跳びができる」──これができなければ、両足跳びや飛び降りジャンプなどの運動から始めます。
- 「片手に縄を持ち（二つ折りにして）、からだの横で同じリズムで、縄の張りを保ちながら回すことができる（左右それぞれ）」──これができなければ、一方を本人が持ち他方を先生が持って、からだの横で一定のリズムで縄を回す動きを一緒に教えるとよいでしょう。
- 「縄を両手で持って、からだの前から後ろに引きながら両足で跳び越えることができる」──ここでは手をお尻の後ろまで持っていくことがポイントとなります。
- 「縄を後ろから回して跳ぶことができる」──ここでは、「まわしてぴょん！」というかけ声をかけると、回しながら跳ぶ運動のイメージやタイミングがわかりやすくなります。

このように運動の要素を分解して整理することで、鉄棒や跳び箱も同じように指導することができます。また、このように分けることで、どの部分が苦手なのかも明らかになります。

なお、縄跳びができない場合でも、踊りで飛

び跳ねたり、音楽の時間にリズムに合わせてからだを動かしたりするなど、関連するからだの動きを育てる活動がたくさんあります。

　楽器演奏に関しては、たて笛や鍵盤ハーモニカが小学校低学年でよく用いられるようですが、無器用な子どもにとってこうした楽器はとても難しいものです。特にたて笛は、手先の力加減のコントロールや左右別々の動きに加え、10本の指を別々に動かす必要があり、また胸の前で操作するため、指の動きを見て確かめることもできません。さらに10本すべての指の置く位置が違い、演奏では何度も同じ位置に指を戻さなくてはいけません。指のイメージが不十分な子どもは、自分の指の位置や穴をきちんと押さえているかがわかりにくく、さらに口唇と指のみで笛を支えなくてはならず、出す音によって支える指も変わるため、とても不安定になりやすいのです。肩や肘の力が弱い子どもは、空中で笛を支え続けることも難しく、指先や唇に過剰な力が入りがちです。すると指をスムーズに動かせないので、音を出すのに時間がかかってしまいます。また、唇に力が入ると吹く力も安定せず、一定の音を出しにくくなります。学校でよく使う笛は、特に低いドとレなど、左右のほとんどすべての指が確実に穴を押さえていないと正しい音が出ません。このように吹く強さの加減や穴のふさぎ具合がとても難しいのもこの笛の特徴です。また、親指は無意識に支えに働くのですが、右の人差し指から小指をすべて伸ばさないといけない高い音を出すときや左手親指を離す場合、右の親指も一緒に離れやすい子どももいます。すると支えが弱くなって落としそうになったり、戻す位置が違って穴が正確に押さえられなくなります。

　加えて、楽譜を見ながら吹くためには、順序よく音符を見る目の動きや、楽譜の音と指の位置を覚えておくことも必要になります。このようにたて笛は、不器用な子どもにとってはかなり難しい楽器の一つであることがわかります。

　笛を支えるのに苦労している子どもには、机に肘を着いてからだの支えを助ける方法や、ストラップをつけて落ちないようにする工夫もできます。指のイメージが未熟な子どもの場合には、穴に白色のパンチシール（押さえている感じがわかりにくい場合は魚の目パットがお勧めです）を張ることで、鏡で穴をふさげているか確認しやすくなります。また、右手親指の位置にもパンチシールを張ってあげると、指を離さずに支えておくことを意識しやすくなります。楽譜の音符と指の位置が不明瞭な場合は、すべての楽譜に指の位置を書いてあげるとよいでしょう。この場合、色別の小さな丸シールを子どもの爪と鍵盤ハーモニカの鍵盤に貼って、視覚的にマッチングさせる工夫も考えられます。

　また、メロディーの最初から練習するのではなく、繰り返しの部分や出しやすい音から練習を始めたり、曲によっては指で押さえにくい小指や薬指の穴をシールであらかじめふさいでしまう手もあります。

　そもそも世の中には様々な楽器があるのですから、全員に同じ楽器を習得させようとして無理に難しい楽器を与えて苦しませるより、演奏の一部にのみ参加したり、指の感覚を育てやすい小さな弦楽器や、簡単な操作できれいな音が出る打楽器、歌や踊りなど、達成しやすく楽しく参加できる音楽活動を提供する配慮も必要だと思います。

　体育や音楽に限らず、子どもが楽しく達成感をもって取り組める可能性のある課題を提供する工夫がまずは大切だと思います。

3 感覚統合療法について

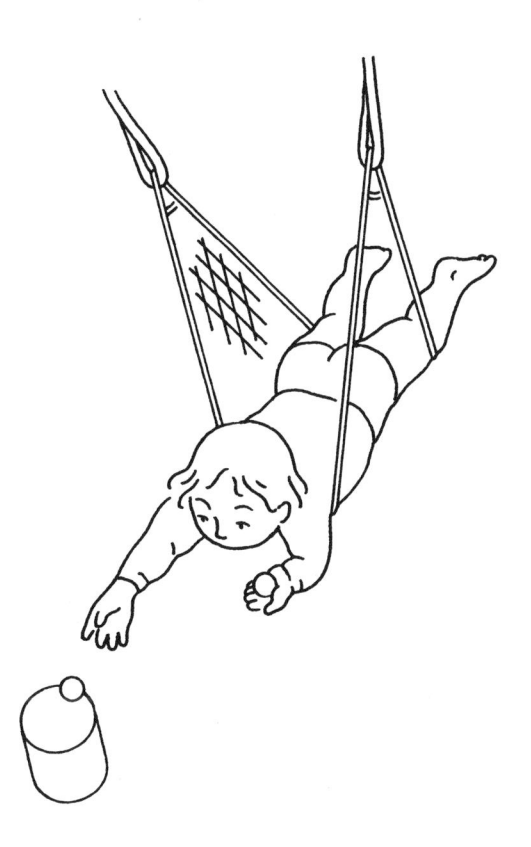

第2部では、家庭や学校などの集団生活場面で感覚統合の考え方をどのように生かすことができるか考えてきました。第3部では、感覚統合の偏りに関連する評価やその解釈、また指導の考え方について詳しく述べていきます。

Q62　感覚統合療法を必要とする子どもたちについて教えてください。

　感覚統合上の問題は、普段の子育ての中で何となく感じる育てにくさや落ち着きのなさ、不器用さ、癖など、様々な発達の領域に現れます。最近では、日本各地で健診などで発達障害の特性を早期に発見し対応する取り組みが進められていますので、昔に比べて早期に問題が気づかれやすくなっています。しかし、それが必ずしも感覚統合の問題と関連づけて理解されるとは限りませんし、また発達障害をもつ子どもたちすべてが感覚統合の問題をもつわけでもありません。その意味では、感覚統合療法の適応となる子どもたちの見分けは専門家でも難しいものです。感覚統合療法の適応は、感覚統合を学んだ専門家に見てもらって初めてはっきりします。ここでは、発達障害が疑われる症状の中から比較的感覚統合障害と関連がありそうな子どもたちの症状について簡単に説明します。

　乳幼児期では、寝返りや腹這い、歩き始めの時期が少し遅い子どもや、感覚刺激にとても敏感なために、抱かれることを嫌がったり、足で支えて立とうとしなかったり、夜泣きが激しかったり、寝つきが悪かったり、眠りが浅いなど、たいへん育てにくい子どもたちがいます。その一方、ミルクさえあげればおとなしく寝ていて、乳児期の子育てが非常に楽な子どももいます。また、からだがとてもやわらかかったり、動かしてもらうのが好きで、抱くと反り返って要求するため抱きにくい子どももいます。

　幼稚園・保育園に通う頃になると、動きが活発すぎて目が離せなくなる子どもがいます。また、はさみの操作や、色ぬり、お絵かきのような場面で手先の不器用さが目立ったり、お遊戯や三輪車など粗大な運動が苦手で、このような活動を嫌がる子どももいます。また、刺激に過敏なために集団行動や大勢の子どもたちが集まる場に行くのを嫌がったり、逆に刺激に気づきにくいために行動が友だちよりワンテンポ遅れがちであったり、力加減がわからず友だちを強く押してしまうなど、周りの子どもたちとうまく遊ぶことが苦手な子どももいます。また情緒が不安定で、よく泣いたり怒ったりが目立つ子どももいます。

　学齢期では、落ち着きのなさや気の散りやすさが大きな問題とされやすくなります。不器用さがある子どもは、音楽でピアニカや笛を吹いたり、図工で絵を描くなど細かいことをするのが苦手だったり、字が下手で、体育では縄跳びのような手と足の動きを一度にリズミカルに行う運動が苦手だったりなど、多くの課題に苦手が目立つようになります。そこで子どもは強いストレスを感じたり、注意や叱責を受けやすく、不登校や腹痛などの身体症状を訴えるようになる子どももいます。学習面でも、読み、書き、算数などの難しさを訴える子どももいます。一方、学習面は得意でも、対人関係の苦手さが目立つ子どももいます。感覚調整の問題はそのほかにも、偏食や睡眠など子どもの生活全般にも影響していることがあります。

　このような症状を見せる子どもたちの中に感覚統合の問題をもつ子どもが多く含まれていますので、子どもの生活全般に注意を払っていただければと思います。

Q63 感覚統合療法の基本的な考え方や目的について説明してください。

　私たちは、自分のからだの動きや位置がどうなっているのか、触れたり触れられたり、見たり、聞いたりなどの感覚情報を通して周囲の状況を知り、その環境に合った行動を起こしています。また、自分自身のからだや心の状況を感じたり、調整したりもしています。これが適応反応と呼ばれるもので、脳の中で感覚統合がうまくいっているときのサインと考えます。

　感覚統合療法は、外界やからだからの様々な感覚情報を子どもの状態に合わせて適切に調整しながら提供することで、脳の情報処理機能が組織化されることを促し、子どもの成就感（やった！）や達成感（できた！）という適応反応を導き出すものです。

　エアーズ[注]はこれを感覚統合療法の最終目標として、「やりたいことがあり、それができる存在となり、環境からの要請に対して満足感をもって対応でき、自己を意味ある存在に導くようにすることである」と述べています。つまり感覚統合療法の最終的な目的は、"子どもたちのいきいきとした生活をサポートすること"ということができるでしょう。エアーズはまた、感覚統合の発達の最終産物の具体例として、集中力、組織力、自尊心、自己抑制、自信、教科学習能力、抽象的思考および推理力、身体および脳の両側の特殊化などを挙げています。

　そこで個々の子どもの具体的な目標としては、このような能力やそれを支えるいくつかの能力の発揮が挙げられることになります。たとえば、豊富な前庭・固有感覚情報を提供しながら、①適切な覚醒状態を維持して集中力を高めたり、②姿勢の保持やバランスを育ててからだや手足をうまく使えるようにし、③自信をもって意欲的に環境に関わる力をつける、というような目標を立てます。この考え方は、人がいきいきと生きるために必要な様々な力を脳機能が担っていると考えることを表していますし、感覚統合機能はそのような脳の機能の発達を支えるものだということを意味しています。

　感覚統合療法は、特別な講習を修了した熟練したセラピストによって行われるものですが、この考え方の基本は子ども（人）の行動理解や子育て、保育、教育に広く生かすことができます。セラピストが子どもの感覚統合機能を高めるために、提供する感覚情報の質と量をコントロールしながら子どもに関わっているとき、見ている人は単に何気なく遊んでいるようにしか見えないかもしれません。子どもがいきいきと楽しそうに課題に集中している姿は、子どもの脳が情報をうまく組織化し、感覚統合がとてもうまく行われている状態なのです。そのようなとき、熟練したセラピストはさりげなく治療環境を整えたり、子どもの興味や動きを支えたり誘ったりしているはずです。

注）A. Jean Ayres（1923-1988）：アメリカの作業療法士。南カリフォルニア大学名誉准教授。感覚統合理論による学習障害児の治療・支援を提唱・実践するとともに、評価法を開発した。

Q64 感覚統合の状態を調べるための評価手順と方法について説明してください。

　感覚統合の評価手順は、評価を実施する場所（医療施設、福祉施設、幼稚園・学校などの教育施設）により若干異なります。ここでは、医療施設で主として作業療法士が実施する感覚統合の評価手順について説明します。

第1段階「情報収集」

　感覚統合療法は作業療法の一環として行われることが多いので、医療施設では、医師の診察のあと作業療法が必要と判断され、処方が出されて初めて、感覚統合の評価も行われます。発達障害をもつ子どもすべてが感覚統合障害をもっているわけではないことや、同じ診断名であっても感覚統合の発達の状態は一人ひとり異なるため、個々の状態に合わせた丁寧な評価が必要となります。

　その第1段階は情報収集です。ご家族が子どものことで気になっていること、悩んでいることなど（主訴）を聴取します。このとき、ご家族から単に話を聞くのみでなく、そこから子どもの感覚統合の状態についての仮説を立て、さらにその仮説を確認するようにして情報を集めていきます。たとえば、友だちとのトラブルが多いという訴えについて、具体的な場面を聞いた上で、原因として触覚防衛がある可能性が示唆される場合は、洋服の素材に対する好みの有無や、洗髪、耳掃除に対する反応なども聞くことで、子どもの感覚調整障害の有無を推定します。さらに、家庭での様子、保育所・幼稚園、学校での様子、生育歴（妊娠、出生時の状況、乳児期の発達、健診などの結果）、今までの医療歴（医学的検査の結果、発達検査の結果、今までにかかった専門職）なども聴取します。これらの情報は多岐にわたるため、施設によっては感覚統合の発達質問票により、あらかじめご家族に記載をしてもらってから面談に入るところもあります。

第2段階「子どもの遊び方や行動の観察」

　ご家族から情報収集をするほか、多くのセラピストは実際に子どもと関わりながら評価を行います。多くの場合、初めはあまり積極的な介入はせずに、自然な子どもの遊び方を見て、子どもの遊びの創造性や、運動の器用さ、行動のまとまり、コミュニケーション能力などを評価します。この場面は、子どもとセラピストが初めて出会う機会でもあり、子どもの人との距離のとり方や、慣れるまでの時間、その過程など、子どもの対人能力を評価する上でも重要な場面となります。これらの観察と情報収集を通して、今後の子どもの評価計画を立てていきます。

第3段階「検査の実施」

　感覚統合に関連した検査は、子どもに個別に実施するものと、質問紙により家族、幼稚園・保育所や学校の先生に記載してもらうものがあります。質問紙による評価は子どもの全般的な発達の状況や感覚の状態を評価するもので、前者には乳幼児精神発達診断法（津守式）やKIDS乳幼児発達スケールなどがあり、後者は日本ではJSI-Rなどがあります。感覚の状態のチェックリストはそのほかにもいろいろな種類がありますが、基本的な目的は同じです。

個別検査には、感覚統合機能を評価する検査として、日本で新しく開発されたJPAN感覚処理・行為機能検査があります。そのほか、古い検査で日本での標準化はなされていませんが、南カリフォルニア感覚統合検査（SCSIT）や南カリフォルニア回転後眼振検査（SCPNT）もまだ多くのセラピストが用いています。これらに加え、感覚統合の臨床観察も行います。

就学前の子どもでは日本版ミラー幼児発達スクリーニング検査（JMAP）を使うセラピストもいます。

これらのうち、SCSIT、SCPNTは1970年代にアメリカで作られた検査であること、また、日本の子どものデータがないため、1970年代のアメリカの子どものデータと比較することになります。子どもの発達は社会文化的な背景と密接な関係があるため、データの解釈は慎重に行う必要性があります。JPANは2011年に日本で作られた感覚統合の診断的側面をもつ検査で、感覚統合の評価を行う上で有用な検査です。

以上のような感覚統合の評価のほかに、WISC-ⅣやK-ABC心理教育アセスメントバッテリーなどの知能検査を行う場合もあります。これは、施設によっては臨床心理士や言語聴覚士が行うことも多くあります。特に主訴が学習に関連する場合、知能検査は不可欠となります。そのほか子どもに応じて、視知覚や言語、社会性の発達を見るための検査を行うこともあります。

第4段階「評価結果の解釈」

以上の評価結果を整理し、子どもの主訴を中心に、感覚統合の発達の偏りが子どもの行動にどう関係しているかを解釈します。エアーズをはじめとした研究者たちは、感覚統合障害のタイプをいくつかに分類しています。感覚統合障害の特性をよく見極めることが、子どもに合った指導を行うために重要だからです。またこの際、感覚統合の適応のみでなく限界についても考える必要があります。

第5段階「評価結果の説明と介入目標、計画の立案」

評価結果とその解釈を保護者にわかりやすく説明し、必要に応じて子どもの担任の先生方にも直接説明したり、報告書を作成したりします。この場合、多くの人が理解できる用語や表現に努める必要があります。一方、病院などチームアプローチを基本とする場所では、カルテやカンファレンス、報告書などを通じて、チーム内での共通理解や各々の役割について確認します。

これらの結果を踏まえて、ご家族と目標や支援計画、頻度、期間などを確認します。

評価はこのように支援に有効に使われることで初めて意味をもちます。

Q65 感覚統合検査ではどのようなことをするのですか？

　今まで日本で使用されていた感覚統合検査は、エアーズが開発した南カリフォルニア感覚統合検査(SCSIT)でした。しかし、この検査は1970年代にアメリカの子どものデータをもとに作られた検査であるため、文化や人種、教育などの社会背景も異なる日本で、40年前にアメリカで開発された検査をそのまま用いることに、たくさんのデメリットがありました。また、アメリカではその後、感覚統合行為検査(SIPT)が開発されましたが、これも標準データは北米の子どもたちのもので、日本でそのまま用いることはできませんでした。

　そこで、2011年に日本独自の感覚統合検査である、JPAN感覚処理・行為機能検査が開発されました。JPANは、①姿勢・平衡機能に関する評価(6項目)、②体性感覚の機能に関する評価(7項目)、③行為機能に関する評価(15項目)、④視知覚・目と手の協調の機能に関する評価(4項目)の4領域、全32項目の検査から構成されています。子どもの集中力を考えると、すべてを終了するためには2〜3回に分けて行うほうがよいと思います。以下にこれらのいくつかの検査内容を紹介します。

【姿勢・平衡機能の検査】

　この領域では、重力に抗した姿勢維持能力とバランス能力を主に評価します。

①フラミンゴになろう

　開眼と閉眼での片足立ちのバランス能力を評価します。

②ひこうき

　うつぶせの姿勢で重力に逆らい全身を伸展させ、どのくらいの時間この姿勢を保持できるかと姿勢の変化を評価します。

③ボールになろう

　あおむけの姿勢で重力に逆らい全身を屈曲させ、どのくらいの時間この姿勢を保持できるか、また姿勢の変化を評価します。

④足跡をたどろう

　足跡が描いてある直線の上を、つま先と踵をつけながら足跡からずれないように10歩、歩きます(図65-1)。足跡からずれないで歩いた歩数でバランス能力を評価します。

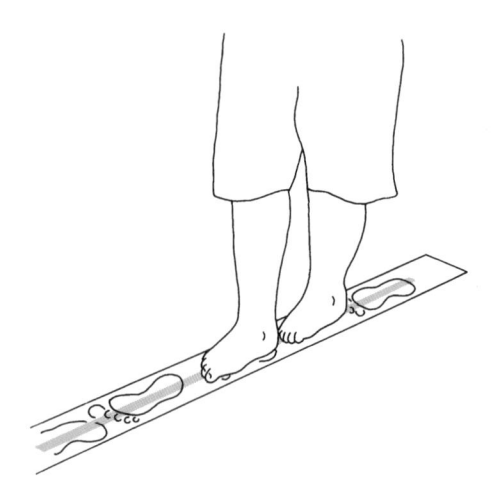

図65-1　足跡をたどろう

⑤手足をのばしてエクササイズ

四つ這いの姿勢で左手と右足(右手と左足)をまっすぐに伸ばし、右手と左膝(左手と右膝)のみでからだを支持した状態で、その姿勢をどのくらいの時間保持できるかを評価します(図65-2)。

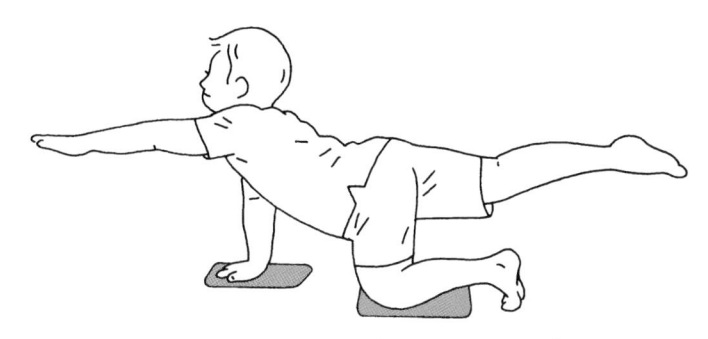

図65-2　手足をのばしてエクササイズ

⑥クレーンゲーム

バランス能力と関係するからだの回旋能力を評価します(図65-3)。

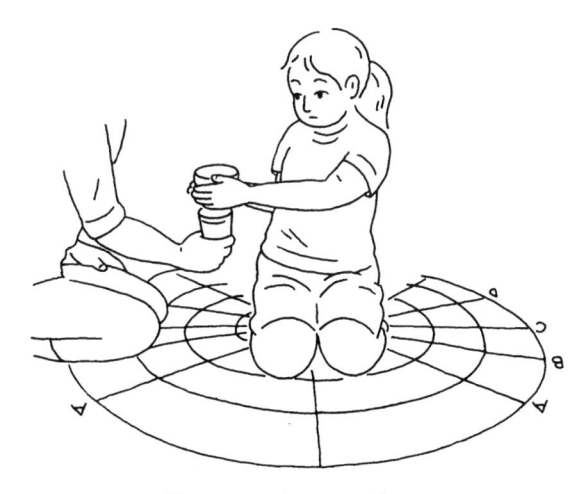

図65-3　クレーンゲーム

【体性感覚の検査】

この領域では触覚と固有感覚の情報処理の状態を評価します。SCSITやSIPTと比較し、検査者による他動的な体性感覚刺激に対する反応ではなく、体性感覚を用いた能動的な探索活動によって評価する検査が多いことが特徴です。

①ヨットでピタッ！

手に持ったヨットを目を閉じた状態で動かし、所定の位置に正確にヨットを止める検査です（図65-4）。肩、肘関節の位置覚、運動覚の正確さを評価します。

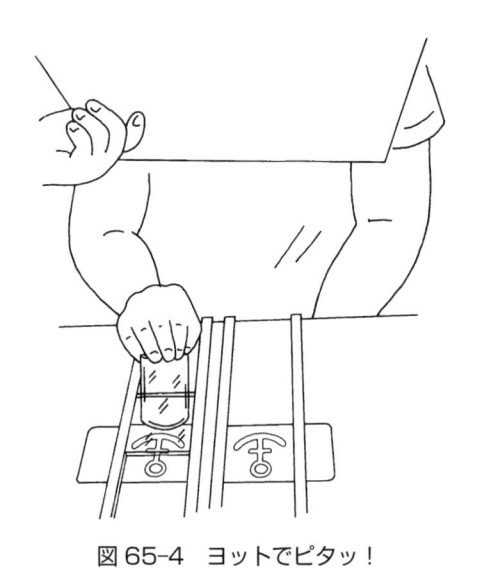

図65-4　ヨットでピタッ！

②指あてゲーム

三つのパートで構成されており、パート1では、検査者は子どもの指を両手の絵が描かれたシールドで覆い、子どもの指が見えないようにして行います。検査者が絵の指を1本もしくは2本指し示し、子どもにそれと同じ自分の指を見えない状態で触って示してもらいます（図65-5）。パート2は、検査者が触った指を子どもに当ててもらう検査です。パート3は、検査者が子どもの複数の指を順番に触り、子どもにその指を順序よく当ててもらう検査です。これは触覚の継次的な情報処理能力も必要とする検査です。

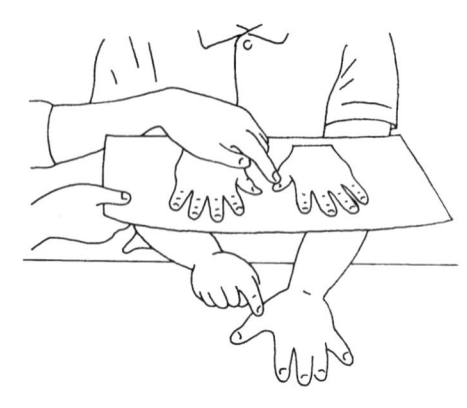

図65-5　指あてゲーム

③お宝さがし

検査シートの上の微細な突起を指で触って見つけてもらう検査です（図65-6）。

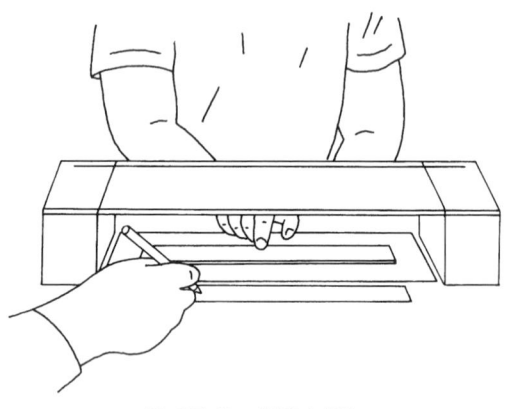

図65-6　お宝さがし

④蝶が止まったら教えてね

検査者が2種類の太さの違うナイロン糸の先端で子どもの指先、手のひら、前腕に触れ、触ったかどうか子どもに当ててもらう検査です。これはごくわずかな触覚刺激に気づく力を調べる検査です。

⑤にぎりくらべ

固さの異なる6種類のスポンジを手でつまみながら弾力を判断し、左手と右手のスポンジの固さをマッチングしてもらう検査です（図65-7）。

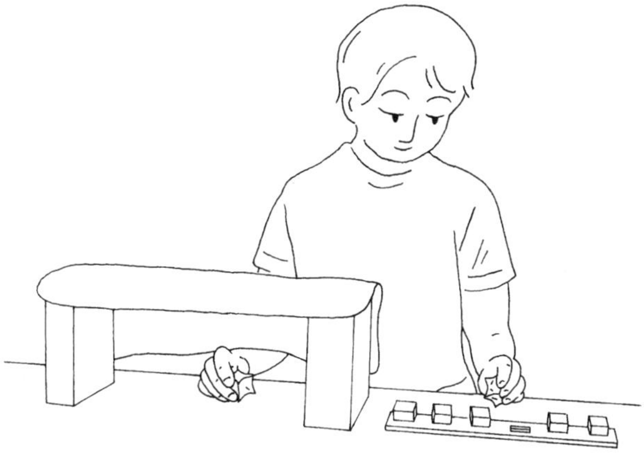

図65-7 にぎりくらべ

⑥さわりくらべ

5歳以下の子どもを対象とします。異なる6種類の布素材を手で触り、左手と右手の素材をマッチングしてもらう検査です。

⑦同じコインはどれ？

異なる直径の円柱形を手で触り、左手と右手の円柱形の大きさをマッチングしてもらう検査です。

【行為機能の検査】

行為機能の障害はエアーズの晩年の研究テーマであり、SCSITからSIPTによる改訂も行為機能の評価を充実させる目的で行われました。行為機能の障害は、感覚調整障害とともに感覚統合の中核的な障害であり、その評価はとても重要です。SIPTを用いた先行研究で行為は、主として姿勢行為（postural praxis）、構成行為（constructional praxis）、口腔行為（oral praxis）、両側運動協調（bilateral motor coordination）とシークエンス行為（sequencing praxis）に分類されています。JPANはこの四つの領域を評価できるように作られています。

1. 姿勢行為

自分の身体イメージ（身体図式）を評価しようとする検査です。

①かっこよくまねしよう

写真で示された様々な姿勢を子どもに模倣してもらう検査です。腕や手のみでなく、全身の姿勢の模倣を含んでいます。

②公園で遊ぼう

自分のからだをイメージして、立っている人物画を描いてもらう検査と、鉄棒の下や椅子の横に立っている子どもが写っている写真を見て、それを参考に鉄棒にぶら下がっている絵（図65-8）、椅子に座っている

絵を描いてもらう検査の二つで構成されています。後者は自分の身体運動のイメージがより必要とされます。

②磁石でつくろう

6歳以下の子どもを対象とした検査で、磁石の線を用いて様々な図形を構成してもらいます（図65-10）。文字学習の基盤となる、線での構成能力を評価します。

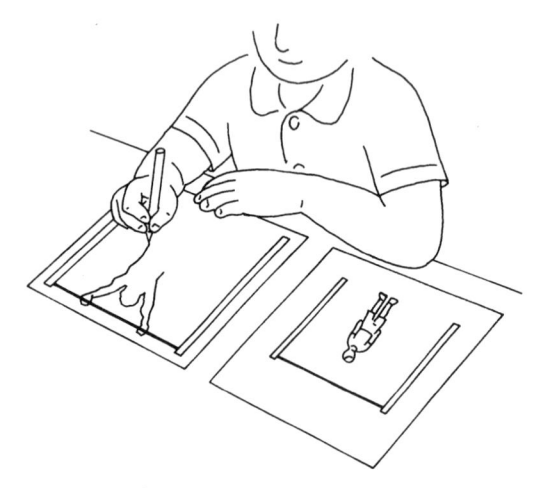

図 65-8　公園で遊ぼう

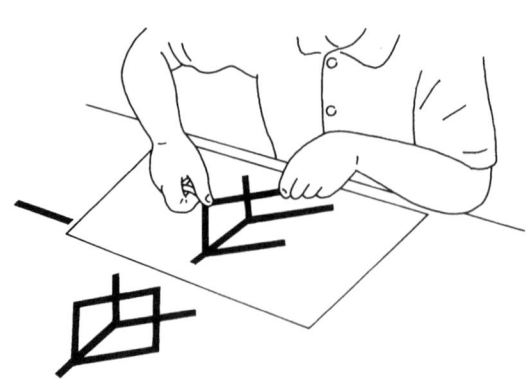

図 65-10　磁石でつくろう

2. 構成行為

①大工のつよしくん

見本と同じ形を、立方体と三角柱の積み木で構成してもらう検査です（図65-9）。

3. 口腔行為

口の運動は、自分の目では見えないため、触覚、固有感覚の手がかりを多く必要とします。そのため、体性感覚の情報処理に問題がある子どもが特に苦手とする課題です。

①顔まねゲーム

顔の写真を示し、子どもにその口の動きを模倣してもらう検査です。

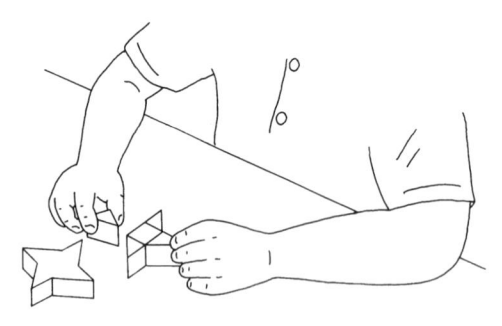

図 65-9　大工のつよしくん

②ヨットでゴー！

子どもにストローでヨットを吹いてもらい、できるだけ所定の位置に止めてもらう検査です（図65-11）。これは、口腔周囲の筋肉だけでなく、腹筋の力の調整の能力も評価しようとするものです。

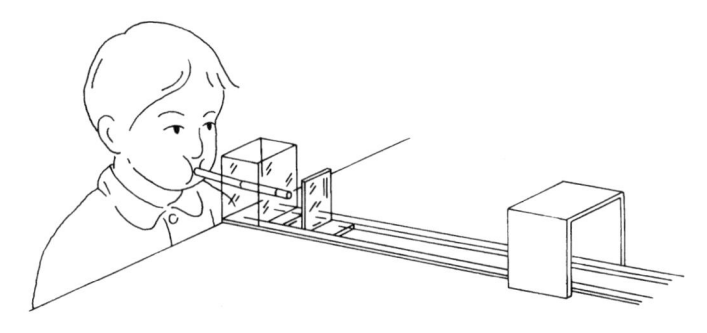

図65-11　ヨットでゴー！

4. 両側運動協調とシークエンス行為

からだの左右の運動の協調性と順序立った運動の企画を評価します。

①コインをゲット！

5歳以上の子どもを対象としたもので、定規で8方向の線を子どもに引いてもらいます（図65-12）。鉛筆を動かす手の動きの抵抗に負けないよう、もう片方の手で定規をうまく押さえなければならないので、左右の手の協調性が評価できます。

②仲良くおひっこし

重ねてあるコップを両手同時につかんで移動してもらう検査です（図65-13）。腕の交叉を必要としない同側に移動させる課題と、交叉して反対側に移動させる課題の二

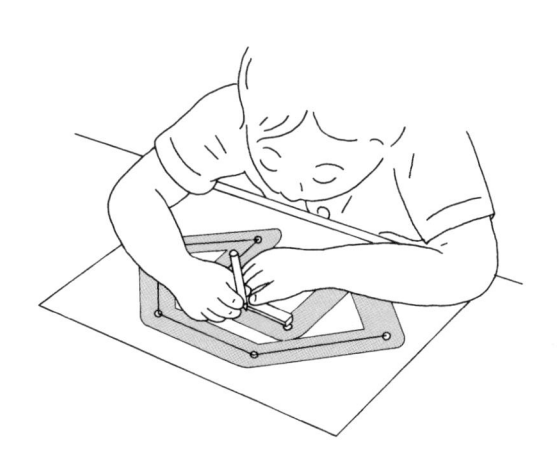

図65-12　コインをゲット！

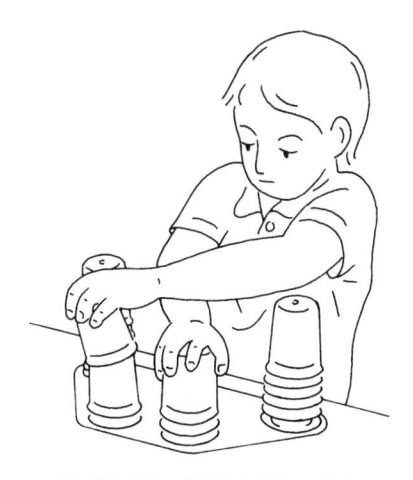

図65-13　仲良くおひっこし

つがあります。

③ケンパ

足の左右の協調性と順序立った運動の切り替えを評価する検査です。最初に丸いマットの上に両足を揃えて立ってもらい、次にジャンプしながら足を開いて左右のマットに足を乗せてもらいます（図65-14）。その動作を素早く10秒間繰り返してもらい、できた回数を測ります。

④おっとっと

両端が赤と青の透明な筒を子どもに両手で持ってもらい、その中にあるピンポン球を落とさないように左右に素早く移動してもらう検査です（図65-15）。30秒間でピンポン球を落とさずに左右に移動できた回数を測ります。

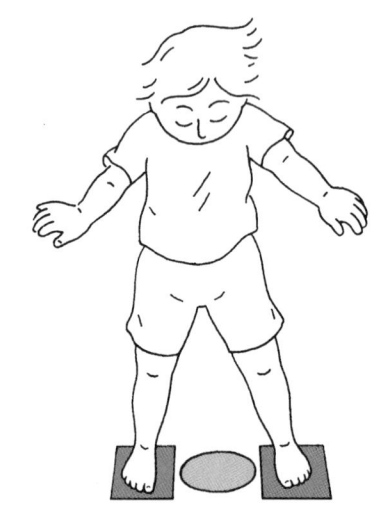

図65-14　ケンパ

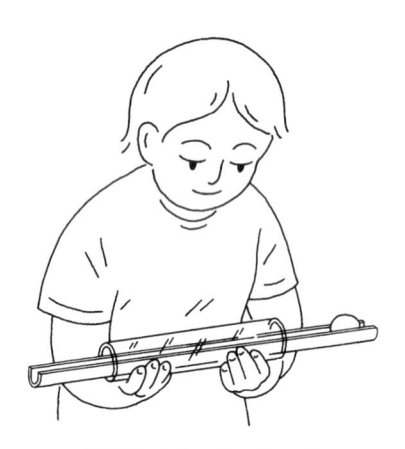

図65-15　おっとっと

【視知覚・目と手の協調の検査】

①ぶたさんの顔

紙に描かれた幅の狭い線をはみ出ないようにペンでなぞってもらう検査です（図65-16）。目と手の協調性を評価します。

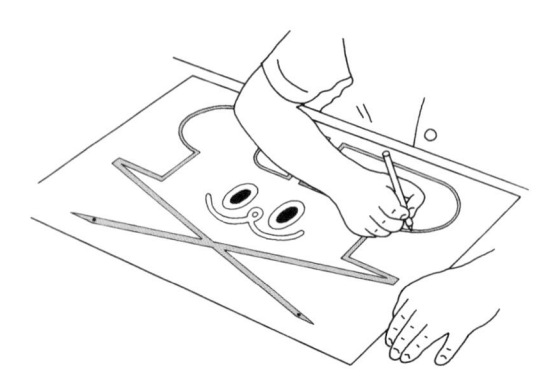

図65-16　ぶたさんの顔

②恐竜のたまご

絵の中に隠された楕円形を探す検査です。視覚的な図と地の判別能力を評価します。

③おっす！穴あけ

指で15個の穴を開ける速さを測る検査で、目と手の協調性を評価します（**図65-17**）。

④ねずみさんはどこ？

正面と右側から撮影した2枚の写真に写っているねずみの位置を見ながら、実際の空間の中に写真と同じ位置にねずみを置いてもらう検査です（**図65-18**）。2次元を3次元に変換する視空間認知能力を評価します。

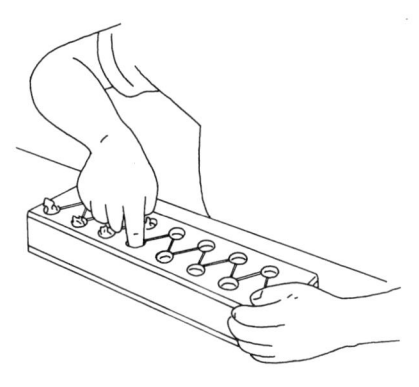

図65-17　おっす！穴あけ

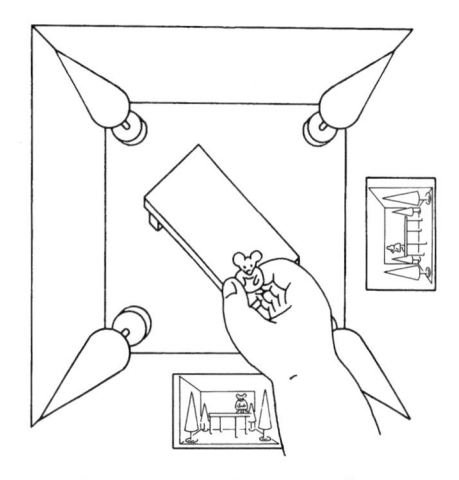

図65-18　ねずみさんはどこ？

Q66 感覚統合での臨床観察とは、子どものどのような情報を収集するのか具体的に説明してください。

　臨床観察と総称される検査の多くは、1960年代に発達障害をもつ子どもの神経学的障害や発達の未熟性を評価するために考案されたもの（Minor neurological sign とか Soft neurological sign と呼ばれます）や、従来の感覚統合検査では評価が不十分だった行為機能の問題をより詳しく見るために使われます。この検査の施行や判断には臨床家の細かい観察能力や経験が必要なものが多いのですが、経験ある専門家にとっては子どもの感覚統合の発達の状態を推測する上でたくさんの情報を提供してくれるものです。以下にいくつかの例を挙げて説明します（表66）。

【利き側や左右差、両側の機能の分化や協調性の評価】

　利き手：ボール投げや鉛筆を握る手を観察します。

　利き目：万華鏡や穴を開けた紙、検査者が手指で作った穴を子どもにのぞいてもらい、どちらの目を使うか観察します。偶発性を避けるため、必ずいくつかの方法で観察します。

　そのほかの検査でも、左右同様の動作を行うものでは、左右の違いを注意深く観察します。

【眼球運動の評価】

　追視：子どもの興味を引く指人形などを用いて、頭を動かさないようにして目で追わせ、スムーズに追視できるか観察します。

　正中線交叉：指人形を追視する際、正中線を越えるときに眼球運動がスムーズに越えられるか、また、不規則な動き（痙動＝jerk）があるかどうか観察します。

　輻輳：指人形を両目の中心線にそって子どものほうに近づけていき、両目で指人形を見続けられるか観察します。

　サッケード（注視）：子どもがある一点を見つめた状態から他のものに素早く注視点を変えることができるか観察します。

【原始反射の統合や連合反応などの神経・筋の状態の評価】

　保護伸展反応：子どもに大きなボールの上などにうつぶせで乗ってもらい、検査者が素早く前や左右に大きく傾けた際に、子どもが顔やからだを保護しようとして素早く手をつく反応が出るかを観察します。普段の活動で転びやすいか、また転んだときに手がうまく使えず顔面を怪我したりしないかを併せて聴取したり、観察したりします。また、バランスの悪い子どもは姿勢を保つことが苦手なので、この反応を頻繁に使ってからだを守る様子も見られます。

表66 臨床観察サマリーシート

氏名 _____ (男・女)	検査年月日 ___年___月___日
検者 _____	生年月日 ___年___月___日___歳___カ月

1　利き手　　書字手(右・左・不定)　　ボール投げ(右・左・不定)　　家族
2　利き目　　万華鏡(右・左・不定)　　紙の穴(右・左・不定)　　両手の穴(右・左・不定)

検査項目	非常に劣る	やや劣る	正常	コメント
3　ジャンプ				
ケンケン				
4　ジャンピングジャック				
ケンパー				
スキップ				
ギャロップ				
5　保護伸展反応				
6　立ち直り反応				
7　平衡反応				
8　ATNR				
9　STNR				
10　筋トーヌス				
11　同時収縮　　上肢				
頸				
体幹				
12　眼球運動　　追視				
正中線交叉				
輻輳				
サッケード				
13　前腕交互反復				右　　左　　両手
14　スローモーション				
15　母指対立				開眼：右　左　両手　閉眼：右　左　両手
16　手指―鼻運動				
17　上肢伸展検査　A				
B				頸部回旋
18　手指機能				
19　書字				
20　図形模写テスト(DC)				SD
21　運動覚テスト(KIN)				左 SD　　右 SD　　合計 SD
22　二点同時刺激識別テスト(DTS)				SD
23　姿勢背景運動				
24　行動の調整能力　多動・寡動				
注意集中				
25　回転後眼振(SCPNT)				

持続時間　：左____秒　　SD　　　右____秒　　SD
振幅・リズム：左：1mm以下　1mm程度　1mm以上　右：1mm以下　1mm程度　1mm以上
子どもの反応：回転中の姿勢：　　　頭のコントロール：　　　回転性のめまい：
　　　　　　　浮遊性のめまい：　　吐き気：　　不快感：　　快反応：

検査項目		非常に劣る	やや劣る	正常	コメント
26 ボール遊び	投げる				
	受ける				
	蹴る				
	つく				
他( )					
他( )					
27 空中ブランコ	ぶら下がる				
	漕ぐ				
他( )					
28 ボルスター	姿勢保持				
	漕ぐ				
他( )					
29 スクーターボード	斜面台を滑る				
	両手で漕ぐ				
他( )					
30 フレキサースイング	乗り方				
	姿勢保持				
他( )					
31 ボールプール	中に入る				
	もぐる				
	物を探す				
他( )					
32 縄跳び					
33 綱引き					
34 両側統合とシークエンスを見る活動(例:太鼓遊び)					
35 口腔運動遊び (例:吹き矢、風船ガム)					
36 身体図式などを見る遊び (例:かくれんぼ)					
37 視覚記憶などを見る遊び (例:カードゲーム)					
38 触覚遊び(例:スライム、シェービング)					
39 感覚調整	触覚				
	前庭感覚				
	聴覚				
他( )					
40 読みと理解					
41 計算					
42 言語理解と表出					

第３部 感覚統合療法について 103

立ち直り・平衡反応（図66-1）：子どもに傾斜台の上に座ったり、膝立ちで立ってもらい、台を左右前後に傾けます。この傾きに対して子どもの頭やからだが自然に垂直位になっているか、また、からだをひねって平衡を保てるかを観察します。

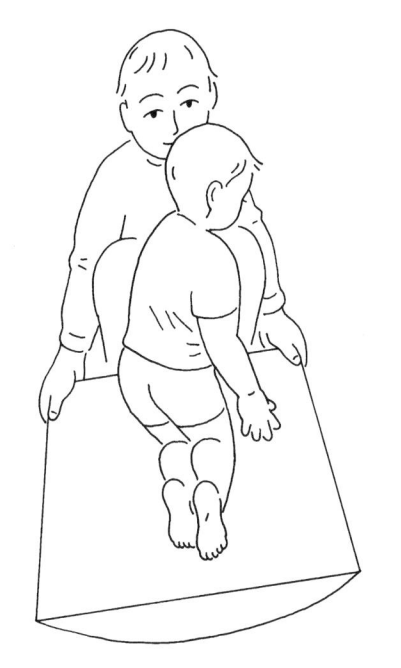

図66-1 立ち直り・平衡反応

ATNR（非対称性緊張性頸反射）（図66-2）：子どもに四つ這いになってもらい、子どもの頭を左右に回して、頭の動きと同時に起こる肘の屈曲や姿勢の変化を観察します。

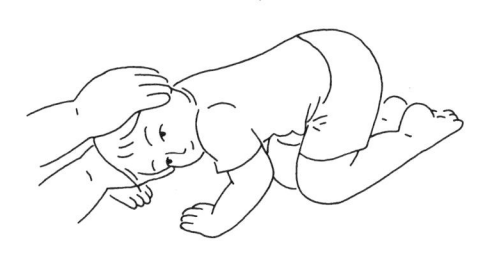

図66-2 ATNR（非対称性緊張性頸反射）

筋トーヌス：子どもの姿勢を観察したり、上腕や前腕の筋肉群を触診したり、関節の可動域を見て筋肉の張り具合を観察します。

同時収縮：上肢や頸の周囲の筋の同時収縮の力を観察します。これらの検査を通して、子どもがどう力を入れてよいかわからない（行為機能の問題）様子など、別の問題を見ることもできます。

前腕交互反復（前腕の回内回外反復運動）：子どもに肘を90°曲げてもらい、膝の上で前腕の回内回外反復運動を素早く行ってもらいます。運動のスムーズさや左右の違いを観察します。

手指―鼻運動（図66-3）：子どもの鼻と検査者の指先との間を子どもに指さしで往復してもらい、運動の正確さや運動のふるえを観察します。開眼で練習してもらってから、次に閉眼で行います。

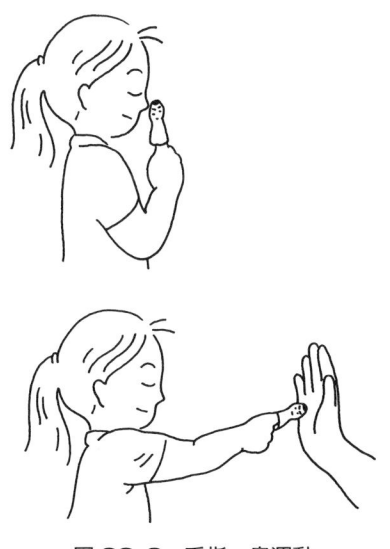

図66-3 手指―鼻運動

上肢伸展検査（図66-4）：子どもに両足を揃えて立ってもらい、両上肢を伸ばし肩の高さまで前方に挙上し保持してもらいます。そのまま指を開いてもらい閉眼で、大きな声で数などを数えてもらいます。このときの姿勢保持の力や、手や指のふるえを観察します。さらに、そのままの姿勢で検査者が子どもの頭部を左右に回し、頭部の抵抗や姿勢の変化も観察します。

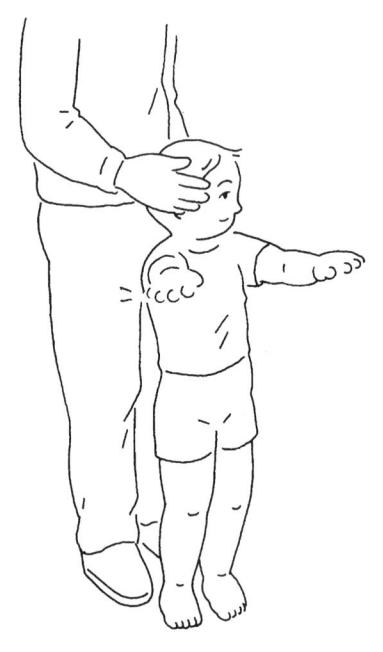

図66-4　上肢伸展検査

【行為機能の評価】

ジャンピングジャック、ケンパー、スキップ、ギャロップ：子どもにジャンピングジャックや、ケンパー、スキップ、ギャロップの運動を模倣してもらい、どのくらいスムーズにできるか観察します。

母指対立運動（図66-5）：子どもが、母指と他の指とを示指から小指まで、また小指から示指まで順に対立させる運動をする際の協調性を観察します。片手ずつの運動だけでなく、両手同時の運動も観察します。

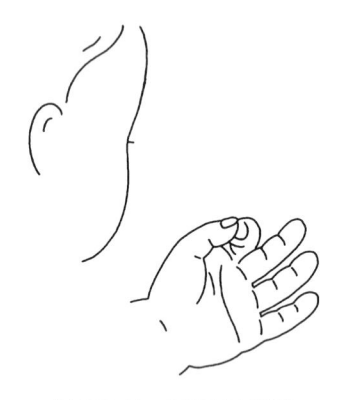

図66-5　母指対立運動

姿勢背景運動：子どもが机上動作を行うときに、手の動きに合わせて姿勢をうまく調整できるか観察します。

Q67 感覚統合検査や臨床観察は、検査用具があれば誰でも行うことができるのでしょうか？

　日本感覚統合学会では、感覚統合上の問題を正しく把握して子どもを的確に支援できるようになるために、感覚統合療法認定講習会を毎年開催しています。この講習会には、作業療法士のほかにも、言語聴覚士、指導員、教師、保育士、臨床心理士、医師、保健師、理学療法士など、子どもたちの発達支援に関わる多くの職種の方が受講されています。

　ただしこれまで述べてきたように、感覚統合検査や臨床観察は、特定の手順を正確に行う能力以外にも、子どもの行動や姿勢など神経学的知識を背景とした観察力、注意の維持が苦手だったり検査を受けるモチベーションが低い子どもをうまく検査に乗せる力など、多くの基礎知識や臨床能力を必要とします。さらに、検査の結果を解釈し、より適切な評価手段を考えながら感覚統合上の問題を探っていく必要があるので、単に検査の手続きを学習すれば評価ができるというわけではありません。また、評価は適切な介入のために行うものですので、子どもの支援を行うことが前提となります。そう考えると、「検査用具があれば誰でも行うことができる」というものではないことがわかっていただけると思います。感覚統合検査は、認定講習会を受講し、認定を得たセラピストによってこそ有効に使われるものです。

Q68 年少児でも受けられる感覚統合検査はあるのでしょうか？

　一般に小さい子どもを検査するのはとても難しいものです。小さい子どもほど、知らない人に対して恐れや不安を感じやすいでしょうし、相手の意図を汲んで協力しようという力も未熟です。さらに、発達に何らかのつまずきが心配される子どもであれば、なおさら検査自体が難しいことになります。

　ゆえに小さい子どもの評価は、検査をするというより、主として観察や保護者への聞き取りに基づいたチェックリストを用いることが多くなります。その中で、日本で標準化された日本版ミラー幼児発達スクリーニング検査（Japanese Version of Miller Assessment for Preschoolers：JMAP）は、2歳9カ月から6歳2カ月までの就学前の幼児を対象として開発された検査で、小さい子どもでも楽しく興味がもてるよう配慮されています。しかし、それでも3歳児に検査に協力してもらうのはなかなか大変です。

　近年開発されたJPAN感覚処理・行為機能検査は、4〜10歳までの子どものデータが標準化されています。しかし、このような検査であっても信頼性を考えると、一般には検査形式の評価は、5歳以上の子どもに対して行うほうが望ましいように思います。

　JMAPは、幼児の感覚―運動、協応性、言語、非言語（視知覚）、複合能力の五つの領域で、中度から軽度の発達的なつまずきを評価しようとする検査です。以下にJMAPの概略を説明します。

【基礎的な感覚運動能力を評価する検査】

　立体覚（図68-1）：子どもが見なくとも、触るだけで手の中にある物がわかる力を見ます。

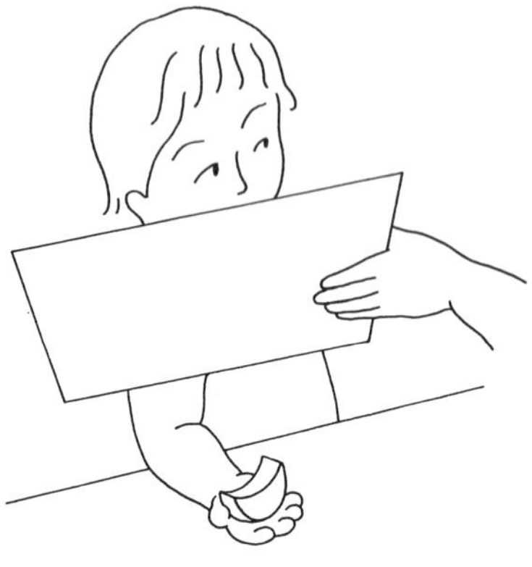

図68-1　立体覚

　手指判別：子どもが見なくとも、触られた指がわかる力を見ます。

　点線引き（図68-2）：目隠しをして、腕の感覚だけでまっすぐ点線を引くことができる力を見ます。

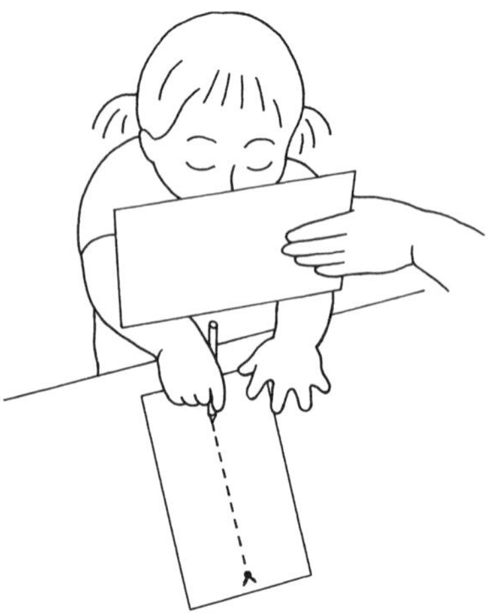

図68-2　点線引き

指—鼻テスト：閉眼で腕の感覚だけで、子どもの鼻と検査者の手のひらとの間を正確に往復運動する力を見ます。

片足立ち：右足でバランスを崩さずにどのくらい長く立つことができるかを見ます。

足踏み：閉眼で20秒間足踏みをしたときの移動距離と回転角度を見ることで、子どものバランス能力を見ます。

線上歩行（図68-3）：4mのテープの上を歩いてもらい、かかった秒数とテープからはみ出した歩数を見ることでバランスの力を見ます。

背臥位屈曲（図68-4）：あおむけで首や足を曲げ、この姿勢をどのくらい長く保持できるかを見ます。

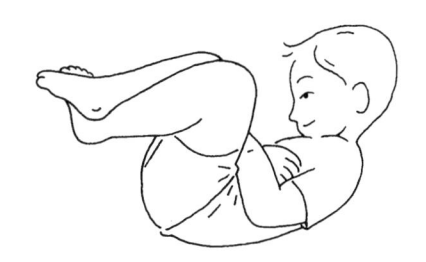

図68-4 背臥位屈曲

体軸の回旋（図68-5）：子どもに正座してもらい、からだの横に置いた紙風船を両手でそっと取ってもらいます。どこまでバランスを崩さずに紙風船を取ることができるかを見ます。

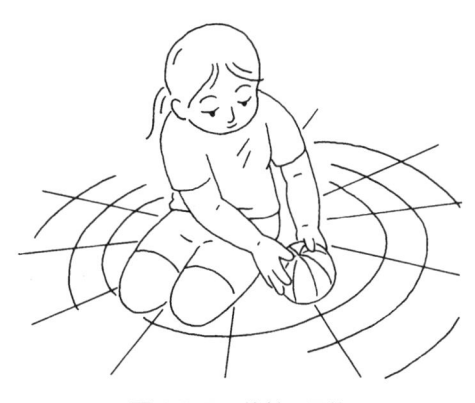

図68-5 体軸の回旋

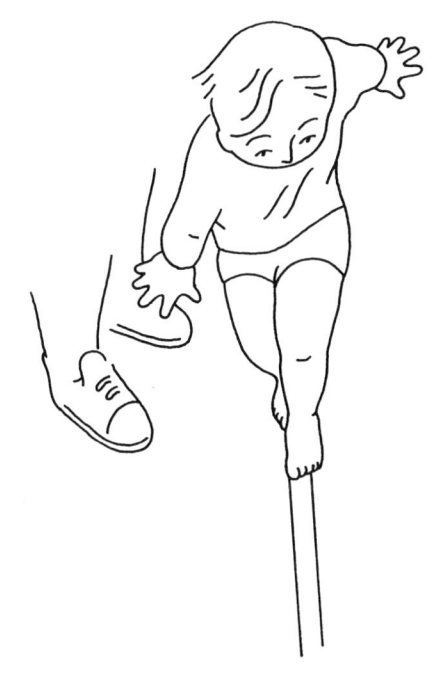

図68-3 線上歩行

【協応性の能力を評価する検査】

積み上げ：積み木を倒さずにできるだけ高く積み上げる力を評価します。

線引き：横長の枠の中に正確に何本縦線を引くことができるかを見ます。

足の交互反復(図68-6)：椅子に座って、両足でどのくらい早く足踏みできるかを見ます。

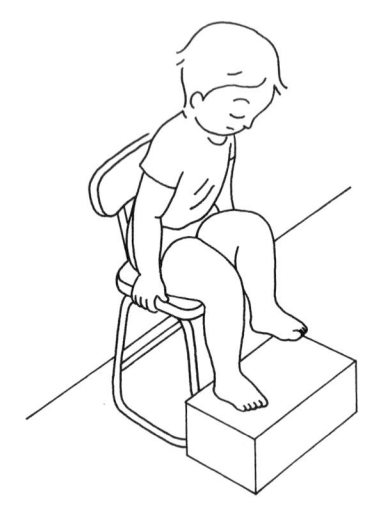

図68-6　足の交互反復

　舌運動：検査者の示す舌の運動を子どもが正確に模倣できるかを見ます。
　構音：いろいろな単語の発音の力を見ます。

【言語の能力を評価する検査】
　一般的知識：質問にどのくらい正しく答えられるかを見ます。
　指示の理解：指示を聞いてどのくらい正確に遂行できるかを見ます。
　文章の反復：検査者が言った文章を正しく復唱できる力を見ます。
　数の復唱：検査者が言った数を正しく復唱できる力を見ます。

【非言語(視知覚)の能力を評価する検査】
　パズル：パズルを正しく組み合わせる力を見ます。
　図地判別：絵の中に隠された星を見つけ出す力を見ます。

　物の記憶：4～6種類の物の中から検査者が取り除いたものを当てる力を見ます。
　順列：6個の積み木を順番に箱の中に片づけることができるかを見たり、4個の積み木を検査者が順番に触れ、同じ順番で積み木に触れることができるかを見ます。

【複合能力(行為機能)を評価する検査】
　積み木構成：積み木で作ったモデルを子どもに見せ、それを正しく複製できる力を見ます。
　人物画：人物画を描いてもらい、その要素を見ます。
　肢位模倣：検査者の姿勢を子どもがどのくらい正確に模倣できるかを見ます。
　迷路(図68-7)：迷路板や迷路箱を用いて、その操作能力を見ます。

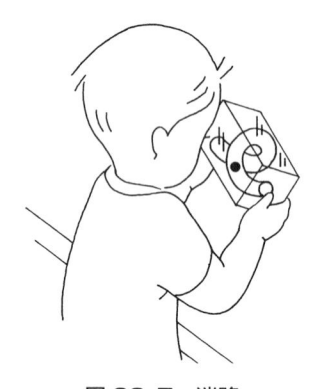

図68-7　迷路

　各々のJMAPの検査項目の結果は、赤(下位5%以下：危険)、黄(下位25%以下：注意)、緑(標準またはそれ以上)に分類され、発達領域ごとに折れ線グラフ(図68-8)で示すことができます。赤や黄と判定された項目は、より細かい発達の検査や発達の見守りが必要と判断されます。

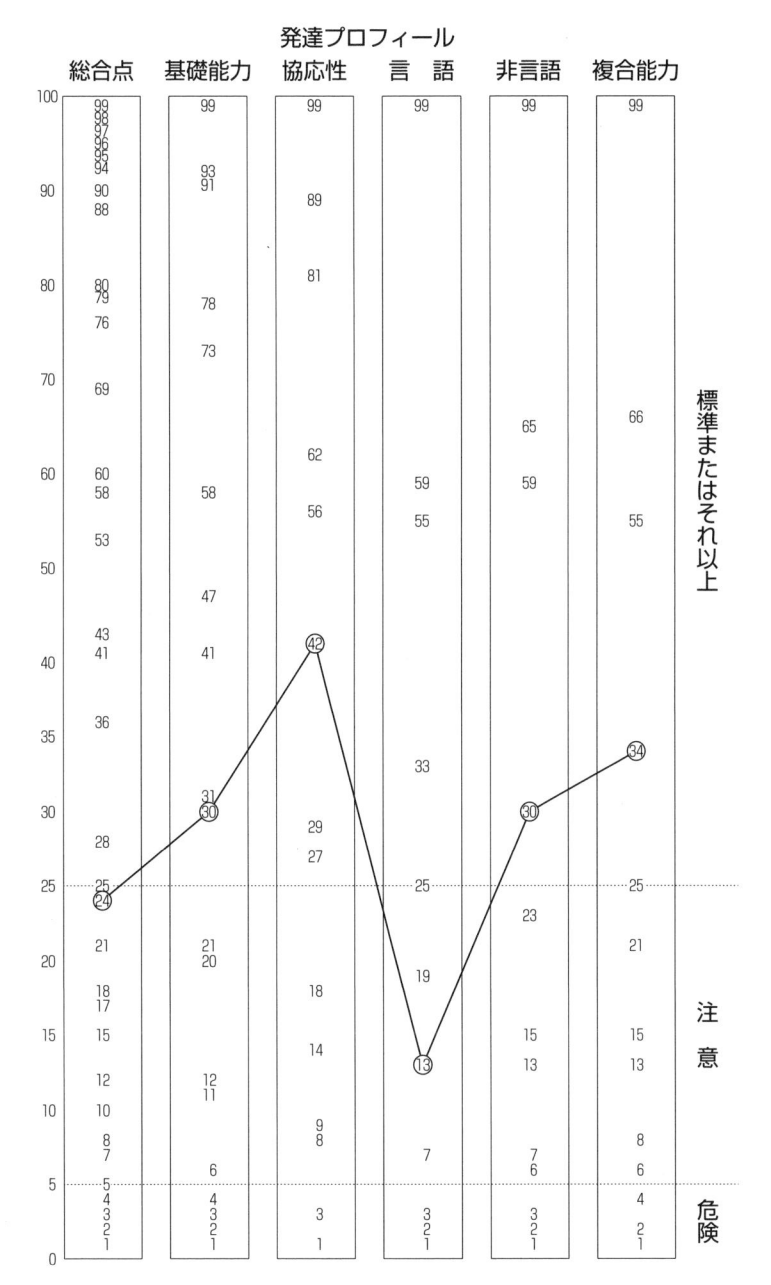

図68-8 折れ線グラフで示された各機能別の遂行レベルの例
（土田玲子，岩永竜一郎：日本版ミラー幼児発達スクリーニング検査とJMAP簡易版．パシフィックサプライ，2003, p.136）

Q69 その他、感覚統合に関連する検査にはどのようなものがあるのでしょうか？

感覚統合検査には、エアーズが最初に開発した南カリフォルニア感覚統合検査（SCSIT）があり、日本でも長年臨床現場で使われてきました。その後、アメリカではSCSITに改訂を加えた新しい検査として感覚統合行為検査（SIPT）が発表され、現在広く使われています。SIPTには行為に関する検査項目が新たに多く加えられていますが、SIPT、SCSITは日本での標準化はされていません。

感覚調整の状態をとらえるための質問紙として、太田らが開発した日本感覚インベントリー（JSI-R）があり、日本感覚統合学会のホームページにもリンクされています。これは4歳から6歳までの日本の子どもで標準化されており、感覚系ごとに標準データからの偏りの大きさの程度に応じて、日本版ミラー幼児発達スクリーニング検査（JMAP）と同じように赤、黄、緑で判定できるようになっています。同様の目的で開発されたチェックリストは多数発表されていますが、基本的に日本では標準化されていません。その中で、ウィニー・ダン（Winnie Dunn）が開発した感覚プロフィールは日本での標準化が進められており、近く発表される予定です。しかし、このようなチェックリストはその国の文化やチェックをつける人の知識（意識）に大きな影響を受けますので、いずれにしても注意深く使う必要があります。

そのほか、感覚統合の評価ではありませんが、感覚統合障害をもつ子どもの発達の全体像を把握するために、WISC-ⅣやK-ABC、DN-CASなどの知能検査もよく用いられます。これらの検査を通して、集中力や注意力、構成能力、継次的な情報処理能力、プラニング能力、学習達成度など、感覚統合の最終産物として考えられる能力を評価します。

また、人物画を描いてもらい非言語的な視覚―運動系の発達段階をとらえようとするグッドイナフ人物画知能検査、言語学習能力を視覚運動と聴覚言語、さらに表象水準（ものの意味を伝える表象を取り扱う複雑で高度な水準）と自動水準（あまり意識しなくても反応が自動的に行われる水準）に分類し、個人内差を評価しようとするITPA、語いの理解力を評価することで短時間で言語理解力を評価しようとする絵画語い発達検査（PVT-R）、視知覚能力を分析的にとらえようとするフロスティッグ視知覚発達検査などがあります。特に視知覚の力を見ようとする検査は数多く開発されているため、これらの検査から得られる情報をうまく利用することで、子どもの言語や認知機能と感覚統合障害の関連を評価することができます。

Q70 感覚統合療法は、ことばの遅れやコミュニケーションに問題をもつ子どもに有効なのでしょうか？

ことばの発達は様々な要因によって影響されます。耳が聞こえにくくても、理解の力が弱くても、人に関心がなくてもことばの発達は妨げられます。その意味で、ことばの発達は、子どもの発達のどこかのつまずきを反映することが多いといえます。ですから、ことばの問題をもつ子どもすべてが感覚統合療法の適応というわけではありません。

しかし基本的に、ことばは子どもと社会的環境との相互関係の中で成立するものです。人との関わりがない環境では子どもはことばを用いる必要がありませんし、子どもが周りの人に働きかけたいと思わなければ、やはりことばは育ちません。そう考えると、ことばそのものというより、子どもが環境とどう関わろうとしているかがとても重要だということがわかっていただけると思います。そのような意味で感覚統合療法は、子どもが周囲と適応的に関わる力を育てようとするものですので、コミュニケーションの力の基礎を育てることにつながるといえます。

子どもが周りの大人との関係を育てていく最初のつながりは、感覚的な心地よさです。お母さんに抱かれて「気持ちよい」体験をすると、子どもはお母さんを心地よい存在として認識し、求めるようになるでしょう。その求めに応じてお母さんも子どもを抱く行為を繰り返します。このようなやりとりを感覚統合では「センソリーコミュニケーション」と呼びます。このように初期のコミュニケーションは、様々な感覚を通して行われます。

そして次第に、耳に入る特定の音と具体的な感覚体験とが結びついていきます。たとえば、転んでからだをぶつけた痛さの体験と、"ころぶ""いたい"などのことばが結びつきます。感覚統合の指導の中でも、"高い""速い""ざらざら"など様々な感覚体験がことばと結びつく場面をつくり出すことができます。また、人に対しても"もっと""やめて"などの操作的な関わりをことばと結びつけて使う場面をつくり出すこともできます。

また、ことばは周りの事象を象徴的に示すものですので、このような具体的な環境との関わりから、象徴的にものごとを理解したり表現したりできる認知の発達も必要です。感覚統合の指導は、環境との具体的、直接的な関わりから、道具やことばの使用で間接的に環境を操作する力も育てます。

さらに、ことばは主として左大脳半球が中枢を担いますが、左右の大脳半球が役割を分化させ、特定の機能を分担し合うことを感覚統合理論では「ラテラリティの発達」と呼びます。また、ことばの発達には情報を順序よく処理する能力も必要になります。たとえば、「さ・か・な」と「か・な・さ」の違いがわかるのは、音の順序が異なることを認識しなければなりません。

感覚統合の指導では、このような脳機能の分化や統合、情報を順序よく処理する力を促すことで、ことばの基礎の発達を促します。

このほか、感覚統合の指導によって周りの刺激に対する注意や識別など、コミュニケーションが成立するために必要な様々な基本的な力が直接的、間接的に育てられることもあります。

Q71 コミュニケーションが成立しにくく指示の理解が困難な児（自閉症を疑われるような児）に対する検査、評価はどのようにしたらよいのでしょうか？ また、どのような感覚統合の障害の特性が多く見られますか？

コミュニケーションが成立しにくい子どもに対する評価は、基本的に年少児に対する評価と同様で、情報収集と観察が主体となります。自閉症の特性を考慮して、その子どもの全体的発達や自閉症の症状の程度を評価しようとするものには、CARS（小児自閉症評定尺度）[注1]やPEP-3自閉症・発達障害児教育診断検査[注2]などがあり、これらの評価の中には、感覚過敏の有無など簡単な感覚特性についての評価も含まれています。そのほか自閉症の評価を目的としたものには、ADOS（自閉症診断観察尺度）や保護者への聞き取りを中心としたPARS（広汎性発達障害日本自閉症協会評定尺度）、ADI-R（自閉症診断面接改訂版）、DISCO（社会性・コミュニケーション障害診断インタビュー）などがあります。これらを正確に用いるためには研修会に参加する必要があります。

感覚調整機能の評価としては、オーニッツの評価を岩崎らがまとめた感覚入力に対する反応検査（図71）があります。この検査は様々な感覚刺激に対する子どもの反応を観察するものなので、コミュニケーションが成立しない子どもの評価として有用です。

いずれにしても、子どものコミュニケーション能力に関係なく、感覚統合機能の評価の中で遊びの観察はとても重要な位置を占めています。どのような遊びを能動的に始めるか、遊びのまとまりや集中力、からだや手先の使い方など、その遊びに見られる感覚統合の力を注意深く観察することで、子どもの発達の特性を理解する多くの手がかりを得ることができます。

自閉症をもつ子どもは感覚刺激に対して極端な反応を示すことが多く、ぐるぐる回しても目が回らなかったり、高い所を極端に好む子どもがいる一方で、ブランコで揺れたり触られるのを嫌がったり、大きな音を怖がるなど、感覚調整の問題を疑う行動を見せる子どもがたくさんいます。また、特定の服にこだわったり、動く視覚刺激に魅せられたり、強い偏食があるなど、触覚や視覚、嗅覚、味覚などの感覚情報処理の特性に関連する行動やこだわりが見られることもよくあります。このように自閉症をもつ子どもの行動理解と支援には、感覚情報処理の問題の評価は必要不可欠なものだと考えます。

注1) Childhood Autism Rating Scale：自閉症の示す症状の特徴を、感覚刺激に対する反応、コミュニケーション、活動水準など15項目の評定尺度にそって行動観察し、自閉症の評価分類（自閉症を中・軽度と重度に分ける）を行うもの。

注2) Psychoeducational Profile-3rd edition：自閉症を中心として、発達障害をもつ子どもの模倣や知覚、運動、認知機能の発達を、道具を使って遊ばせながら評価するもの。全体的な発達プロフィールに整理することができ、「芽ばえ反応」によって発達支援の課題設定に生かすこともできる。感覚面の特性を観察する項目も含まれている。

検査者：

検査年月日：平成　　年　　月　　日

氏名：　　　　　　　　（　歳　カ月）♂ ♀

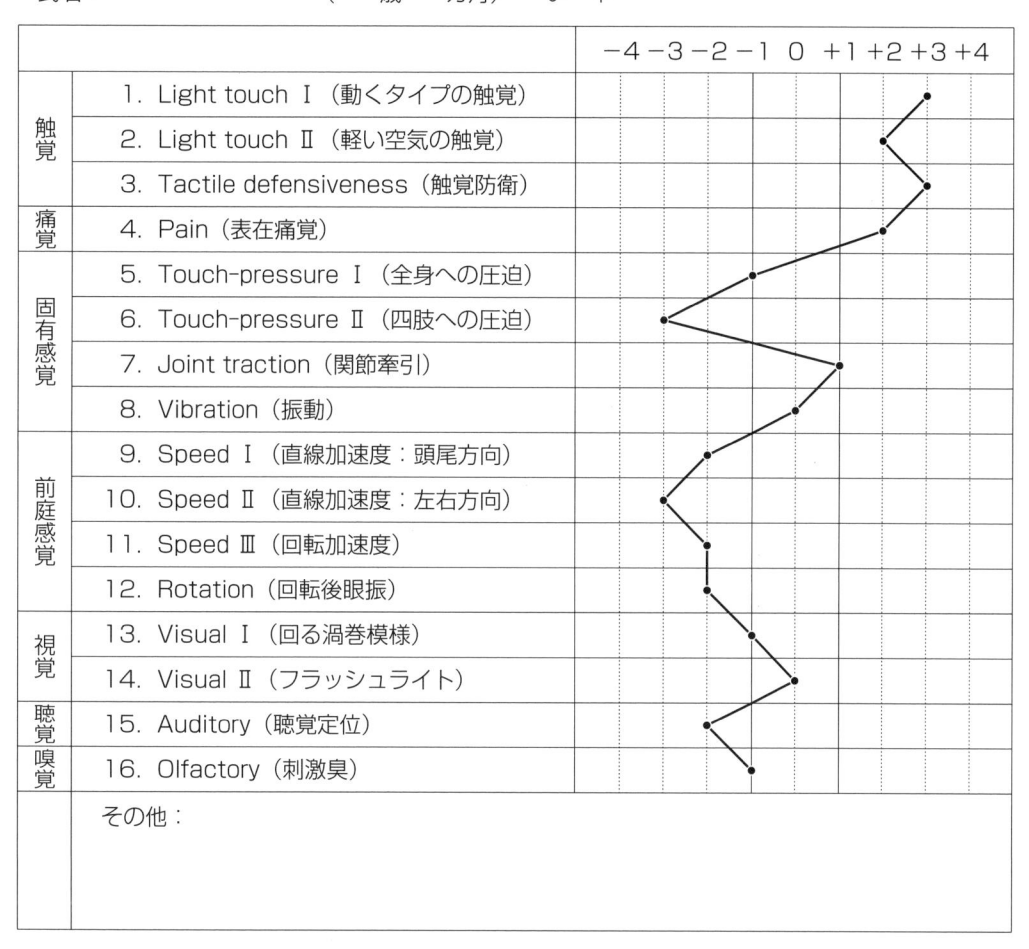

		−4 −3 −2 −1 0 +1 +2 +3 +4
触覚	1. Light touch Ⅰ（動くタイプの触覚）	
	2. Light touch Ⅱ（軽い空気の触覚）	
	3. Tactile defensiveness（触覚防衛）	
痛覚	4. Pain（表在痛覚）	
固有感覚	5. Touch-pressure Ⅰ（全身への圧迫）	
	6. Touch-pressure Ⅱ（四肢への圧迫）	
	7. Joint traction（関節牽引）	
	8. Vibration（振動）	
前庭感覚	9. Speed Ⅰ（直線加速度：頭尾方向）	
	10. Speed Ⅱ（直線加速度：左右方向）	
	11. Speed Ⅲ（回転加速度）	
	12. Rotation（回転後眼振）	
視覚	13. Visual Ⅰ（回る渦巻模様）	
	14. Visual Ⅱ（フラッシュライト）	
聴覚	15. Auditory（聴覚定位）	
嗅覚	16. Olfactory（刺激臭）	
	その他：	

図71　感覚入力に対する反応検査表
（岩崎清隆：自閉症を中心とした情動、行動障害と感覚統合障害―評価の観点から―．日本感覚統合障害研究会・編，感覚統合研究・第8集，協同医書出版社，1990，p.135より、一部改変）

Q72 感覚統合障害をもつことと、よくいわれる運動オンチ、不器用とは違いがあるのでしょうか？

　運動オンチ、不器用といわれる人の中には、感覚統合障害をもつ人が多く含まれていると思われます。一般に器用と呼ばれるような動作、運動をつくり上げている要素には、感覚統合の用語でいう行為機能が含まれていると思われます。運動という行為は、様々な感覚情報（触覚、固有感覚、前庭感覚など）をもとにしてつくり上げられる自己の身体図式をもとに、外界の動きや形状、材質を判断しながらそれに適した動きを企画し、それがうまく行われているかをモニターしながら行われています。不器用といわれる人たちの中には、このプロセスのどこかがうまくいっていない人がいると思われます。

　ゆえに、感覚統合につまずきがある子どもたちも、よく運動オンチ、不器用と呼ばれることがあります。運動が苦手なことは、特に男の子にとって自己イメージの形成にも大きな影響を与えることが多いようです。このような子どもの多くは、縄跳びや鉄棒、ボール遊びといった運動ばかりでなく、図工や楽器の操作、書字も苦手なことが多く、さらには片づけや身だしなみ、仕事の段取りも下手だったりします。そう考えると、不器用さは子どもの生活の様々な場面に大きな影響を与えていることがわかります。

　ただし、運動オンチ、不器用ということばは一般用語であり、未経験によるものや軽い運動麻痺などが含まれる可能性もありますので、そのすべてが感覚統合障害を意味するものではないと思います。また、感覚統合障害をもつ人がすべて運動オンチや不器用というわけでもありません。

Q73 多少の過敏性や鈍感さはどの子どもにもあるように思います。どこからを感覚統合の問題としてとらえたらよいのでしょうか？

　感覚刺激の感じ方は人によって様々で、その程度もいろいろです。同じ刺激でも不快と感じる子どももいれば平気な子どももいます。また、刺激から逃れようとしてその場から逃げ回る子どもがいる一方で、嫌と思っても我慢できる子どももいます。これを食べ物の好き嫌いに喩えて考えてみると、好き嫌いそのものはたいていどの子どもにもありますが、その程度が極端だと子どもの健康に影響が出てしまいます。感覚の問題もこれと同じように考えてもらうとよいと思います。つまり、多少の過敏さや鈍感さはどの子どもにもありますが、それをわがままととらえずに理解してあげるだけでも、子どもは助かるかもしれません。そして、それが日常の生活に差し支えるほど困るときには、さらに何らかの特別な支援が必要となるわけです。

　たとえば、洋服のタグが気になる場合、それを理解して服のタグを取り除いてあげるなど、触覚への過敏さを保護者が理解して対応するだけで子どもが生活上大きく困ることがなければ、わざわざ専門家の支援は必要ないかもしれません。しかし、お風呂に入るときに髪を洗うのが嫌で毎回子どもが泣きわめいてしまったり、砂に触るのが嫌いで友だちと一緒に遊べないといった場合には、触覚刺激に対して過敏であることが、人との関係や子どもの安定した情緒の発達に差し支えることになります。

　このような問題は、触覚刺激に対する過敏さだけではなく、聴覚や視覚、前庭感覚などの他の感覚機能においても見られます。部屋にいろいろな物が置いてあると気が散って授業に集中できず学習が遅れてしまう場合や、突然聞こえるパトカーのサイレン音に気が散ってしまったり、運動会のピストルの音を極端に怖がったり、揺れる所や高い所が怖いためブランコやジャングルジムで遊ぶことができないなど、感覚統合の問題として理解と支援が必要な場合がたくさんあります。このような場合、子どものわがままと考えるより感覚統合の問題としてとらえるほうが子どものメリットになると考えてください。

Q74 感覚統合の指導プログラムはどのように決められるのでしょうか？

　感覚統合療法は、子どもの感覚統合機能の評価に加え、子どもの主訴と関連する知的機能や言語、社会性などの発達を見る検査、また子どもの全般的発達や教科学習能力、医学的な諸検査の結果、さらには子どもが生活している環境の特性などの分析を通し、感覚統合の問題が子どもの発達に大きな不利益を与えており、直接指導することが有効であると判断された場合に適応されます。

　プログラムは、全体の指導目標の中で、感覚統合の考え方が適応する範囲とその限界を明らかにし、必要なら他の指導法も併せて、その方法、頻度、期間などが決められます（図74）。

　指導目標は個々の子どもによって異なりますが、一般には以下のような内容が含まれることが多いと思われます。

- 重力（姿勢）不安や触覚防衛反応など感覚調整の問題の軽減による情緒の安定
- 筋緊張、姿勢や目の動き、バランスなど、姿勢や運動能力の向上
- 覚醒や活動水準の調整能力、注意の集中や持続性、意欲の向上
- 身体知覚やからだの両側の協調性の発達による運動企画能力の向上
- 視知覚の発達の促進
- 言語発達の促進
- 読み、書き、計算などの教科学習能力の向上
- 情緒や社会性の成熟の促進
- 自尊感情や自信の育成

　指導の基本的な考え方は、できないことを何回も練習させて獲得させるのではなく、子ども

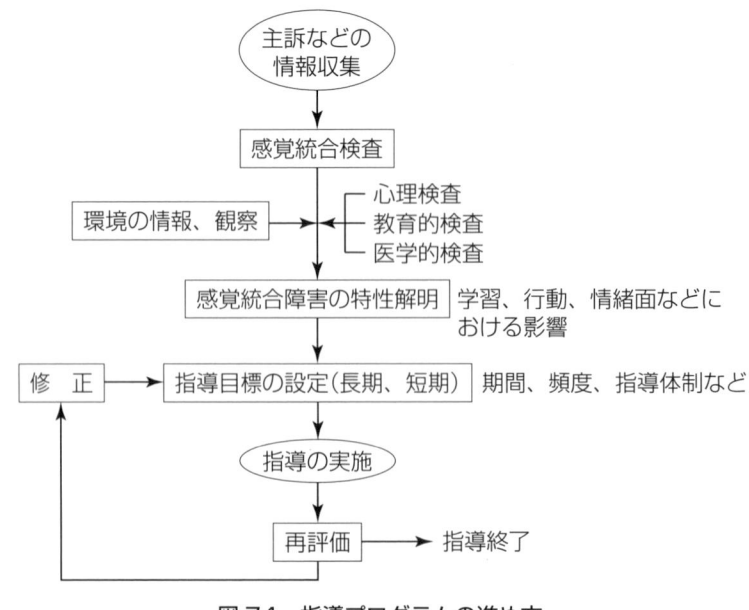

図74　指導プログラムの進め方

にとって意味のある活動を通して、様々な感覚情報を子どもに応じて調整して提供することで、脳の情報処理過程を改善することです。したがって最も重要なことは、どのような感覚情報をどのように提供するのが最も子どものよい状態を引き出せるのかを、「子どもの反応を見ながら」調整することです。ですから、指導方針はしっかり立てる必要がありますが、具体的な活動内容（指導プログラム）は固定したものではなく、そのときの子どもの状態によって臨機応変に変化します。

指導の基本的原則を以下に挙げます。
＊自らやりたいという「内的欲求」を重視し、からだを使って自ら環境に働きかける状態をつくり出す。
＊提供する感覚情報の種類や強さの選択は、子どもの反応を観察しながら調整する。
＊成功感を味わい、自信をもって次の発達レベルへ挑戦しようとする気持ちになれるような活動を提供する（適応反応と呼びます）。
＊感覚統合の発達過程を考慮した活動を展開する。

このような指導は通常、セラピストと子どもの一対一で行いますが、個々への対応を大切にしながら子ども同士の関係をセラピーに生かすために、小グループで行われることもあります。また時間は、指導を行う施設によって限界もありますが、おおよそ1回1時間程度で週1回以上が望ましいと考えられます。指導期間は、頻度や子どもの状態によっても異なるでしょうが、最低6カ月は必要と思われます。具体的には子どもの変化や再評価の結果を見ながら期間も決めていきます。

また、普段子どもが生活する家庭や学校、保育園などの生活環境を調整することや、保護者や保育士、教師の理解を得ることもとても重要になります。その意味で、単に病院や指導施設などの中で療育や指導を受けていればよいというものではありません。

Q75 基本的な指導の進め方について説明してください。

　感覚統合の指導は、基本的に以下に挙げるような感覚統合の発達要素を含んで進められます。これは一人の子どもの指導期間を通しての考え方にもなりますし、1回の指導時間の中の考え方でもあります。

【感覚入力の調整】

　外界から入ってくる様々な感覚情報を子どもの脳が適切に受け止めることができるよう、まず子どもの覚醒レベルの調整が必要となることがよくあります。多くの子どもたちが、覚醒レベルが高すぎたり、逆に低すぎたりして情報をうまく処理できずにいます。その場合、感覚統合の指導は、子どもの覚醒レベルが高すぎて興奮状態にあるときは沈静化に向けて、一方、覚醒レベルが低すぎてぼんやりしているときは活性化に向けて、感覚情報の提供の仕方を調整することから始めます。

　前庭刺激を例に挙げると、ゆっくりとリズミカルな動きは沈静化の方向に、回転や急激な加速はたいてい活性化の方向に働きます。また、固有刺激はほどよい覚醒レベルに神経系を調整するように働くことが多いので、他の感覚情報と組み合わせてよく提供されます。触覚の軽い速いタッチは活性化に、圧迫のような刺激は沈静化に働きやすく、また、視覚や聴覚、嗅覚刺激も覚醒レベルの調整に大きな効果をもちます。視覚刺激は明るさや色調、遊具の配置などで、聴覚刺激では音や声の高さや速さで、嗅覚刺激では香料の匂いなどで調整します。このように多くの感覚刺激が、その使い方に応じて覚醒レベルの調整に貢献します。

　感覚調整の目的で行われる活動は、あまり複雑な運動企画能力を必要としない単純なもので十分です。このような活動は、感覚調整の問題が大きい子どもには中心的な位置を占めますが、多くの場合、感覚統合の指導の始めや終了時によく用いられます。また、子どもの状態に応じて、指導プログラムの途中に何度もこのような目的を意図したプログラムが提供されることもあります。

【姿勢反応の向上】

　様々な活動をうまく達成していくためには、その基盤としてからだの筋肉がしっかり働いて姿勢を保ったり、バランスをうまくとる必要があります。そのためには、前庭刺激や固有刺激が豊富に提供できる遊具を使った活動を用います。また、遊具に乗る姿勢として、特に重力に抗した姿勢（うつぶせ位で背すじを伸ばす姿勢：腹臥位伸展姿勢（図75-1）、あおむけ位でからだを曲げる姿勢：背臥位屈曲姿勢（図75-2））を取り入れ、子どもの力に応じて次第に座位、四つ這い位、立位と、発達の順序に即して姿勢を変えていきます。

　さらに、遊具の揺れや傾きを利用して、立ち直り反応や平衡反応といわれるからだの回旋やバランス能力の発達も促していきます。これらの能力はからだが協調してうまく動く基礎を育てます。

【行為機能の向上】

　行為機能とは、環境に合わせて自分のからだをうまく目的に応じて使いこなす能力のことで

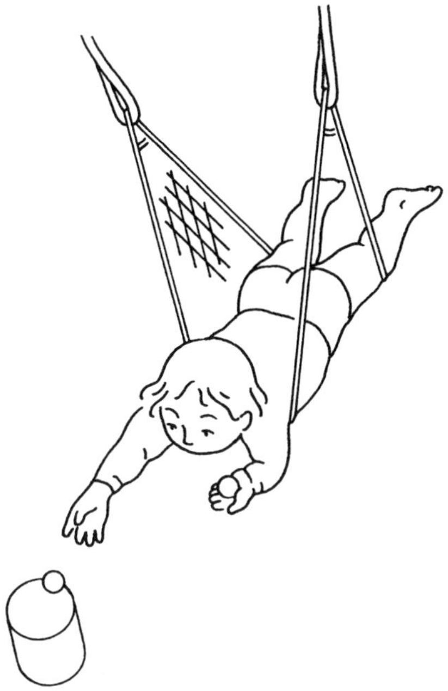

図 75-1　腹臥位伸展姿勢

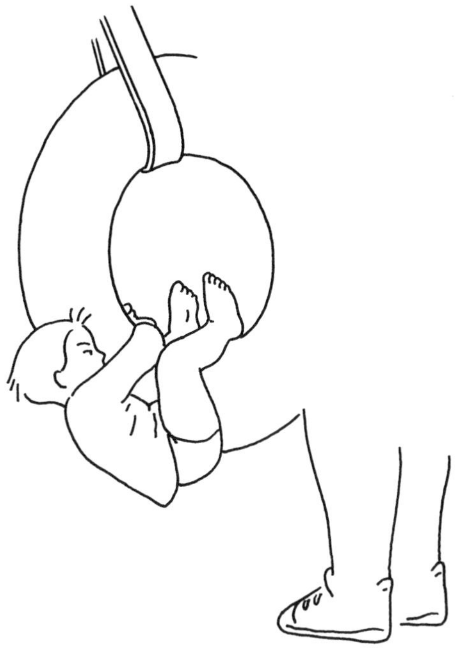

図 75-2　背臥位屈曲姿勢

す。感覚統合の指導の中では中心的な目的となることが多く、子どもの状態にもよりますが、次に挙げるような能力の指導が行われます。

①自分のからだのイメージと、その動きや位置に関する感覚を統合する能力を育てる

これには、関節や筋肉の動きやそこに加わる力を感じ取る固有感覚と触覚からの情報が特に重要な役割を担っています。そこで、これらの感覚情報が豊富に提供できるような活動を組み立てます。

②自分が関わろうとする環境空間の認識や、それと自分との位置関係に関する感覚を統合する能力を育てる

これには、からだの空間内での動きや重力を感じ取る前庭感覚からの情報、またそれをモニターする固有感覚や視覚が重要な役割を担っています。これらの情報がうまく統合されることで視空間知覚能力が発達します。そこで、様々な3次元空間を用意し、その空間の高さや大きさ、抵抗などを感じ取れるような活動を豊富に提供します。

③からだの左右を協調的に使う能力を育てる

感覚統合の発達に未熟さが見られる子どもの中に、利き側がはっきりしていなかったり、左右の手足を協調して使うことが苦手な子どもたちがいます。このような場合、トランポリンでジャンプを繰り返したり、そこで障害物をタイミングよく飛び越えたり、大きなボールを両手でキャッチしたり、大きな樽を両手で転がす活動のように左右の手や足を同じように一緒に使う活動や、手を交叉して物を取ったり、片手でロープにつかまりながら反対の手で物を取るような、左右の手足の異なる使い方を引き出すような活動を組みます。そして、手と足の協調を要求する全身運動、さらには視覚、聴覚と手足の協調を要求する活動へと展開していきます。

④動作の順序やリズム、タイミング、組み立てを行う能力を育てる

これも、前庭感覚の情報処理が、言語のリズムやテンポ、話の順序や組み立ての能力の発達と共通の基盤をもつと考えられています。そこで、トランポリンを跳んだり、台から飛び降りたりなど、自分のからだを空間に合わせてタイミングよく動かす活動や、スイングに乗って揺れながら目的の物を取ったり、あるいは目標に投げ入れたりするような、空間の動きに合わせて自分の動作を組み立てる活動などを提供します。

このような行為機能の向上のためには、触覚、固有感覚、前庭感覚、視覚あるいは聴覚情報をも統合する活動を提供しながら、次第に子ども自身に活動場面を企画してもらったり、実際に組み立ててもらうよう展開することも必要です。子どもが自分の能力に照らし合わせながら、どのような遊びをどのような順番で展開していくのか、また時間の配分なども考えてもらうのもよいでしょう。

【視空間知覚やコミュニケーション能力の向上】

感覚統合の指導は、物理的空間で具体的な活動を通して行われます。これは、身体感覚を通して視覚でとらえた空間と関わることを意味します。これが視空間知覚の発達の基盤となります。また、活動の中で遊び空間を組み立てたり、セラピストや他児と協力して環境に関わる活動を取り入れることもあります。これが、相手を操作する手段としての行為機能やコミュニケーション能力を育てる活動になります。

【対人技能や学習能力の基盤、健全な自己イメージの確立】

エアーズは、「感覚統合療法の最終的な目標は、やりたいことがあり、それができる存在となり、環境の要請に対して満足感をもって反応し、自己を意味ある存在に導くようになることである。」と述べています。また感覚統合の発達の最終産物として、集中力、行動の組織力、自尊心、自己制御、自信、学習能力、抽象思考や論理能力、からだと脳の特殊化、を挙げています。

感覚統合の指導には、必ずセラピストとのやり取りが含まれます。他人を自分にとって意味ある存在として認識し、安心したり、信頼できる存在として体験することは、どんな子どもにとっても重要なものです。

ゆえにこれらの発達は、感覚統合の発達の最終産物でもありますが、基本的な目的の一つともいえます。子どもにとって意味のある活動の文脈の中で、子どもに合わせて慎重に調整された様々な感覚情報を使いながら、子どもの興味や意欲を生かし、時にはルールなども取り入れてゲームの形にしたり、想像遊びの形をとったりしながら、他者とうまく関わるための基礎となる相手の感覚世界の共有を促します。また、このような活動を通して、環境世界に対する探索や想像、そして試行錯誤や記憶、創造など高次の学習能力の発揮を目指します。そして、子どもが有能感をもてるように進められます。

Q76 感覚刺激（特に前庭感覚、触覚）を用いるときの注意点を教えてください。

　感覚情報の受け取り方の特徴は、絶対量だけではないということです。からだが冷えているときにお風呂に入るととても熱く感じるのと同じように、直前に体験している感覚情報との相対性も考える必要があります。また、感覚刺激の受け取り方は、受け身の場合と自分の行為の結果として入ってくる場合でも異なります。ちょうど、自分でくすぐれば何ともない場所でも、人に触られるとくすぐったく感じるのと同じです。聴覚過敏の子どもが自分では大きな音を出しても平気なのも同じ理由です。

　ゆえに、感覚刺激を提供していても子どもがそれを受け取ってくれるかどうかが、実は重要なポイントになります。感覚刺激を子どもに能動的に受け取ってもらえるようにすること、感覚刺激のコントラストを考えること、他の感覚刺激とのつながり（協調、調和）を考えることが大切です。ちょうどオーケストラの演奏のようだと思ってください。各楽器がバラバラに演奏していては一つの音楽になりません。

1. 前庭刺激を提供する際の注意点

　前庭感覚系からの情報処理は、自律神経系と特に強いつながりがあります。ですから、刺激が強すぎたり多すぎたりすると、めまいに伴って吐き気や発汗が起こり、気分が悪くなることもあります。たいていは子どもの反応を見ながら刺激の量や質を調整することでこのようなことを防ぐことができますが、まれに子ども自身もこのような結果を予知できないことがあります。いずれにしても、子どもの様子を注意深く観察し、事前の評価結果も参照しながら刺激を提供していく必要があります。多くの場合、他動的に強い前庭刺激（例：回転など）を続けて提供することは危険です。途中で子どもにもっと続けてほしいか確認しながら、少しずつ刺激を提供していく方法がよくとられます。また、固有感覚の刺激は調整作用がありますので、併せて提供するように工夫したり、子どもが自分で量や質を調整できるように工夫するのもよいと思います。

　また、重力や加速、揺れに対して不安感や恐怖感を示す子どもの場合（重力不安または姿勢不安といいます）、その子どもの適応量を理解することが大切で、しっかりと抱いて一緒に遊具に乗ったり動いたり、遊具を床に近い位置に設定し、安心して自らスピードや動きを調整して活動できるように配慮するとよいでしょう。決して無理強いしてはいけません。

　逆に前庭刺激に対して低反応の子どもの場合、高い所に好んで登ったり、活発に動き回るかもしれません。しかし、このような子どもがバランスがよいわけではありませんので、危険のないように安全で豊富な前庭刺激を提供する必要があります。その意味でも安全管理（マットの用意や、子どもの動きの予測、人の配置など）が重要です。

2. 触覚刺激を提供する際の注意点

　触覚刺激に過敏で不快や不安を感じやすい子どもは、以下のような状況で不安がさらに強くなる傾向があるので注意が必要です。

　＊顔や腹部はもともと防衛反応が強く出やすい場所なので、マッサージや歯磨きなど、

他動的に触れられるのが苦手な子どもが多くいます。その場合、マッサージは子どもに場所を指示してもらいながら行ったり、背部や手足から行うとよいでしょう。歯磨きは、電動ハブラシなどをしゃぶってもらい、十分に振動刺激（固有感覚）を提供してから仕上げをするのもよいでしょう。

*毛の流れに逆らう方向の刺激や、軽いあるいは素早い刺激に対して防衛反応が出やすいので、マッサージはからだの中心部から末端部へという方向で、しっかり圧刺激も加えながら行うとよいでしょう。同じ理由で、たとえばシュレッダーなどで細かく切った紙で作ったプールは興奮しやすくなります。豆やお米のような少し重たさのある素材のプールのほうが、子どもは落ち着きやすいのです。

*予測できず不意に提供される刺激に対して防衛反応が強くなりますので、声かけや視覚的な提示と併せて触覚遊びをするとよいでしょう。わらべ歌の中には楽しくからだに触れる遊びがたくさんありますので、そのような歌を一緒に使って遊ぶのもよいでしょう。

*ベタベタしたもの、ヌルヌルしたものに対しても防衛反応が出やすいので、遊ぶ触覚素材を硬い重ためのものから始めるとよいでしょう。

このような防衛反応が強い子どもは、触覚に過敏なだけではなく、人との接触で得られる情緒的安定感の発達が妨げられたり、興奮しやすかったり攻撃的になりやすいなど、情緒面や行動面の問題ももちやすいので、強く抱きしめたり、毛布やマット、布団で包み込む、全身への圧迫など、安心できて心地よい触覚体験を日常的に保証してあげる必要があります。無理に苦手を克服させようとするより、安心できる環境を提供するほうに目を向けてほしいと思います。一般に安心できる触覚刺激には、適度な温かさややわらかさ、重さ、圧迫などがあります。狭いスペースにクッションと一緒にぎゅうぎゅう入り込んだり、やわらかいぬいぐるみを持ったり、毛布にくるまったり、重りが入ったジャケットを羽織ったり、膝に重たいブランケットを乗せたりするのもよいかもしれません。

一方、触覚情報がうまく処理できず鈍感に見える子どもの場合、何でも触ったり、口に入れたり、強く嚙んだり、また刺激の強いものを食べたりするかもしれません。それぞれ安全や衛生面に注意しながら、嚙んでも舐めてもよい安全で洗えるグッズを提供したり、手先だけではなく、全身で遊べる大きな深いお米のプールなどを用意するとよいでしょう。

Q77 感覚統合療法は何歳から受けることができるのですか？

　感覚統合療法は何歳からでも受けることができます。感覚統合の問題が子どもの発達の妨げとなっていることがわかった時点で、すぐに始めるとよいでしょう。乳児の場合、感覚に過敏だと、動かされることや姿勢を変えられることを怖がったり、少しの物音でびっくりして目を覚ましたり、泣いたり、肌着やシーツの素材が特定のものに限られたり、抱っこすら嫌がる子どももいます。このような子どもは、哺乳ビンの乳首を嫌がったり、離乳食もうまく進まないかもしれません。こういった養育上の困難が感覚統合障害の最初の兆候であることも少なくありません。このように育てにくい、気難しい赤ちゃんを育てなくてはならないお母さんへのサポートもしなくてはなりません。

　また、1歳半健診や3歳児健診などで、歩行の開始の遅れや多動、ことばの発達の遅れなどの指摘を受ける子どもも多くいます。このような子どもたちはまだ小さいので、医学的な診断ははっきりしないことが多いのですが、感覚統合の考えを生かして、お遊び教室や子育て支援で子どもの行動理解や遊びの支援を開始することもできると思います。

　このような指導は小さいときから気軽に受けることができるのが理想です。小さいから早すぎるということは決してありません。むしろ年少であればあるほど脳は変化しやすく、環境からの関わりによく反応しますし、いろいろなことがうまくできないことからくる情緒的な問題や家族との絆の問題にも早く対処できます。

　子どもの個性を理解し、子どもを元気に安心して育てることができるようになるために、感覚統合の知識や支援は大いに役立つと思います。

Q78 他の方法で治療や指導を受けている子どもに感覚統合療法を適用してもよいのでしょうか？

　感覚統合療法の特徴は、その目標を具体的な運動や学習に関する技術の獲得に置くのではなく、そのような能力の発達を可能にする基礎的な脳の機能を高めるところにあります。ですから、このような感覚統合療法と組み合わせて、具体的な学習や社会性の技能を習得できる場面を設定してあげることは悪いことではありません。

　具体的には、言語療法やソーシャルスキルトレーニング、個別の学習指導、体操・水泳などの各種スポーツ教室、書道や絵画などの趣味の教室など、子どものニーズに合ったプログラムを提供してくれる所を併せて利用することがよくあります。ただし、子どもの発達段階をとらえた課題や進み方で、楽しみながら参加できるものでなければ、子どもにプラスにはなりません。それから、指導する機関同士の連携も重要です。子どもの障害のとらえ方について皆が共通理解をもって子どもを支援する必要があります。

　また、多くのプログラムを利用することで、むやみに子どもを混乱させたり、忙しくさせすぎないようにすることも大切です。

Q79 感覚統合療法を行う場所(部屋)や、使う遊具について説明してください。

　感覚統合療法では、発達上必要な感覚情報である前庭・固有・触覚刺激を豊富に、しかも子どもに合わせて調整して提供できる遊具がよく用いられます。その意味で、安全性はもちろんですが、遊び方があまり限られない遊具のほうが使いやすいのです。もともとこのような感覚刺激は、山や川などの自然環境に豊富に含まれており、公園や遊園地の遊具や乗り物、アスレチックなどにもよいものがあります。感覚統合療法を行うための部屋では、様々な子どもの発達支援に必要な感覚刺激を適切にしかも安全に提供するために、特別に開発された遊具を使うことが多いだけで、その遊具がなければ感覚統合療法ができないというわけではありません。

　感覚統合療法を行う部屋は、スクーターボードでスロープから滑り降りることができたり、様々な遊具が揺れても壁に当たらない程度の広さがあるとよいでしょう。また、床板や床にはマットなどを敷いて、ぶつかったり、落下したときの安全性に配慮しなければなりません。天井には遊具を吊り下げるためにフックを取り付けると便利です。また、使わない遊具を片づけておく倉庫も必要です。そうすることで余分な視覚刺激が入らないように環境を調整して注意集中を高めたり、遊具に目新しさをもたせて興味を引くことができます。

　以下によく使われる主だった遊具・器具を紹介しますが、一つの遊具で一種類の刺激が提供されるわけではありません。また同じ遊具でも様々な使い方をすることで、個々の子どもに適した目標を達成しやすくなります。

【前庭刺激(からだの傾き、回転、直線加速度)を提供しやすい遊具】

＊スクーターボード──安価で手に入れやすく、手作りも可能ですので、学校や保育園など広い体育館があるような場所にお勧めです。主としてうつぶせで乗って抗重力姿勢を育てるのに役立ちます。

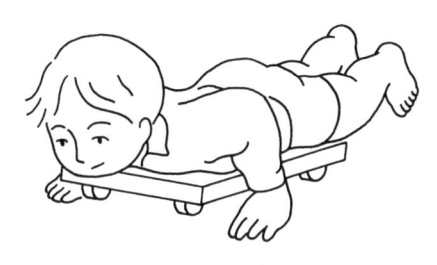

スクーターボード

＊空洞ボール、チューブローラー(筒型ソフトリング)、ロール──またがったり、くぐったり、転がったりできます。

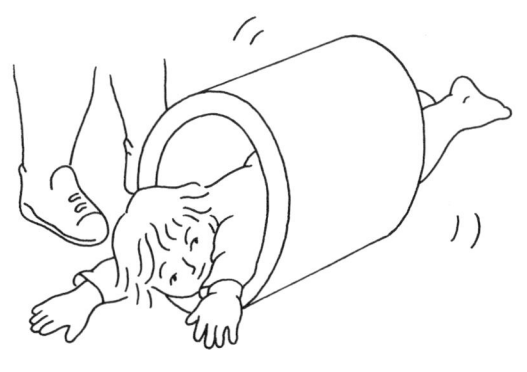

ロール

以下は吊り下げる場所が必要な遊具です。

＊ハンモック──ネット製のものが市販されていますが、布製も使いやすいです。

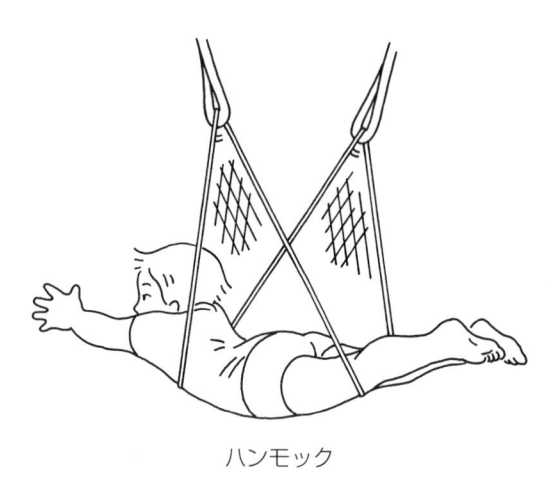

ハンモック

＊空中ブランコ──両手でぶら下がり、揺れたり飛び移ったりして使います。他の遊具と組み合わせて使うこともよくあります。

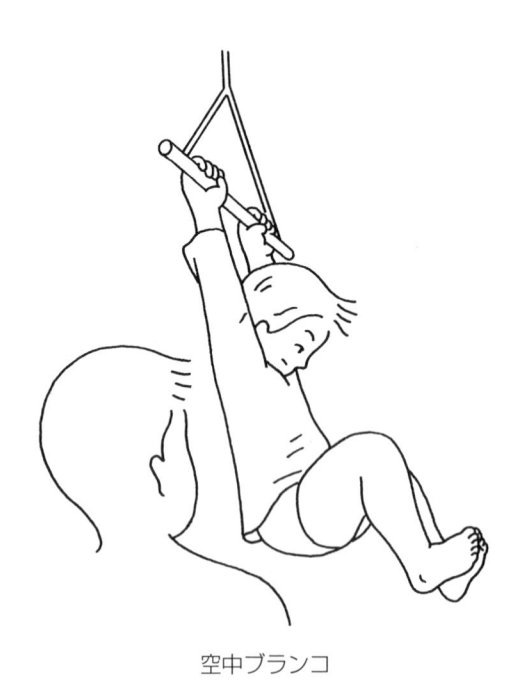

空中ブランコ

＊タイヤチューブスイング──うつぶせで乗ったり、またがって遊ぶことが多い遊具です。2台で子ども同士がまたがって、ぶつけ合って遊んだりもします。

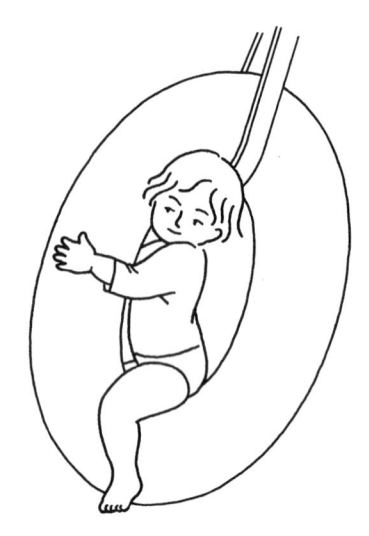

タイヤチューブスイング

＊ヘリコプター(空中シーソー)──この遊具は、子ども一人が手と足を輪に通して空中遊泳のように遊んだり、子ども二人でそれぞれ足だけ輪に通してヘリコプターのように回ったりして遊ぶことができるものです。1セットのみ外して吊るし、足を入れてぶら下がって遊ぶと、屈曲姿勢の保持を促す遊びにもなります。

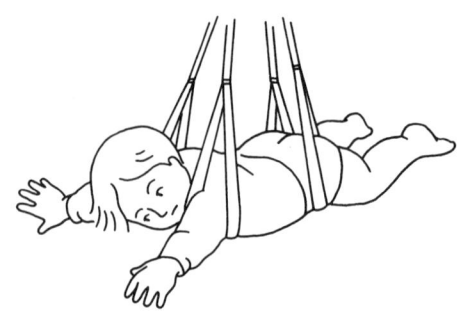

ヘリコプター

＊円盤ブランコ——今回紹介する遊具の中では、一番屈曲姿勢の保持能力が必要とされる遊具です。

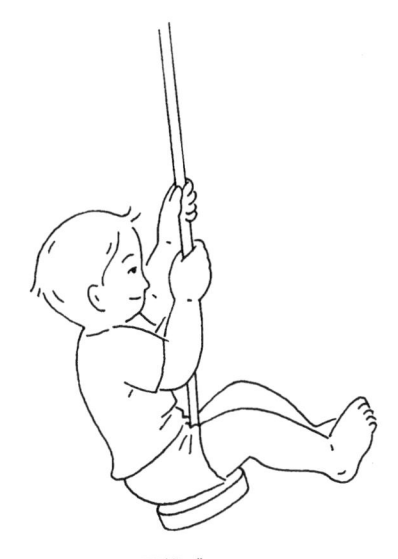

円盤ブランコ

＊スイング類——子どもの姿勢保持やバランス能力に応じて様々なスイングを使い分けます。
　○ボルスター(ホース)スイング：丸太様になっているので、座るにしても立つにしてもバランス能力を必要とします。大きいので複数の子どもたちが一緒に乗れるよさがあります。

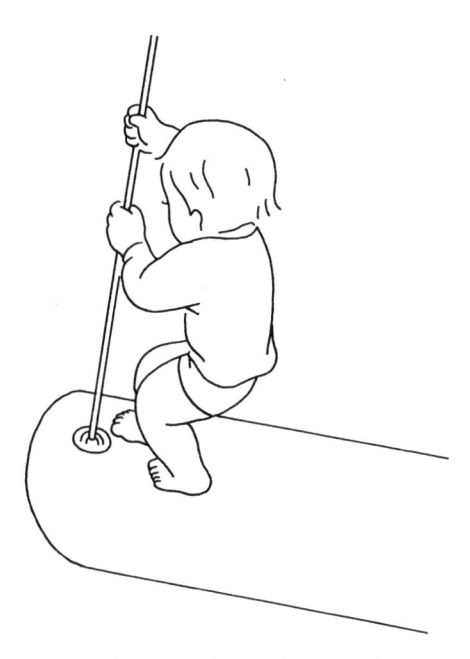

ボルスター(ホース)スイング

○オーシャンスイング：姿勢の支持面が大きいので、からだの不自由な子どもでも使うことができます。寝たり座ったりと様々な姿勢で遊ぶことができ、また大勢の子どもが一緒に乗って遊ぶこともできます。

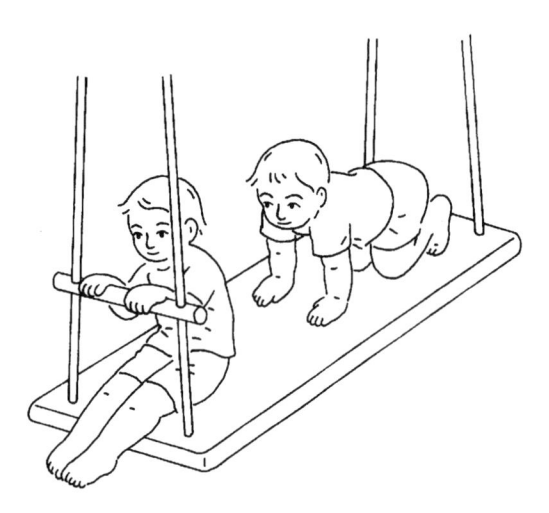

これらの遊具につかまって立ったり、座ったり、うつぶせで乗ることで、バランスをとったり姿勢を保ちながら、高さや揺れなどの前庭刺激を多く取り入れることができます。また、遊具のカバーやロープの材質も、過敏な子どもによっては重要な要素になります。細かいことですが、ロープの太さにも注意が必要です。からだを支えるためには、子どもの手の大きさに合った握りの太さが重要です。細すぎても太すぎても姿勢は安定しません。

オーシャンスイング

○フレキサースイング：屈曲姿勢を育てたいときによく使う遊具です。

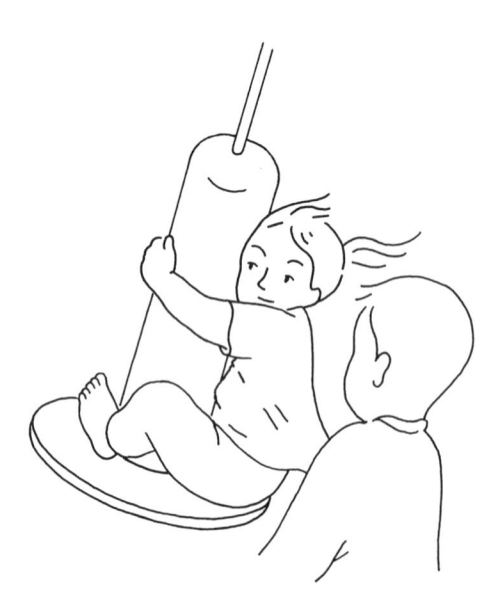

フレキサースイング

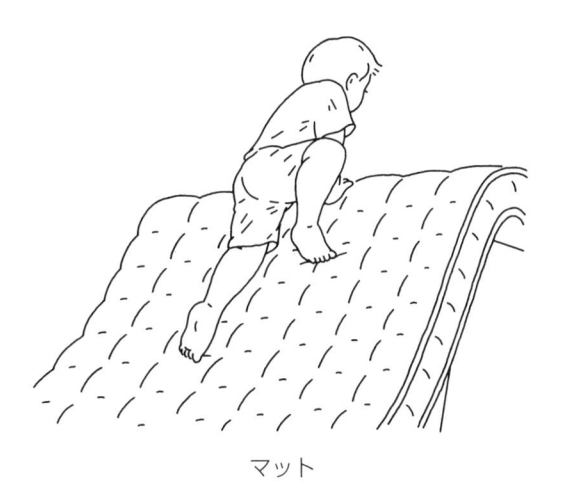

【固有刺激を提供する遊具】

この感覚刺激は筋肉や関節から入るものなので、基本的には人がからだを動かすとき常に入ってくる刺激です。これを強調して提供したい場合、遊具にぶら下がったり、坂をのぼる、くぐる、引っ張る、押すなど、筋肉の活動に強い抵抗が入るような活動を提供するとよいでしょう。

これらの活動によく使われる遊具として以下のものがあります。

* ロープ──前述したように、子どもの手の握りの太さに合った物が必要です。
* ラダーウォール──いろいろな種類のものが市販されています。空中に吊り下げると安定感がないため、意外に難しいものです。両端を吊り下げて渡るようにして遊ぶこともあります。子どもが握りやすい太さの棒が重要です。
* すべり台──ここでは、ただ滑るだけではなく、下からのぼる活動が足の指の踏ん張りを必要とするので、よい活動になります。
* マット──マットをよじのぼる際は、足指や踵でしっかり踏ん張らなければなりませんし、腕でからだを支えたり、マットにつかまったり、からだをしっかり引っ張り上げたりする際に全身の筋肉が働く必要があります。その意味で、固有感覚の刺激がたくさん供給される活動の一つといえます。

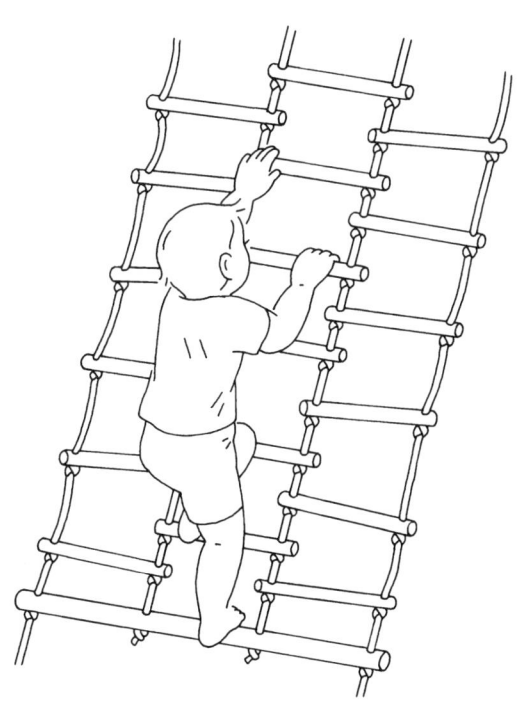

マット

ラダーウォール

【触覚刺激を提供する遊具】

前述したように、子どもが触れる可能性のあるものはすべて触覚刺激となります。ゆえに、遊具の触材にも注意を払い、子どもが安心して気持ちよく関わることのできる様々な触材を開発、発見して用意するとよいでしょう。また、感覚統合療法を行う部屋ではたくさんの子どもたちが寝転んだり、くるまったり、触ったりするので、衛生面への配慮も必要です。一般に用意しておくと便利なものを以下に紹介します。

＊コーンブラシ──目の細かい、圧迫しても痛くないブラシです。過敏な子どもでも触ることができます。

＊シェービングクリーム──夏には全身に塗って滑って遊んだり、鏡などに塗って遊びます。香料がきつくて苦手な子どもには無臭のものを利用します。独特な感触で質感があるところがよいのですが、過敏な子どもでは触れないこともあります。

＊様々な肌触りの布、毛布、ムートン

＊マット、クッション──いろいろな材質や重さのクッションがあると、投げたりくるまったりして遊べます。低反発のスポンジを使った特注のマットも、乗ったり挟まるなど様々な使い方ができて便利です。

＊ボールプール──様々なメーカーが販売していますが、ボールの大きさが大きいものが最近は多いようです。できれば、子どもの手の中に入る直径3.5センチくらいの大きさのボールがよいと思います。材質は固いものも柔らかいものもあり、それぞれ異なった触覚体験となります。色が何色も入るので、あまり刺激的にならないよう注意する必要があります。その他、衛生面や安全面に配慮しながら、お米や豆のプールなども用意できるとよいと思います。できれば全身が入り、投げても散らからないように大きなダンボールの箱の中に入れるとよいでしょう。

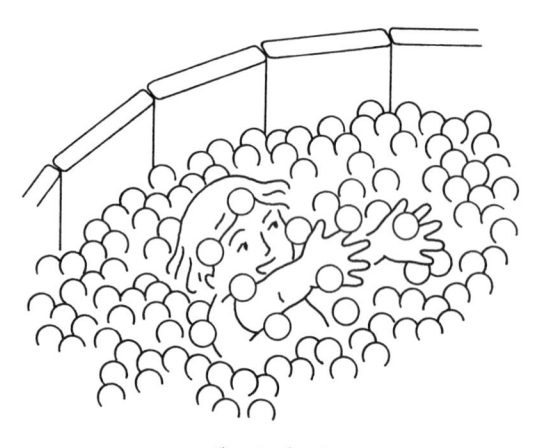

ボールプール

＊ぬいぐるみ──様々な感触や大きさのものがあるので、いろいろ揃えるとよいでしょう。大きなぬいぐるみは背負ったり抱いたりもたれたりすることができますし、小さなぬいぐるみは投げたり並べたりして遊ぶことができます。キャラクターによって子どもの想像力を刺激することもでき、遊びが展開しやすくなります。

Q80 セラピー場面を見ているとただ遊んでいるようにしか見えないのですが、本当に治療になっているのでしょうか？

　感覚統合療法の最も基本的な考えに、子どもの「内的欲求の重視」があります。エアーズは、「すべての子どもには、感覚統合を発達させるための内的欲求がある。(中略)発達のための機会を求めて、自分の環境を捜しまわり、成功するまでくり返しくり返し、あきずにやっている子どもの様子を観察すればよい。感覚統合の内的欲求なしに、発達する人はいない。」と述べています。つまり、感覚統合療法においては、子どもが自ら積極的に環境に働きかけ活動している状態を導き出すことが重要であり、その状態が脳の感覚統合機能を最も促進していると考えているのです。「子どもは遊びを通して発達する」といわれますが、子どもは遊びを通して、運動や対人関係、集中力、挑戦心、認知といった様々な能力を発達させていきます。遊びは大人から強制されたり、指導されたりするものではなく、子ども自身の内的欲求により積極的に物的、人的環境に働きかけていくものです。そして、その遊びが子どもに満足をもたらすものであれば、子どもは繰り返し行うばかりでなく、より高いレベルの遊びに自ら挑戦していくものです。

　感覚統合につまずきがある子どもの家族から、子どもが「遊びに興味をもたない」、「いつも同じ遊びしかしない」などの話をよく聞きます。その背景には、行為機能の問題でどのようにからだを動かしたらよいのかわからない、重力不安や姿勢不安がありダイナミックにからだを動かすことが怖いなど、感覚統合の視点から様々な理由が考えられます。そして、このような状態にある子どもは、往々にして遊びの楽しさではなく、怖さや失敗体験ばかりを積み重ねていきがちです。その結果、「自信がない」、「消極的」、「失敗を恐れ、挑戦しない」といった子どもになっていく可能性があるのです。

　このような子どもが、感覚統合療法の場面で、生き生きとした表情で自ら積極的にチャレンジしていく姿は、脳の中で感覚統合が非常にうまくいっている、理想的な治療場面であるということができます。ただし、「内的欲求を重視する、自ら積極的に」ということと「子どもの好き勝手にさせる」とは意味がまったく違うのです。子どもが自分のできる範囲の遊びや活動をただ繰り返しているのは、治療的ではありませんし、それを感覚統合療法というのは正しくありません。また反対に、泣いていても無理矢理に苦手なことをさせるのも感覚統合療法ではありません。どちらの状態も、子どもの脳の中で感覚統合が促進されているとはいえません。少し難しくても「自ら積極的にチャレンジし、それが楽しい」という場面が、子どもの感覚統合機能を促進している場面なのです。子どもが生き生きと課題に挑戦し、それができたときの満面の笑顔、これこそが感覚統合療法の醍醐味なのです。

Q81　触覚防衛をもつ子どもに対する支援方法を教えてください。

　触覚防衛を強く見せる子どもに対する支援は、以下の四つの原則を押さえるとよいと思います。
- 子どもが見せる様々な行動が触覚防衛と関係することを理解する（理解してもらう）
- 子どもが触覚防衛を起こしやすい素材や活動を避ける（環境調整）
- 子どもが落ち着ける活動を提供する
- 子どもが能動的に関わることができ、圧迫や固有感覚の刺激が豊富に入る活動を提供する

【子どもが見せる様々な行動が触覚防衛と関係することを理解する（理解してもらう）】

　子どもが泥遊びや洗髪、散髪を嫌がったり、特定の服を好んだりすることが触覚防衛と関係するかもしれないと周りの大人が理解するだけでも、大人の対応を変える大きな力になります。大人は子どもの行動をわがままととらえると、躾のつもりで無理強いや叱責をしがちです。これがさらに子どもを苦しめ、不安感や恐怖心を強めてしまいます。

【子どもが触覚防衛を起こしやすい素材や活動を避ける（環境調整）】

　触覚防衛に限らず、感覚過敏のある子どもに対しては環境調整が重要となります。不安や恐怖の状態にあると感覚の受け取り方はさらに過敏になるため、子どもにとっては悪循環になりやすいのです。
　触覚防衛のために特定の衣服しか身につけたがらない場合、衣服の選択が重要となります。袖やズボンの長さはもちろんですが、衣服の素材や大きさ（しめつけ具合）、襟元の作り、縫い目の状態などを確認する必要があります。襟首についているタグの素材が苦手な子どももよくいますし、新品より使い古した服を好む子どももよくいます。また、洋服の柄が触感を想起させてしまうため無地の服を好む子どももいます。
　故意でなくとも他人から触られる可能性があるため、幼稚園・保育所、学校などでの集団活動を避けたがる子どももよくいます。そのような場合、休み時間などには図書室や保健室で一人静かに過ごすことも、子どもにとっては必要な活動です。また、教室の席も中央ではなく、最後方の隅の席にすることで落ち着くことができる子どももいます。幼稚園・保育所、学校は集団を重視するため、休み時間も集団遊びに参加させる場面をよく見ますが、子どもにとってはそのことがより大きなストレスとなり、さらに大きな不適応行動につながる可能性もあることを理解する必要があります。

【子どもが落ち着ける活動を提供する／子どもが能動的に関わることができ、圧迫や固有感覚の刺激が豊富に入る活動を提供する】

　このような子どもにとって圧迫や固有感覚が豊富に含まれる活動は、神経系の興奮をなだめる作用があるため、子ども自らもさかんに行う傾向があります。よく見られるのは、爪や鉛筆など固いものをかじったり、棒を振り回したり、カーテンやカーテンレールにぶら下がったり、フェンスや窓、タンスや棚などによじ登る

ことなどです。このような行動は、たいていの場合、危険行為として止められがちです。そこで、子どもも大人も安心して圧迫や固有感覚を体験できる活動を工夫する必要があります。

具体的には、マットに挟まれたり、ダンボールなどで狭い空間を作ってその中にクッションや毛布、ぬいぐるみなどを入れて入り込む、ぎゅっと抱きしめてあげるなどの圧迫、木登りやうんてい、ジャンプなどでしっかりと筋肉を収縮させる活動などがよいでしょう。また、重い荷物を運ぶ、パンチで穴を開ける、重りを入れたベストを着たり、重たいリュックを背負う、膝に重りや5kg程度の米袋を乗せるなどの活動も役立ちます。また、硬いものを噛むことも沈静化に役立ちますので、意図的に硬いガムや噛んでもよいものを提供することもあります。さらに、トンネル潜りなど四つ這いをしっかり行う活動は、手のひらで体重を支持する固有感覚活動だけではなく、様々な感触を手のひらで体験する触覚活動でもあります。四つ這いに限らず、子ども自らが触覚環境に能動的に関わる体験を提供することが、支援の際には重要となりますので、よい活動の一つです。

そして、触覚防衛がある子どもでも抵抗なく触わることができる素材が必ずあります。たとえば、泥遊びは苦手でもサラサラの砂は好きだとか、小麦粉粘土を少し暖めるだけで触れるようになる子どももいます。一般に、ネバネバした素材よりも、サラサラしてやや重たさ、質感のある素材のほうが子どもには受け入れやすいので、お米のプールの中におはじきやビー玉を隠して宝探しの遊びをするなど、まずは子どもの触わることができるもの、扱うことができる触覚素材を見つけ、それを使って遊びを展開するとよいでしょう。

Q82 高い所や揺れが苦手な子どもに対する支援はどのように進められるのでしょうか？

　頭やからだがわずかでも動くとその動きを大きな恐怖や不安として感じやすかったり、ダイナミックな遊びを怖がるなど、動きに対して極端に臆病で情緒的に不安定になる状態を、感覚統合の用語では「重力不安」や「姿勢不安」と呼びます。セラピストは、子どもの示すこれらの特徴を理解し、子どもに恐怖感を与えないように、子どもの反応(表情)に十分注意する必要があります。

　また、重力不安の改善を目指す際、子どもが受け入れることができるレベルの前庭感覚を使った活動(多くは直線加速)とともに、豊富な固有感覚を提供することが重要となります。固有感覚には前庭感覚からの情報を適切に調整する役割があるといわれるからです。

　以下に指導上の配慮点について説明します。

1．支持面

　子どもの足やからだが、床や大きい板などしっかりした基底面で支えられるような活動から関わりを始めることで、子どもの不安を少なくすることができます。その意味では、大きめのすべり台やスクーターボード、毛布そりなどの遊具を用いた活動が導入としてよく用いられます。

2．動きのコントロール

　子どもが自分自身で動きをコントロールすることが安心につながります。子どもに足や手で遊具の動きをコントロールしてもらったり、子どもの指示でセラピストが遊具を動かしてあげる設定で遊ぶとよいでしょう。

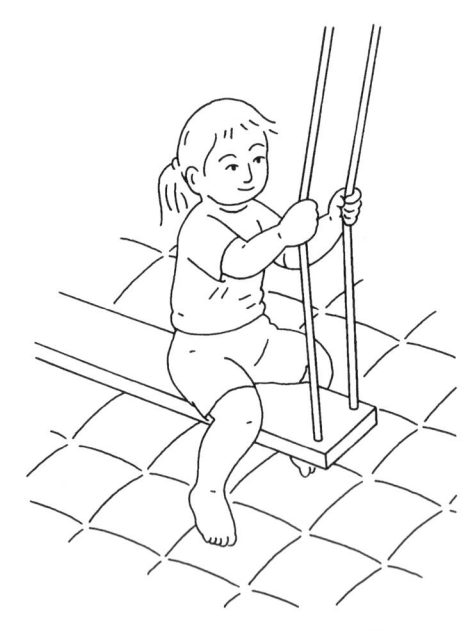

安定したマットに足をついて漕ぐ

3．姿勢

　立った状態など不安定な姿勢での活動は、時に不安を助長します。うつぶせは姿勢が安定するので、そこから徐々に座位、膝立ちなど、子どもが自信をもって取り組める姿勢での活動に誘っていきます。あおむけや頭が下になるような姿勢は、一般に子どもにとって不安を感じさ

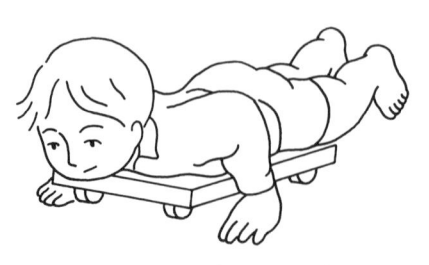

床をスクーターボードで移動する

せやすい姿勢になります。マット運動やトンネルくぐり、マットの小山登りなど、四つ這いを中心として動く活動から始めるとよいでしょう。

4. 安定性

重力不安がある子どもは、まず安定性の高い遊具で遊ぶとよいでしょう。フワフワ、ユラユラして足場が安定しない遊具より、前述したすべり台や床の上での活動、そして低い段差の登り降りなどから始めるとよいでしょう。

5. 前庭刺激の提供

揺れは、直線加速から始めるとよいでしょう。回転や逆さまはとても強い刺激ですので、安易に提供しないように注意します。また、感覚の知覚は相対的なものですので、最初は少ない変化から次第に大きな変化に進むようにします。このとき、しっかり蹴る、つかまる、ぶつかるなど、固有刺激が併せてしっかり提供できるような遊び方にするとよいでしょう。その意味で、大きいトランポリンでジャンプしたり飛び降りたりなどの遊びもよく行います。

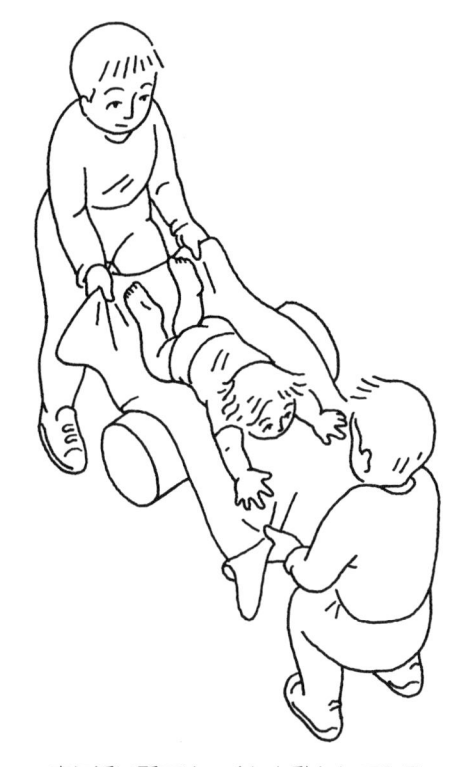

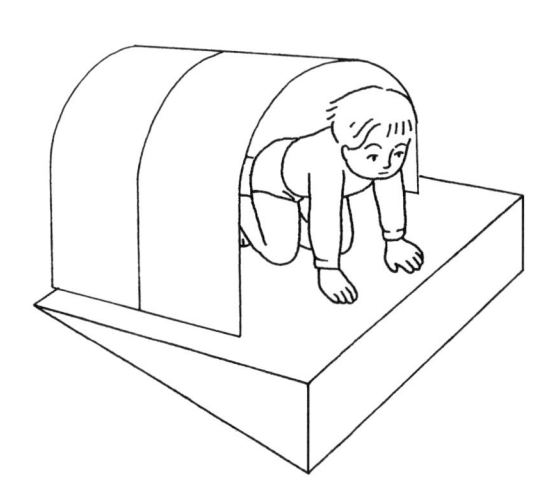

床に近い所でゆっくりと動かしてみる

トンネルをくぐり坂を四つ這いで登る

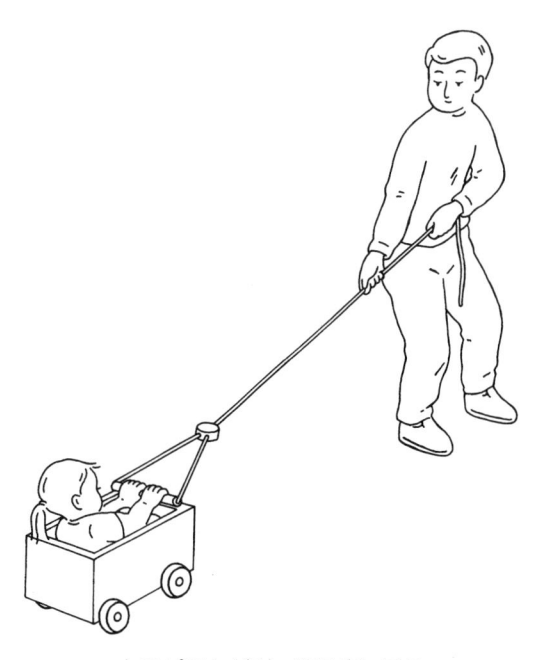

セラピストが引っ張る車に乗る

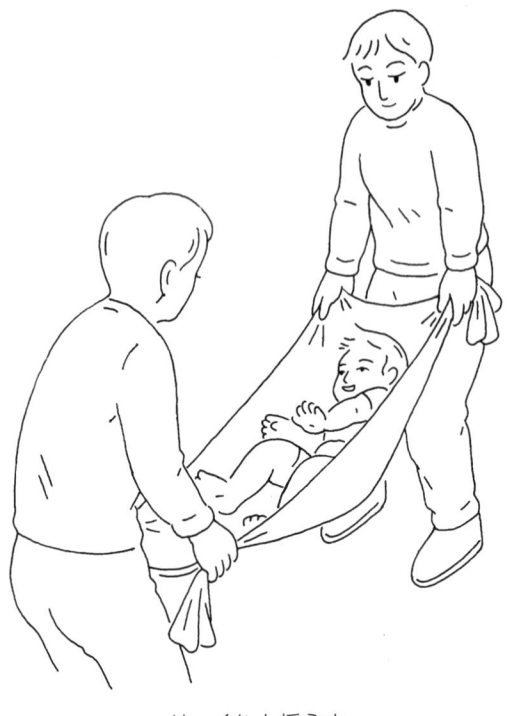

ゆっくりと揺らす

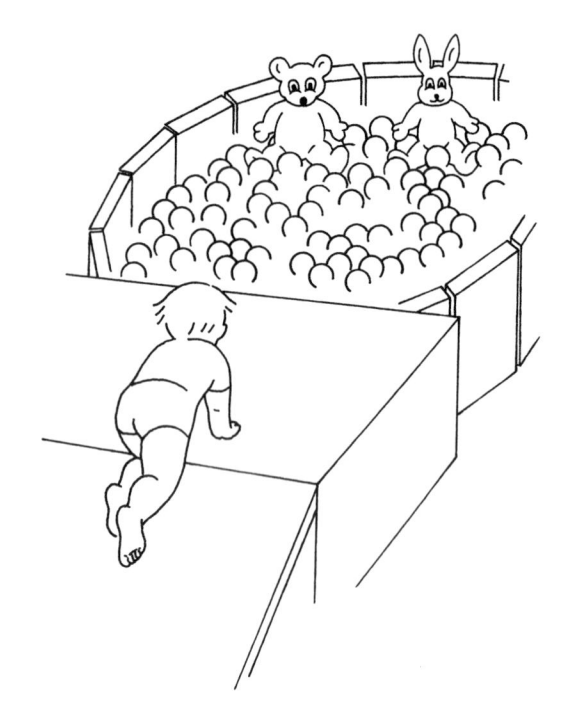

自分から登っていく

6. 能動性

　重力不安をもつ子どもは、周囲から動かされたり、揺らされるかもしれないということに強い不安を示します。自分でコントロールできないこと自体が強い不安を生むのです。そこで、活動を自分でコントロールできる設定がとても重要になります。自ら登ったり、動くことを引き出すような設定や、刺激の強さを自分で調節しながら参加できる活動を提供する必要があります。

　このような注意点を踏まえることで、子どもは安心して遊び環境に自ら参加し、達成感を経験することが可能となるでしょう。

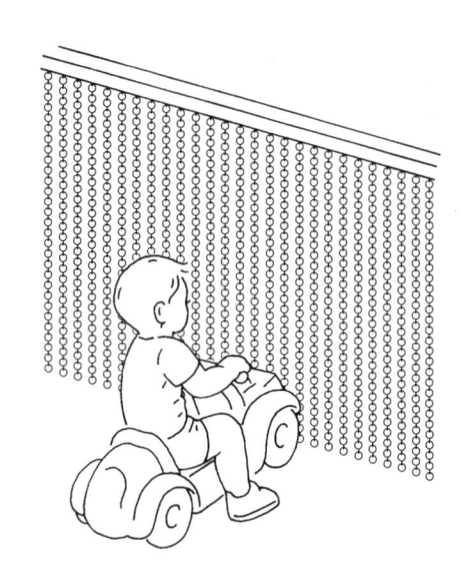

車に乗ってビーズのれんの中を進んでいく

Q83 重力に抗したよい姿勢やバランスを育てる具体的な遊び方を教えてください。

1. 重力に抗した伸展姿勢の発達を促す活動

重力に抗した伸展姿勢の発達を促すためには、うつぶせの姿勢で頭や背中の筋肉が重力に逆らって働くような遊び方を促します。たとえば、ハンモックにうつぶせで乗り、前後に揺れながら前上方のかごにボールを投げ入れたり、スクーターボードにうつぶせで乗って前方から垂らされたひもをたぐりながら遊ぶ活動は、伸展姿勢の保持を強く要求する難易度の高い遊びです。最初はスクーターボードで、ロープを持ち、それを引っ張ってもらう遊びや、坂をうつぶせで滑り降りるだけでもよいでしょう。そのほか、スイングにうつぶせで乗り、ロープやフラフープ、棒などを持ってもらってそれを引っ張って揺らす遊びも、頭から肩辺りの伸展の活動を引き出すことができます。そして徐々に遊具の支える面を減らすことにより、腹部を支持点とした頭から足までの伸展を促すようにします。前庭刺激は背中の重力に抗した筋群をよく活性化しますので、いずれにしても前庭刺激が豊富に提供できる動く活動を積極的に用いることが中心となります。

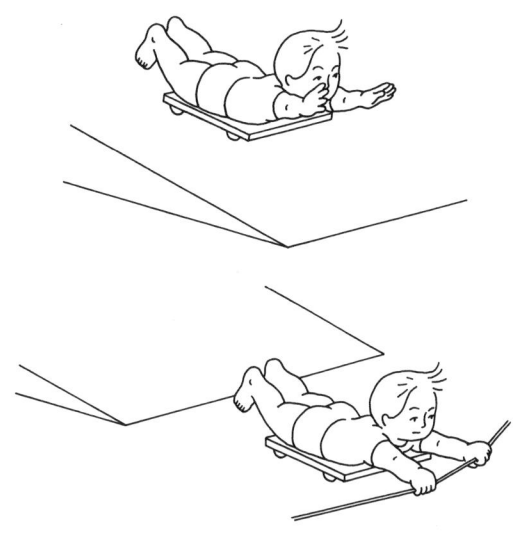

ひもを握って止まる

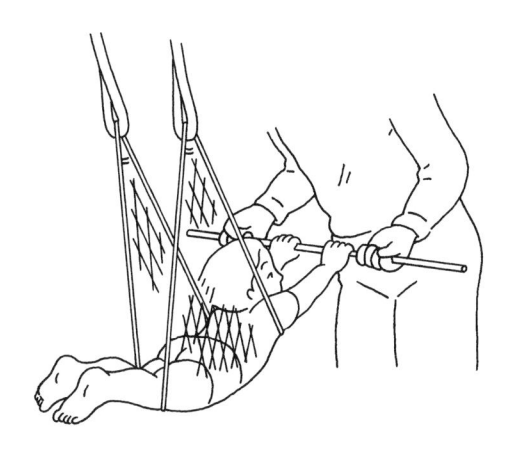

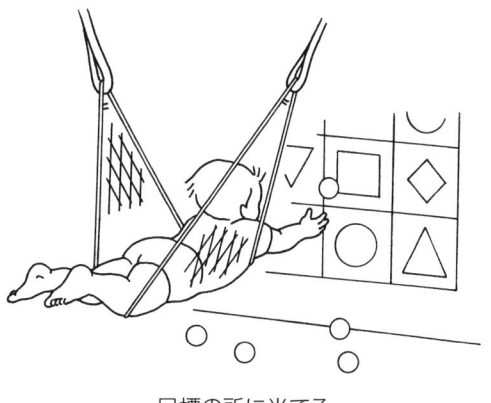

棒を握って離さない

目標の所に当てる

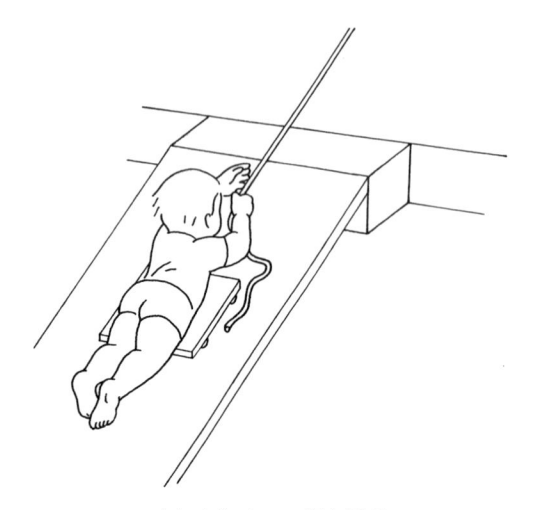

この姿勢のまま徐々にボルスターを揺らすことで、より重力に抗した姿勢に展開していきます。また、支持面が比較的安定するタイヤチューブやフレキサースイングを用いて、またがってしがみつく遊びも初期に導入しやすい活動です。これも次第に揺れを大きくしたり直線から軌道を描く揺れにすることで、瞬間的に姿勢が重力に抗する場面が増え、難易度が上がっていきます。一方、支持面が少ない支柱に垂直にしがみつく活動、たとえば、円盤ブランコなどは、足や腕、体幹の屈曲や首の強い屈曲保持力が必要となります。このように様々な遊具をうまく利用することで、要求される姿勢の難易度を変化させていくことができます。

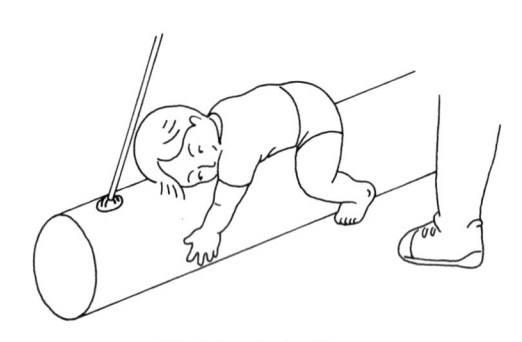

ひもをたぐって坂を登る

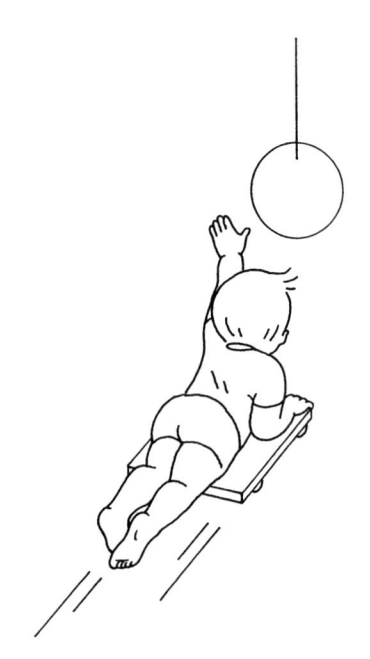

滑りながらボールをたたく

ボルスターにしがみつく

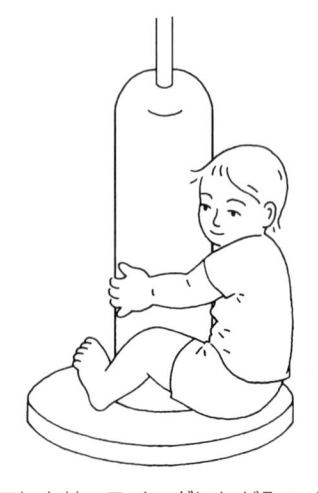

フレキサースイングにしがみつく

2. 重力に抗した屈曲姿勢の発達を促す活動

　重力に抗した屈曲姿勢の発達を促すためには、首から足の屈曲位の保持が入るような活動を提供する必要があります。からだと手足を使ってうつぶせにボルスターのような遊具にしがみつく活動は、低緊張の子どもでも可能です。

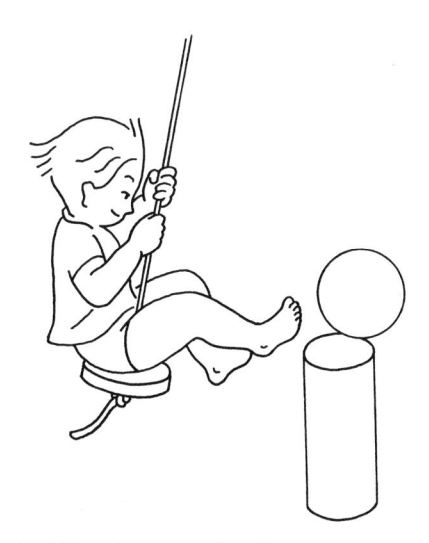

第 3 部　感覚統合療法について　139

目標物に向かって円盤ブランコを揺らす

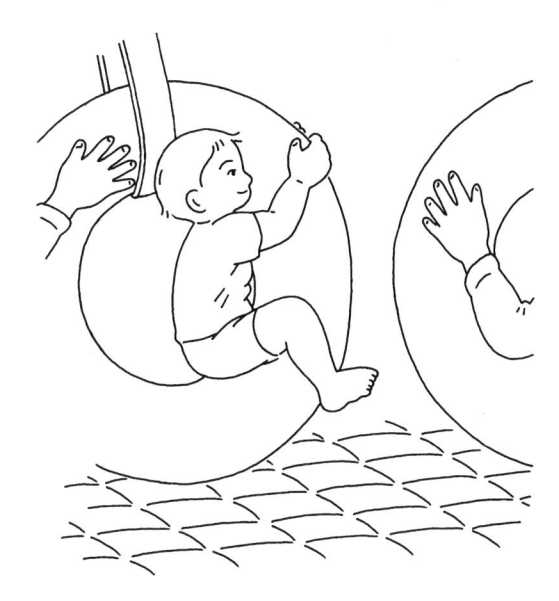

タイヤ同士がぶつかっても落ちないようにする

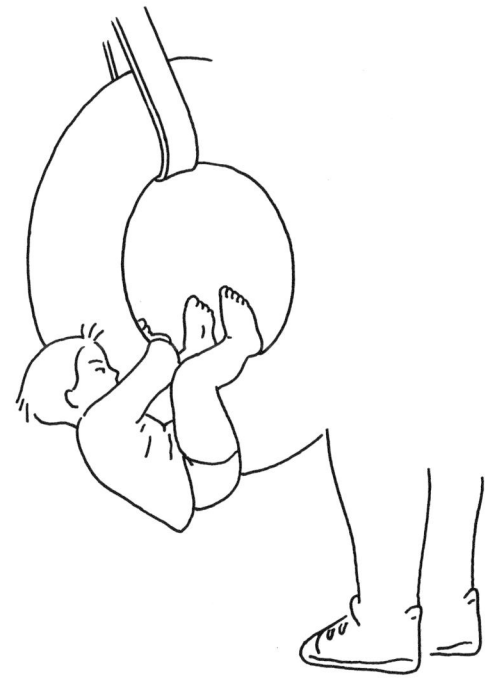

タイヤチューブにしがみつく

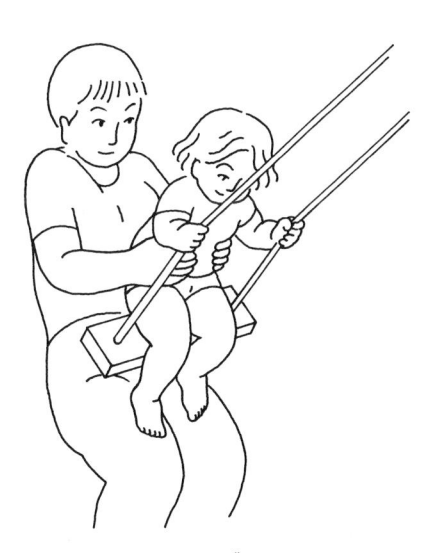

揺れが大きくなってもブランコに乗り続ける

3. 伸展姿勢と屈曲姿勢の組み合わせと姿勢の変換を促す活動

姿勢反応の発達を促すためには、姿勢が保持できると同時に、からだをひねる、左右に動くなどの動きができることも大切になります。フレキサースイングやボルスタースイングなどにしがみつき、一方の手を離して床のボールを取ってかごに入れる活動などは、からだを傾け、左右に動かすなど多様な動きを必要とします。また、吊り遊具から吊り遊具に移動する活動も多くのからだのひねりや左右への動きを引き出すことになります。このように姿勢を変換していく活動は、姿勢反応の発達を促すとともに子どもに高い運動企画能力を要求することにもつながります。ブランコなどの遊具を漕ぐことは、このような屈曲と伸展の活動をタイミングよく組み合わせないといけないので、意外に難しい遊びです。

4. 立ち直り・平衡反応の発達を促す活動

立ち直り反応や平衡反応の発達を促すためには、動く活動の中で「重心移動」や「回旋運動」を引き出していきます。今まで紹介した活動でも平衡反応は促されていますが、以下に平衡反応の発達を促す活動の視点をまとめてみます。

①からだは支えられていて、頭の位置だけ

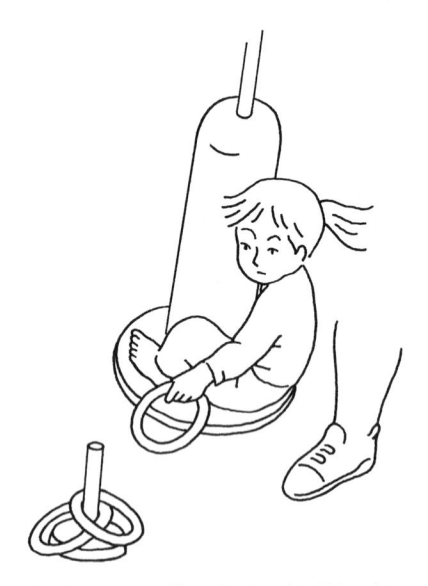

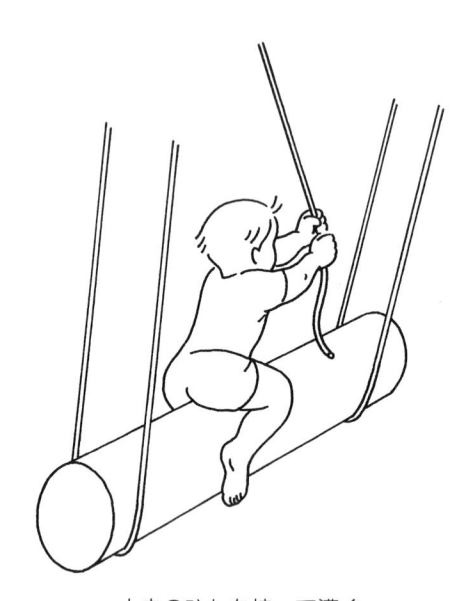

フレキサースイングに乗りながら輪投げをする

中央のひもを持って漕ぐ

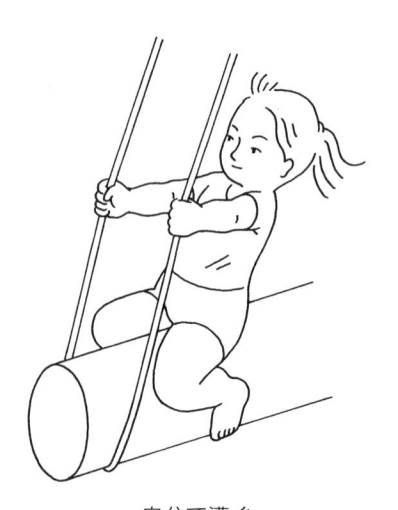

自分で漕ぐ

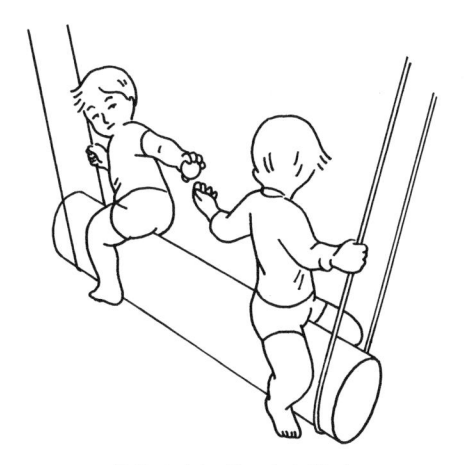

第３部　感覚統合療法について　141

後ろの人にボールを渡す

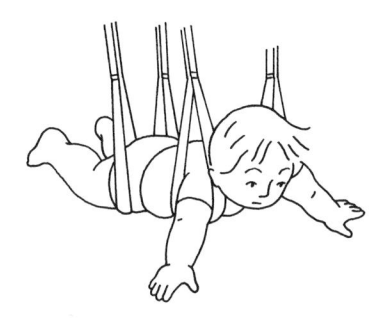

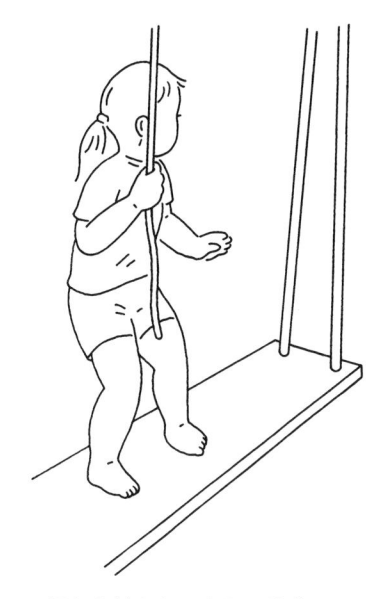

板から落ちないように移動する

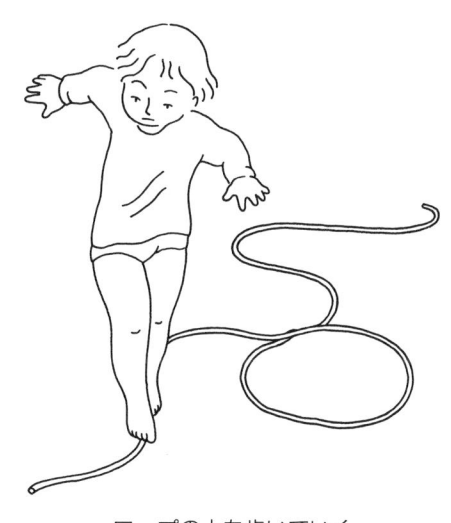

ヘリコプターに乗って伸展姿勢をとる

ロープの上を歩いていく

子どもがコントロールすればよい活動から、立位など支持面が小さくて全身でバランスをとらなくてはならないような活動へ

②からだの中心の軸をつくる活動(左右対称的活動)から、中心より外の空間に働きかける活動(腕を伸ばすことによるからだの回旋や重心の移動を使う活動)へ

③うつぶせや座位などの低い姿勢から立位姿勢へ

④ゆっくりとした少しの動きに対応する活動から、非予測的で、急な大きい動きに対応する活動へ

⑤より能動的で複雑なからだの動き(運動企画)を要求する活動へ

　一般に平衡反応をバランス反応ともいいますが、これには動的なバランスと静的なバランスの二つがあります。平衡反応が未熟な子どもの中には、片足立ちのような静的なバランスを維持することが苦手で、絶えず姿勢が崩れ、一見よく動くように見えることがあります。このよ

うな子どもの場合、揺れ遊具につかまってもらい、遊具を様々な傾きやスピードで動かして姿勢を保持してもらい、自分のからだの傾き、変化を感じてもらうような遊びから入るとよいと思います。

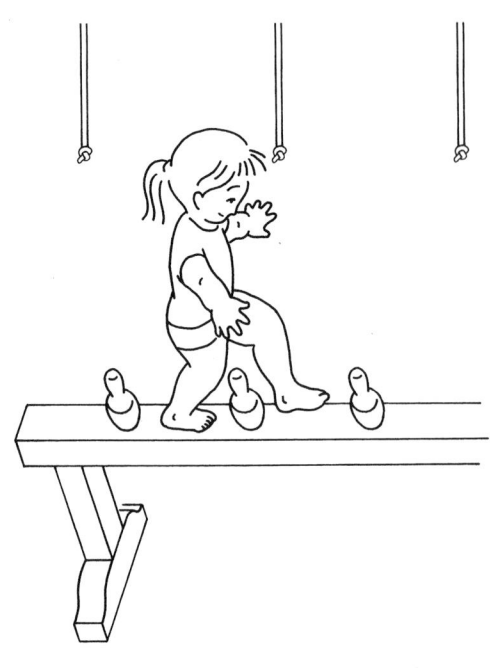

ロープをつたいながら
ピンを倒さないように渡る

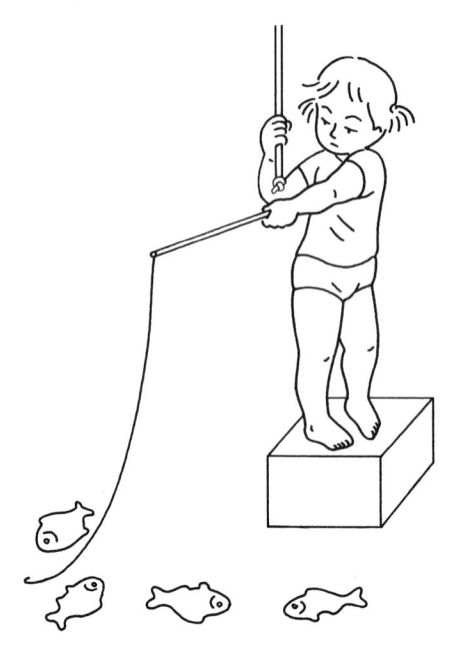

体をねじってさかな釣り

Q84 からだの使い方の発達を促す遊び方を教えてください。

　自分のからだをうまく使いこなす力を感覚統合理論では行為機能（praxis）と呼びます。この機能は大きく、観念化、運動の企画、運動の遂行、の三つの過程を含んでいます。

　観念化（ideation）は、楽しく遊ぶためのいろいろなアイデアを思いつくことといってよいでしょう。アイデアが乏しい子どもは、遊びのレパートリーが少なく同じ遊びを繰り返したり、試行錯誤も少なく慣れた環境を好む傾向があります。また、遊びの発想が自分のからだの能力に見合わないもの（例：空を飛ぼうと思う）になる子どももいます。つまり観念化は、自分のからだに関する適切な情報をもとにした認知的な力ということもできます。

　運動の企画（planning）の力が弱い子どもには、行動の順序やタイミング、段取りなどがうまくできない様子がよく見られます。

　運動の遂行（execution）能力とは、思った行動を現実の運動行為として実現する力のことです。極端な例ですが、100ｍを10秒で走りたくても、トップアスリート並みの身体能力を備えていなければ、思いはあっても現実の行為はできません。実際には、私たちは常に自分の力を実感し、それに見合った行為のプランを立てています。しかし、特に発達期にある子どもの身体能力は日々変化しますので、からだを動かしてその情報を絶えず確かめる必要があるのです。

　これらの能力は、体性感覚や前庭感覚、固有感覚、視覚などからの情報を基盤として育まれます。からだの地図（身体図式）はこれらの情報を統合してつくられますし、実際に環境に関わる際には、視空間知覚やもののイメージ、発想の力（時には言語機能）とともに働きます。行為機能を育てることは、これらの力も一緒に育てることにつながります。

1．楽しく遊ぶためのアイデア

　アイデアが乏しい子どもを目の前にした場合、私たちはまず、子どもが遊び環境をどのようにとらえているのかを観察しなければなりません。そして、同じ遊具でしか遊べない子どもであれば、それが、遊具のイメージが広がらないのか、関わり方のレパートリーが少なくて何に対しても同じ遊び方をするのかを見極める必要があります。

　前者の理由であれば、なじみある遊具から似た遊具へ、そして異なる遊具へと徐々に体験を広げる支援が必要ですし、後者であれば、関わり方のレパートリーを増やす支援を行う必要があります。いずれにしても、最初は様々な遊び方を体験してもらえるよう、こちらが多くのモデルを提示し、必要なら直接的にからだや手足を誘導して、運動行為に必要なメニューを提供することから始め、次第に子どもの"ひらめき"を刺激し、育てていく必要があります。

　言語で表現できる子どもであれば、子どものプランやイメージを説明してもらったり、いろいろな遊び方を一緒に工夫して遊ぶこともよいでしょう。このように子どものプランをできるだけ引き出して尊重し、そこにこちらのアイデアを加えておもしろい遊びになるように支援することが大切です。

2. 身体図式の発達を育てる遊び

前述したように様々な感覚系からの情報を基盤とした身体図式を育てるためには、全身を使った触覚遊び（小麦粉粘土やボディペインティング、ボールプールやお米のプールの中での宝探し、マッサージやシェービングクリーム遊びなど）や、全身に圧迫や力が入る活動（マットの下をくぐる、弾力性のある布の下を這っていく、全身で障害物を押すなど）の遊びもお勧めです。

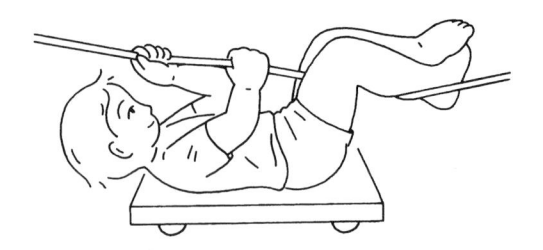

スクーターボードに乗り、手で引きながら進んでいく

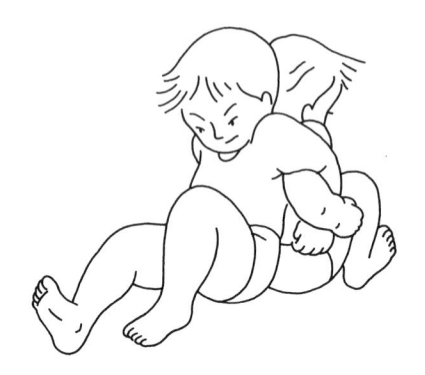

腕を組んで目標地点まで移動する

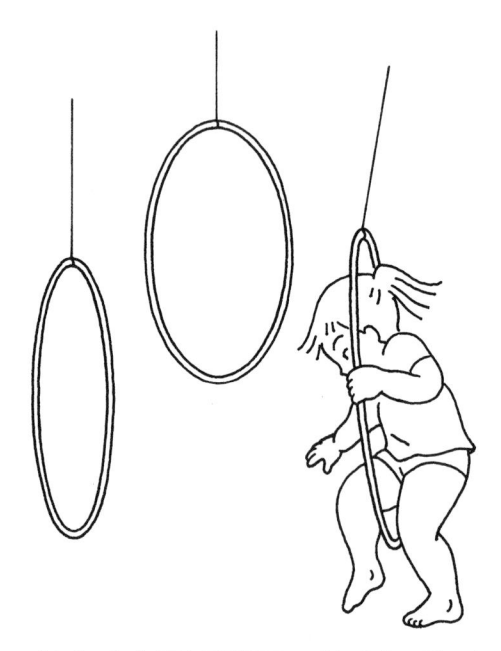

ゴムのついた高さの違うフープをくぐっていく

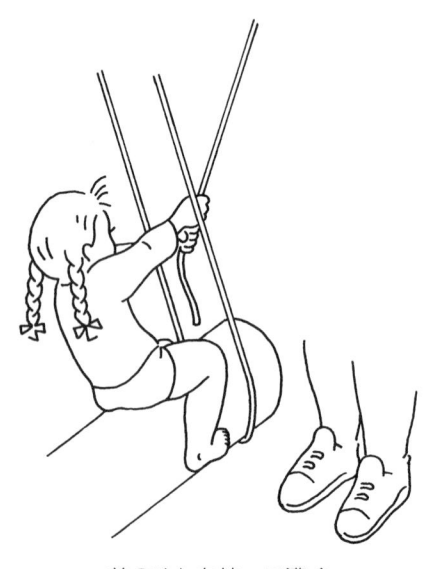

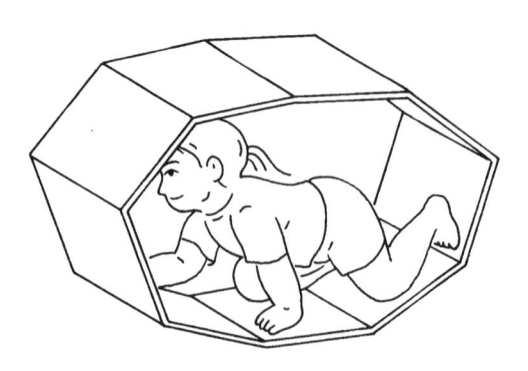

ダンボールの中に入って進む

前のひもを持って漕ぐ

3. 順序の組み立て能力を育てる遊び

　運動の組み立てを苦手とする子どもには、最初は単純な遊び（たとえば、子どもがただ遊具につかまって、からだを支えるだけの活動）から始めるのがよいでしょう。子どもにボルスターに座ってもらい、こちらが揺らしてあげる活動は、遊びの組み立て能力をほとんど要求せずに子どもが楽しめる活動です。そこから次第に単純な動きの繰り返しに進めていきます。ロッキングホースを動かすような遊びは、からだの単純な前屈、後屈の組み合わせで楽しめる遊びです。そして次第に遊びに複数の要素を組み合わせていきます。たとえば、子どもも操作する物も動かない単純な組み合わせ（遊具を持ち上げる、支える、ぶら下がる）から、子どもが動いて物が動かない遊び（ボルスターに乗りながら前に置かれた大きなポールを足で倒すなど）、または子どもは動かないけれど物が動く遊び（転がるボールを受け取るなど）に、そして最終的に複雑な運動の組み合わせ（結ったスイングの上を渡る活動など）へと進んでいきます。

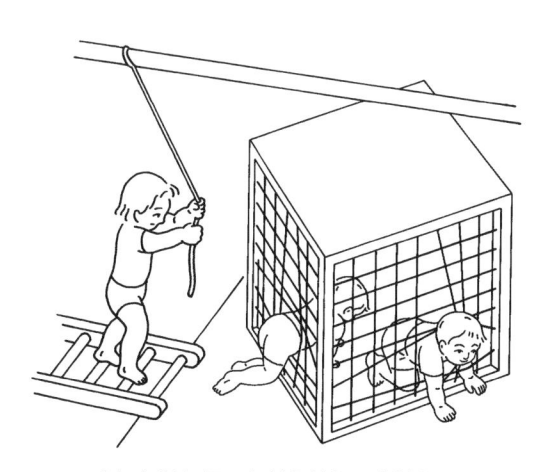

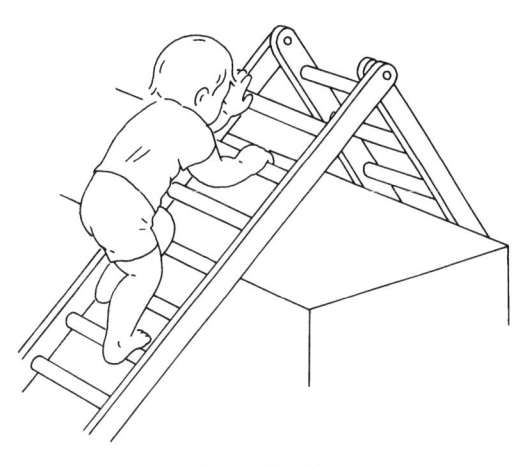

はしごの登り降り

ひもを握り伝いながらはしごを渡り、
ゴムでできた障害物をくぐっていく

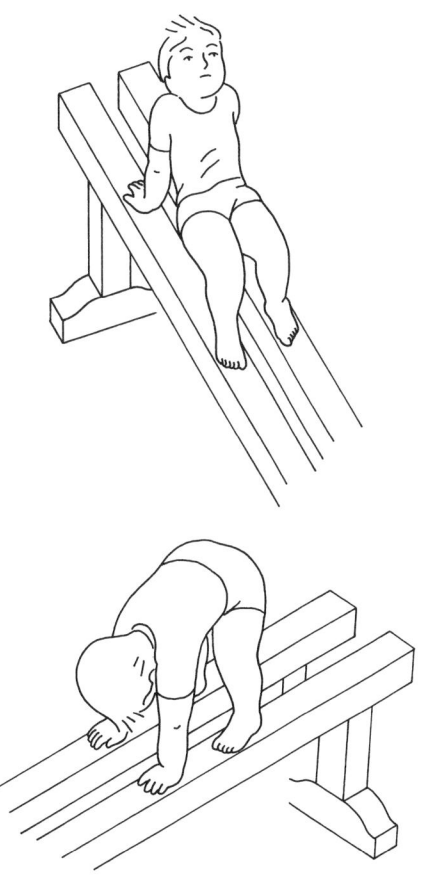

いろいろな姿勢で2本の平均台を渡っていく

より複雑な運動企画を要求する遊びにするためには、子どもにとって新しい環境や遊具で、子どもが自分で工夫しながらからだをタイミングよく、かつ連続的に動かすような遊びがよいと思います。また、遊具が動く空間や自分の身体図式から予測される空間、動きの変化の予測など、子どもが様々な動作の予測をしながら自分の動きを準備するようなものもよいでしょう。たとえば、遊具に乗り動きながらボールを投げたり、転がってくるものにぶつからないようにタイミングよくジャンプするなど、左右の協調運動やリズム、手足の協調運動も必要とするものもよいと思います。このような段階づけは、子どもの力に合わせながら少しずつ調整していきます。

4. 構成能力を育てる遊び

構成能力と運動企画能力はとても深い関係があります。構成は、空間における位置関係、手順や物の操作、分析力と統合力など様々な能力が統合されて初めて可能となります。そのような課題には、平面を利用した2次元的な構成のみでなく積み木やブロックなどのような3次元的な構成課題があります。市販のパズルや積み木、ブロックなど、このような構成能力を育てようとする教材は数多くあります。しかし、できれば大きな遊具同士を組み合わせて、子どもがくぐったり登ったりできる遊び空間を

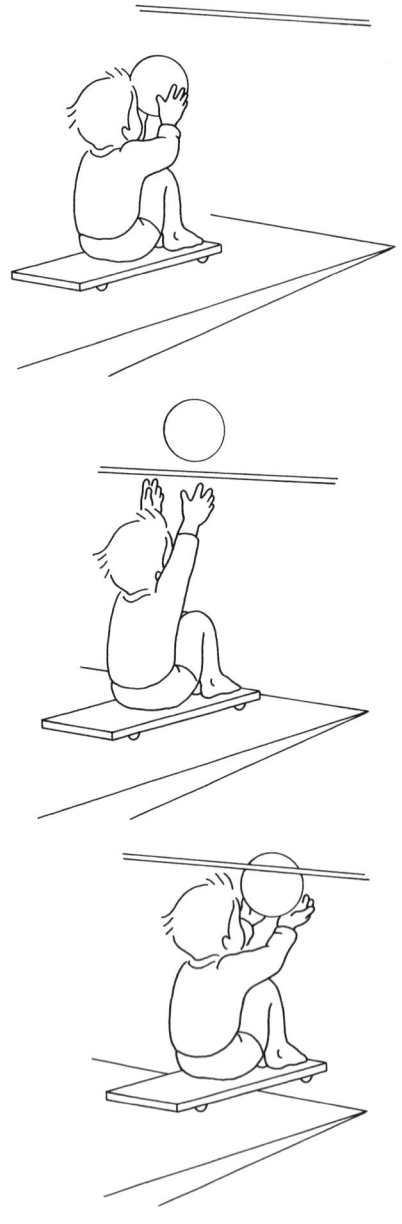

スクーターボードに乗りボールを投げ、落ちてきたボールを取る

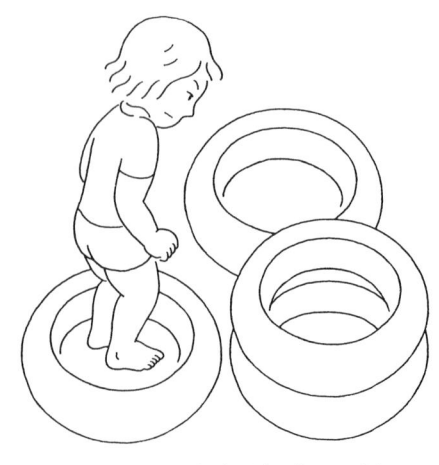

両足でいろいろな高さをジャンプする

作ったり、それらを最後にきちんと片づけたりするような遊びのほうが、自分のからだと遊具の位置の情報や力加減、バランスなど豊富な感覚情報を得ることができ、お勧めです。

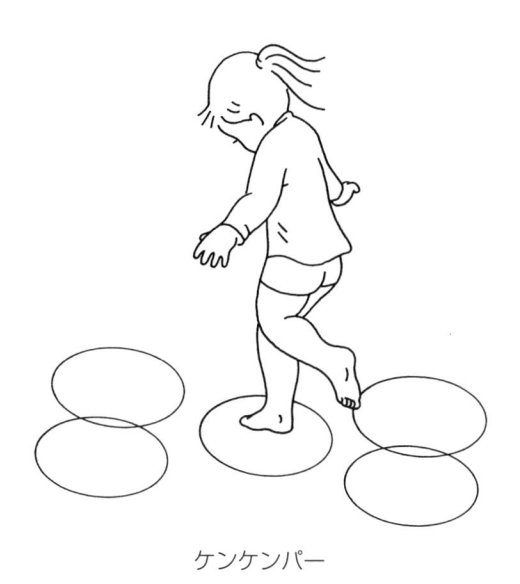

ケンケンパー

5. 細かい手先の操作を育てる遊び

運動企画の力が弱い子どもの多くは、手先の操作も苦手でいわゆる「不器用さ」を示します。ゆえに手先の器用さを育てるためには、まずダイナミックな遊びで全身の運動企画の力を育てながら、からだの動きに合わせて適切に腕や手を使用する遊びから始めます。その基礎として、四つ這いでからだをしっかり支える手の遊びや、ぶら下がったり引っ張ったりなどのしっかりした握りの力を育てる遊び、駐車場や壁に大きな絵や線を引くような動作から、徐々に手先の細かい操作課題へと進めていきます。

このような遊びを行う際、以下の点に注意する必要があります。

＊子どもの行為機能の発達レベルを把握し、適切な挑戦レベルの課題に仕立てること。

＊常に新しい活動で脳が新たに運動を組み立てていく機会を提供するように進めていくこと――同じ活動を繰り返し行い、その動作をマスターさせようという考え方では、運動企画の力は育ちません。このような方法は、生きていく上でやむを得ない場合、私たちも使いますが、このような方法で獲得された能力は「スプリンタースキル(断片的技能)」と呼ばれ、その課題はできるようになるかもしれませんが、決して器用になったというわけではありません。つまり、縄跳びができるようになったから自転車に乗れるようになるというわけではないのです。感覚統合の指導の考え方は、特定の課題ができるようになることではなく、そのような課題もできるようになる基本的な脳の力を育てることです。

＊遊びに対するモチベーション、遊びたいという気持ちを引き出し、子どもが能動的に遊びを創り上げていくように仕立て、決して無理強いしたり、訓練のように繰り返しやらせないこと――「能動性」、「主体性」、「意欲」などは、子どもが自分の脳を育てていくための基本的な要素です。感覚統合の理論に基づいた支援ではこれらのポイントが非常に重要となります。

Q85 左右のからだを協調して使えるようになるための具体的な遊び方を教えてください。

　左右の脳が情報を連絡し合い、その結果左右の手足などが協調的に使えるようになることを、感覚統合理論では両側統合の発達と呼びます。また、左右の脳がきちんと機能分担し、ある能力は左の脳のほうが得意（例：ことばは左脳）などの特徴が出てくることをラテラリティの発達といいます。感覚統合の研究から、これらのつまずきが前庭情報処理の問題と関連することが示唆されていますので、このような能力を育てるために、前庭感覚系の情報処理を豊富に使う活動と組み合わせて、左右の協調運動を育てる活動を提供します。

1. からだの中心軸の確立を促す遊び

　左右の協調のためには、まず自分のからだの真ん中にある垂直軸が発達することが、それを中心とした左右の方向性や平衡反応に必要な重心移動の力が発達する基盤となります。からだの中心軸の発達のためには、両手を中心で使う活動を通して、左右を対称的に使用する遊びをまず準備します。たとえば、ボルスタースイングで遊具の真ん中にロープがあるものは、両手でそのロープにつかまると、からだを自然にその中心で支えることになります。そして軸がぶれることなく対称的な姿勢を保持できるようになったら、徐々に片手でボールを投げるなど、非対称的な動きを引き出す遊びに展開していくとよいでしょう。

　また、からだの中心にある口を使った活動（笛を吹く、風船を膨らませる、ガムを噛むなど）も、からだの中心軸を育てる方法として有効であるといわれています。

2. 正中線交叉を促す遊び

　からだの中心線を越えて反対側にあるものや空間を操作する活動は、右の脳と左の脳が協調して働かなければならないため、脳がからだの左右から送られてくる情報をどの程度うまく統合しているかを表しますし、また、そのような脳の統合を促す活動にもなります。

　遊びの例としては、ボルスターなどの揺れ遊具にまたがって座り、からだの中心でロープを握ってからだを支えながら、投げる手と反対側にあるかごの中にボールを入れる遊びなどが挙げられます。このような遊びをする際に大事なことは、子どもが意識することなくこのような回旋や交叉の運動ができるように促していくことです。そのためには、遊具の位置やボールを渡す位置など、さりげないところに工夫が必要

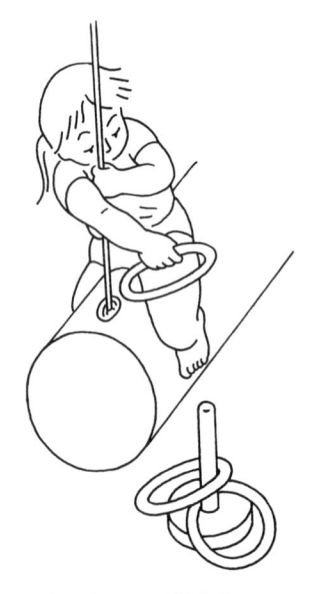

腕を交叉して輪を取り、
反対側の目標物に入れる

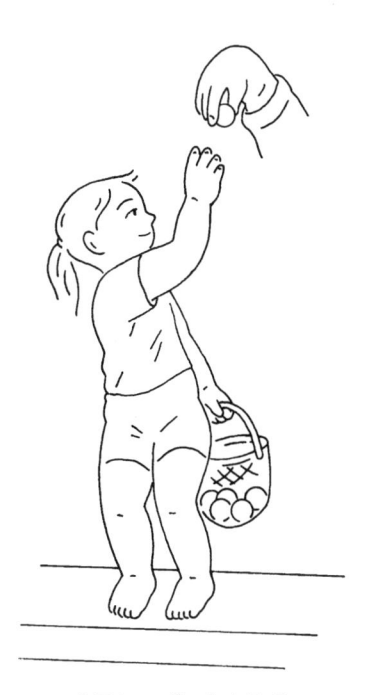

第３部　感覚統合療法について　149

交叉してボールを取る

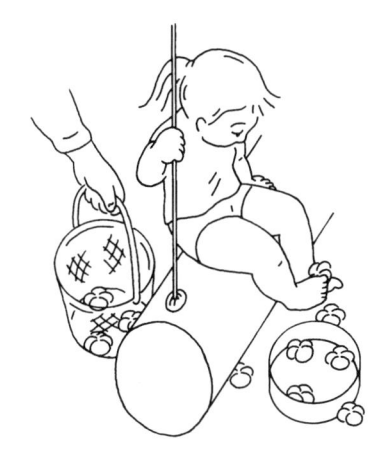

足でお手玉を取り、かごに入れる

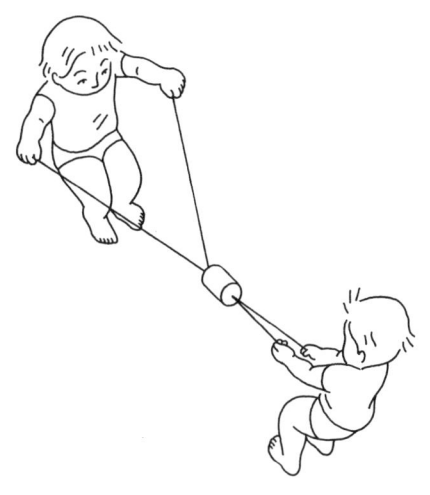

両腕を広げて相手側へブイを移動させる

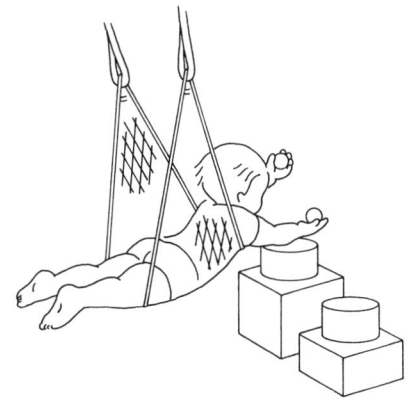

ハンモックに揺られながら
ボールを同時に入れる

となります。

3. 両側の協調運動の発達を促す活動

　両側の協調運動とは、からだの左右の協調した運動のことです。ボールを両手で受け取る動作は、この両側の協調運動を必要とする遊びのよい例で、私たちが行う多くの活動は両側の協調を必要としています。

　たとえば、ひも結びやひも通し、紙を切る、ボタンはめなどの動作を想像してください。どの動作でも利き手が主な動作をしている間、非利き手がその動作を補助しています。

このような遊びの段階づけとして、スクーターボードを使った遊びを例にすると、以下のようになります。

- 第1段階——うつぶせで乗り、坂を滑り降りながらからだの左右に置かれた輪を取って、前方の輪投げに入れるような、左右が対称的な両側の運動
- 第2段階——左右の輪投げの位置をずらして置き、そこに順番に輪を入れるような、左右が非対称的な連続した両側の運動
- 第3段階——順序のある運動行為で、左右の動きが非対称なもの

いずれにしても子どもの力に応じた活動の工夫を行い、達成感のある遊びを提供する必要があります。

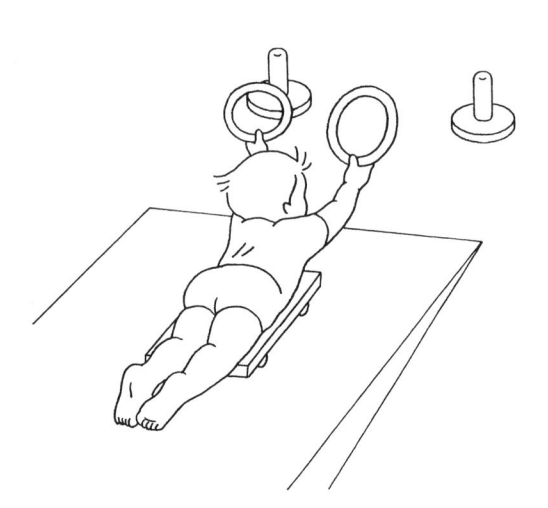

第1段階：両手同時に輪を入れる

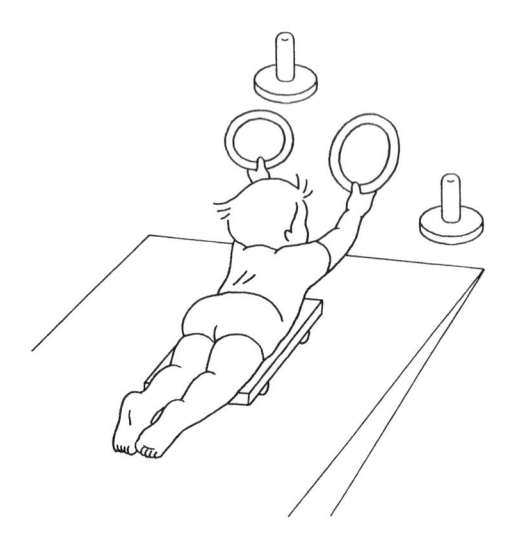

第2段階：輪投げの位置をずらす

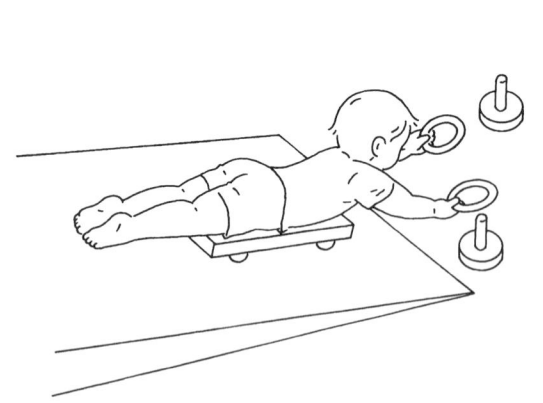

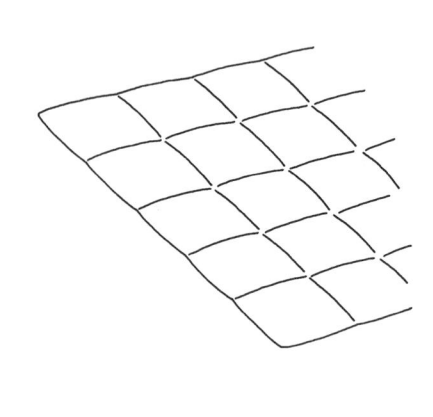

第3段階：輪投げをした後、マットの上で横に転がる

Q86 感覚統合療法では、他の子どもに対する関心、社会性に対しての指導は行われるのでしょうか？

「人は社会的動物である」といわれているように、人は一人では生きていくことが難しい生き物です。子どもの発達を見ると、生まれてすぐから養育者との関係が生まれ、それが家族や親しい近所の人へと広がり、幼稚園、学校では同年齢の子どもや先生との絆へと対人関係が広がっていきます。遊びも一人遊びから並行遊び、協同遊びへと一人から他人を意識するようになり、複数で協力しての遊びへと変化していきます。その中で子どもは対人関係や社会のルールを学んでいきます。感覚統合の発達につまずきがある子どもの家族から、「友だちとうまく遊べない」「すぐにけんかをする」「友だちと関わろうとしない」「ルールを守れない」といった訴えをよく聞きます。感覚統合の発達モデルでは、乳児期の保護者との関わりから、社会性に関連した項目としての自尊心、自己抑制、自信といった最終産物までが挙げられています。つまり、感覚統合の指導は、人との安心した関わりや社会性を育てることにも貢献しているといえます。

たとえば感覚がとても過敏なため、抱かれたりお風呂に入れられるのを恐怖と感じてしまう赤ちゃんにとって、保護者は「安心できる人」とはなりにくいでしょうし、保護者にとっても赤ちゃんが「育てにくい、可愛くない子ども」と映るでしょう。また、行為機能が未熟で運動が不器用な子どもは、からだを使った遊びがうまくできず、その結果、遊びの仲間になかなか入れないかもしれません。触覚や聴覚に過敏性がある子どもの場合、休み時間は友だちと遊ばず、静かな図書室で過ごすこともあるかもしれません。固有感覚を感じ取りにくい子どもの場合、友好の「しるし」として友だちの肩をたたくときに力加減ができず、強くたたきすぎてけんかになるかもしれません。

このように、感覚統合の発達につまずきがある子どもたちは、様々な理由で対人関係に困難をもつ可能性があるのです。その意味で、感覚統合療法では、それぞれの子どもが抱える発達のつまずきを解明し、そこに指導の焦点を当てることで、子どもの社会性の発達にも貢献することになります。また、指導を進めていくうちに対人関係を中心とした集団活動が有用であると判断された場合、具体的に集団活動を行う中で、対人、社会性の発達プログラムを組み込むこともあります。集団活動の魅力は、大人との関係では得られない同年齢の子どもたち同士の相互作用にあります。そして、感覚統合理論を用いた集団プログラムでは、感覚運動遊びを中心とした身体活動を子ども同士で共有することが特徴です。初対面の人と何もない状況でことばでコミュニケーションをとるのはとても難しいですが、楽しい活動を一緒に行い、からだとからだで他の人と関わることが、コミュニケーションの第一歩ともなります。こうした中で、友だちとどのようにうまく関わるか、対立した場合どのように対処するか、大人の見守りや支援によって多くの学びや経験を提供できることも集団プログラムの魅力です。

Q87 いくら誘っても感覚統合遊具に乗りたがらないのですが、どうしたらよいでしょうか？

まず、このお子さんが遊具に「乗りたがらない」理由を考える必要があります。感覚統合で用いる遊具はブランコやボールプールに代表されるように、前庭感覚、触覚、固有感覚などの感覚を様々な形で豊富に提供するために作られています。

感覚調整障害がある子どもは、そこで提供される感覚の種類や量が苦手で特定の遊具を避けることがよくあります。揺れる遊具が怖くて乗ろうとしないのであれば、スクーターボードや毛布そり、すべり台のような遊具で遊ぶことから誘ってみるのがよいと思います。また、大人がしっかりからだを支えてあげて、子どもに安心感を提供しながら一緒に遊ぶのもよいと思います。

そのほかにも乗りたがらない理由として、どのように遊具に関わったらよいかわからなかったり、また、中には大人の誘い方が子どもに恐怖や抵抗感をもたせてしまっている場合もあるかもしれませんし、新しい場所や人に対して抵抗があるためになかなか遊べないこともあります。前者の場合、ただ「遊んでおいで」と言われても、子どもはどうしたらよいか戸惑ってしまうでしょう。まずは、他の子どもが遊んでいる場面を見てもらったり、大人が遊んでみせたり、一緒に遊具に乗って遊ぶことから始めるのもよいかもしれません。

後者の場合、無理に遊びに誘うより、子どもの「嫌」という気持ちを受け入れ、子どもに遊びの選択権や拒否権があることをしっかり示すことも大切です。いくつかその子どもが興味をもちそうな遊具を見せて、その中から選んでもらうのもよいかもしれません。まずは、新しい場所がどんなところなのか、保護者と一緒に探索してもらうところから始めることもできます。

いずれにしても、子どもの興味や発達の特性、困り感などを把握して、さりげなく上手に遊びに誘う必要があります。無理強いなど、大人が遊ばせようとする意図を丸出しにしたり、焦るとかえってうまくいきません。

Q88 人との関わりが難しい自閉症児に対しての注意点や具体的な関わり方を教えてください。

　自閉症をもつ子どもは、人との関わりやコミュニケーションなどに困難があるために、話しかけても反応せず人に興味を示さないように見えることも多くあります。そのため、うまくセラピストと一緒に遊びを始めることが難しく思えることがあります。また、一つの遊びにこだわってしまい、なかなか遊びの展開がしにくいこともよく経験します。

　支援を考える際、私たちはまず自閉症をもつ子どもの感覚特性や認知特性を理解する必要があります。もちろん、ひとくちに自閉症といってもその特徴は様々ですし、その程度も多様です。ここでは、比較的言葉でのコミュニケーションが難しい自閉症の子どもをイメージしてお話ししてみたいと思います。まずはその子どもが好きなものや得意なことについて情報を集めてみてください。

　ある自閉症の子どもは、家でもぴょんぴょん跳ねたり、家具の上に乗って飛び降りることが好きです。また別の子どもは、針金でできたハンガーをくしゃくしゃに丸めて窓から投げるのが好きです。前者の子どもは、トランポリンなどの前庭感覚や固有感覚が豊富に入る活動には興味を示してくれる可能性があります。後者の子どもは、特にぶら下がったり引っ張ったりと手に固有感覚がたくさん提供できる遊びや、すべり台や雨どいなどを利用してそこからボールを転がして遊ぶなど動く視覚刺激に興味をもってくれるかもしれません。

　次に、このような遊びをどのように繰り返すことができるか、観察してみましょう。一般に、因果関係が明確で同調性が高いもののほうが理解しやすいので、トランポリンであれば、一緒に乗って「イチ、ニ、サーン」や「ぽん、ぽん、ぽーん」などと声も一緒にかけながら、「サーン」で大きく上に引っ張り上げるなど、コントラストの大きい前庭刺激や固有刺激とともに声の調子も併せて提供してみます。ここで大切な点は、単純、明快で因果関係がわかりやすい遊びを繰り返し提供してみることと、子どもにとってしっかり受け入れることのできる感覚入力を組み合わせることです。さらに、できればその感覚を提供しているのが物ではなく人であり、その人に働きかけるとまた同じような体験ができることを理解してもらえるよう働きかけます。

　自閉症の子どもが自分の手を目の前にかざして振る動作や機械的なおもちゃの操作を好むことは、同調性が高く、因果関係が明確なものが理解しやすく、結果として興味を示しやすいことを示しています。操作と反応は一対一であり、どんなときでも同じボタンを押せば同じ反応を示します。同じボタンを押したにもかかわらず昨日と今日で反応が異なることはありません。一方、人はどうでしょうか。お母さんのお腹を同じように押したからといって、いつも同じ反応が返ってくるとは限りません。人は機械と違って、外的・内的環境により行動を変化させるので、自閉症の子どもにとってはわかりにくいのだと考えられます。

　また、自閉症の子どもは、独特な感覚の受け取り方をしていることが多く、刺激に極端に敏感だったり、逆に気づきにくかったりします。自閉症の子どもによく見られる、扇風機を見つ

める、丸い物を回して見る、バレリーナのようにぐるぐる回る、頭を振る、からだを揺らすなどの行動は前庭刺激を、壁をたたく、爪先で歩く、嚙むなどは固有刺激を自ら入力することで、自分の脳の状態を整えようとしていると考えることができます。子どもたちがよく見せる固執傾向や儀式的行動、同一性の保持なども、このような独特な認知世界と関係していると理解することもできます。

　感覚統合療法は、自閉症の子どもが関わることが難しい「人」との関係を、受け取り方が極端になりやすい「感覚刺激」を注意深く提供することでつくり上げていくところが大きな特徴です。そして、具体的な物理空間に様々に関わることを通して、より複雑な行為機能や認知の多様性を育てる方向に活動を展開していきます。ここで特に注意しなければならないのは、自閉症の子どもたちは遊びがパターン化しやすいので、活動はわかりやすく、しかし少しずつ変化させることも重要なポイントになることです。また、子どもがセラピストを意識し、子どもが求める感覚刺激を何らかの形でセラピストに要求できるように（ことばにならなくとも表情や動作、発声でも）、そのサインをセラピストがしっかり読み取りながら進めることも重要です。

　このようなプロセスを通して、感覚遊びを媒介としたコミュニケーション能力や対人意識を育てることができます。

Q89 からだの不自由な子ども（主として脳性まひ児）に対して感覚統合の考え方は使えますか？

　からだの不自由な子どもの代表的な疾患として脳性まひがあります。脳性まひ児は比較的重度の脳の機能障害をもつため、早期から医療的な管理やリハビリテーションが始められることが多いと思います。子どもの重症度によって必要とされる支援も様々ですが、からだの機能の問題に対してはボバースによって提唱された神経発達アプローチなどの治療法が世界的によく用いられています。

　感覚統合療法はもともと学習障害を中心とする発達障害児を対象に発展してきた理論ですので、からだの麻痺の改善を目的とはしていません。しかし、脳性まひの子どもも感覚面の問題を抱えていることが多く、その面の子どもの状態を理解し、対応や支援を考えていくことに感覚統合の考え方も役立つと思われます。たとえば重度な子どもの場合、働きかけに対する反応が弱くわかりにくいため、刺激を感じていないと思われて強い刺激を提供されてしまう場合がありますが、実は過敏さをもっているために日常生活で受ける刺激が強すぎて適切な行動につながっていないこともあります。このような場合、環境を整え、入ってくる感覚刺激を調節してあげることで、表情や運動に変化が見られる場合もあります。また、運動麻痺や異常な緊張のため思うように動けないでいるだけで、実は多くの動く刺激を必要としているように見える子どももいます。このような場合、姿勢の保持を助けながら、豊富な前庭や固有、触覚刺激を提供できる活動を行うこともできるでしょう。

　このように、子どもの感覚刺激に対する反応や運動能力を見定めながら、様々な感覚刺激が提供される遊び活動を行うことは、子どもの全人的な発達を促し、子どもとしての生活を充実させる活動の一助になるかもしれません。

　しかし、脳性まひの子どもにはてんかん発作や異常な筋緊張など、配慮しなければならない問題がたくさんあるため、このような子どもたちと関わるには、感覚統合の理論だけではなく脳性まひに関する知識や経験も必要となります。いずれにしても、子どもが楽しんでいる様子や集中して取り組めている様子（適応反応）を注意深く確認しながら関わることで、感覚統合の考え方を生かすこともできると思います。

Q90 感覚統合療法の効果はどのように判断されるのでしょうか？

　感覚統合療法の効果は、生活における困り感や主訴に反映されなければ意味がありません。そこで、このような領域にどのような変化が見られたかを検討することが重要です。そのためには、家庭の中でどのような成長が見られたか、あるいは学校や保育園の中でどのような行動の変化があったかなど、毎日の様子を観察したり、担当の先生や保護者に子どもの変化について記録を取ってもらうとよいと思います。そしてその記録によって、感覚統合療法の効果が判断できる可能性があります。

　また客観的には、専門のセラピストが実施する各種検査、特に複合的な能力（発達の最終産物）を見る認知検査（K-ABC、WISC-Ⅳ、DN-CASなど）や言語の発達を見る検査などの変化を調べることも多くあります。しかし、数値として表しにくい意欲や情緒の安定、落ち着き、睡眠などに変化が見られる子どもも多くいますので、必要に応じてこのような行動の記録もとるとよいと思います。参考までに行動プログレス評価の例を紹介しますが、子どもの状態や年齢に応じて、この質問項目を調整するとよいと思います（表90）。

　いずれにしてもまずは、治療的介入を開始する前にきちんとした検査（感覚統合の発達を見る検査）を行い、どこに目標を定めて関わるのかを明確にしておく必要があります。この検査結果から一人ひとりの子どもに必要な感覚統合療法の方針が立てられ、一番効果的と考えられる活動が組まれていきます。子どもに適した指導でなければ、当然、効果は十分に得られません。

第 3 部　感覚統合療法について　157

表 90　行動プログレス評価

子どもの名前：_____　　学校名：_____
生年月日：___年___月___日（___）歳　　記録者：_____
　　　　　　　　　　　　　　　　　　　　　　　記録日：平成___年___月___日

記録方法：下記の項目は指導の結果、子どもがどのように変化したかを見るものです。現在の子ども
　　　　　の状態に該当する箇所をチェックしてください。まず、(A)(B)のどちらかを選び、次に
　　　　　よく当てはまるか、少し当てはまるかを選んでください。

No. 1

よく当てはまる	少し当てはまる	(A)	(B)	よく当てはまる	少し当てはまる
☐	☐	1. 落ち着きがなくじっとしていられない	落ち着きがありじっとしていられる	☐	☐
☐	☐	2. 行動にまとまりがある	予想のつかない行動をする（まとまりがない）	☐	☐
☐	☐	3. 無気力で、動作が鈍く、いつもぼんやりしている	いつも活発で、動作がテキパキしている	☐	☐
☐	☐	4. 短い時間しか、一つのことに集中できない	長い時間、一つのことに集中できる	☐	☐
☐	☐	5. 周りのちょっとしたことに気がとられない	周りのちょっとしたことに気がとられやすい	☐	☐
☐	☐	6. 人と話すとき、視線が合わない	人と話すとき、視線が合う	☐	☐
☐	☐	7. 家の中や公園などで他の子どもと一緒に遊ぶ	家の中や公園などで他の子どもと一緒に遊べない	☐	☐
☐	☐	8. 突発的行動は見られない	突発的行動がよく見られる（人をたたく、大声をあげるなど）	☐	☐
☐	☐	9. 危険なことはしない	危険なことを平気でする（ものを振り回す、飛び出すなど）	☐	☐
☐	☐	10. 新しい環境や刺激の多い環境に入ると、すぐに人やものに触れたがり、落ち着かない	新しい環境や刺激の多い環境に入っても、落ち着いている	☐	☐
☐	☐	11. やたらにはしゃいだり、話し出すと止まらなかったりする（大笑い、矢継ぎ早に話すなど）	やたらにはしゃいだり、話し出すと止まらなかったりということはない	☐	☐
☐	☐	12. 緊張しやすく、ちょっとしたことでびっくりしたり、うろたえたりする	ちょっとしたことでびっくりしたり、うろたえたりしない	☐	☐
☐	☐	13. 初対面や見知らぬ人に対しては平気で話しかけたりしない	初対面や見知らぬ人に対して、平気で話しかけたりする（思いがけないなれなれしさや物怖じしない態度など）	☐	☐
☐	☐	14. 自分勝手な行動が多く、仲間から外れがちになる	自分勝手な行動は少なく、仲間から外れがちになることはない	☐	☐
☐	☐	15. 発作的な症状はない	発作的な症状がある（チック、頻繁なまばたき、めまいなど）	☐	☐
☐	☐	16. 同じ動作を繰り返したり、いつも何か同じものを触ったりということはない	同じ動作を繰り返したり、いつも何か同じものを触ったり、噛んだり、もてあそんだりしている	☐	☐
☐	☐	17. 同じ遊びに対し、異常なまでに固執する	同じ遊びに長時間固執することはない	☐	☐
☐	☐	18. 一つの話題にこだわったり、同じ質問を繰り返す	一つの話題にこだわったり、同じ質問を繰り返すということはない	☐	☐
☐	☐	19. 手先は器用である	手先の不器用さが目立つ（はさみ、ボタンかけ、ひも結びなど）	☐	☐

No. 2

よく当てはまる	少し当てはまる	(A)	(B)	よく当てはまる	少し当てはまる
☐	☐	20. 全身を使った協応動作がうまくできる	全身を使った協応動作がうまくできない（縄跳び、跳び箱、鉄棒、マット、ボール投げなど）	☐	☐
☐	☐	21. 座っているときや歩いたり走ったりするとき、姿勢が不自然で手足の動きもぎこちない	座っているときや歩いたり走ったりするとき、姿勢が自然で手足の動きもスムーズである	☐	☐
☐	☐	22. 手の利き側がはっきりしなく、両手動作がぎこちない	手の利き側がはっきりしており、両手動作が上手である	☐	☐
☐	☐	23. 身体の両側を使う	身体の一側(右もしくは左)を使わない	☐	☐
☐	☐	24. 左右、上下、前後の概念ができあがっていない（右向け右、着るものの前後、左右がわからないことがある）	左右、上下、前後の概念ができあがっている	☐	☐
☐	☐	25. 日時の概念ができあがっている	日時の概念ができあがっていない（昨日、明日、明後日などを間違えることがあるなど）	☐	☐
☐	☐	26. 場所や位置を間違えない	場所や位置を間違えることがある（道順、机やロッカーの位置、デパートで迷うなど）	☐	☐
☐	☐	27. 基本的な数概念が理解されない（大小、多少の概念、10以下の数の概念など）	基本的な数の概念が理解できている	☐	☐
☐	☐	28. 形の認識が悪い（型はめパズル、形にクレヨンで色をぬるときなど）	形の認識ができる	☐	☐
☐	☐	29. 本(絵本)に書いてある文章の内容をつかむことができる	本(絵本)に書いてある文章の内容をつかむことが難しい(あらすじをつかんだり、まとめたりする)	☐	☐
☐	☐	30. 本を読んでいるときや、字を写しているとき、単語や文章をとばしたりする	本を読んでいるときや、字を写しているとき、単語や文章をとばしたりしない	☐	☐
☐	☐	31. 幼児語はほとんど使わない	幼児語が多い	☐	☐
☐	☐	32. 聞き取りやすい話し方をする	聞き取りにくい話し方をする（ことばがこもったり、不鮮明な発音であったり、変に甲高い声を出す）	☐	☐
☐	☐	33. 話しことばの内容が的を射ている	話しことばの内容が的を射ていない	☐	☐
☐	☐	34. 話しことばの順序(文法)に混乱がある	話しことばの順序(文法)に混乱がない	☐	☐
☐	☐	35. 話をしても、その内容を理解していない（指示したことを忘れてしまうか、混乱してしまう）	話の内容をよく理解している	☐	☐
☐	☐	36. 文字や数字を書くことについては問題がない	文字や数字を書くのが苦手である（乱雑な文字、文字を反対に書く、誤字、脱字など）	☐	☐
☐	☐	37. 絵を描くのが得意である	絵を描くのが苦手である（人の絵を描くとき一部が抜けたり、絵を描くのを嫌がったりする）	☐	☐
☐	☐	38. 文章を書くとき文法的な誤りが多い	文章を書くとき文法的な誤りは少ない	☐	☐

ご協力ありがとうございました

Q91 発達障害をもつ子どもの両親から「子どものために家でもできることはやってあげたい。」と言われましたが、具体的に家族ができることにはどのようなものがあるでしょうか？ また、両親が子どもと遊ぶときの注意点などはありますか？

「家でもできることは？」という質問をよく受けますが、この際、特に気をつけなければならないのは、保護者が先生のようになってしまったり、関わりが特訓のようになってしまわないように注意することです。

家庭は生活の場所であって訓練の場所ではありません。セラピストは、大勢の、そして様々な子どもたちの支援を効率よく行えるよう、訓練室でセラピーを提供することが多いのですが、子どもの生活のほとんどは家庭や学校、保育園などです。その意味では、生活の中でこそ子どもの発達は支えられなければなりませんし、促される必要があると考えます。むしろセラピーの場はその方策を立てたり、確認する場所と考えてもよいかもしれません。

それでは、どのように感覚統合の考え方を生活の中に取り入れたらよいのでしょうか。取り入れ方は、その子どもの様子だけではなく、家庭や地域の環境によっても異なります。すべてが手作り、オリジナルなものになりますし、家庭で無理なく、楽しくできることが条件となります。また、遊びだけではなく、お手伝いや趣味などの形で子どもが意欲をもって取り組めるものもよいと思います。たとえば、たくさん動きたい子どもがいる家庭では、家の中で登ってもよい家具を提供して、登ったり降りたりできる環境を用意することもできるかもしれません。また休みの日にはアスレチック公園やキャンプなどに連れて行くこともできるかもしれません。また、バランスをとることが苦手な子どもであれば、お父さんの背中の上でお馬さんごっこをして遊んだり、触覚遊びが必要な子どもであれば、お米とぎやお風呂掃除を一緒にするのもよいかもしれません。

子どもが喜ぶ遊びは、前述したようにその子どもの脳が必要としている感覚刺激がたくさん含まれていることが多いので、たとえば固有感覚が必要な子どもはサッカーやすもうなど、乱暴な遊びが好きな可能性があります。また、そのような子どもなら、小麦粉をこねて手打ちうどん作りやパン作りなども喜ぶかもしれません。

例を挙げればきりがありませんが、要は子どもが好きなことの意味を理解し、子どもが達成感をもてるように上手に応援すること、子どもの興味ややる気を大事に引き出すことが大切です。

Q92 感覚統合に関する講習会や研修会に参加したいのですが、どのようなスケジュールで開催しているのですか？

日本感覚統合学会が主催する講習会は現在、大きく分けて三つあります。以下、順を追って簡単に紹介します。また講習会に関する情報は、日本感覚統合学会会報、日本感覚統合学会ホームページ(http://www.si-japan.net/index.htm)に掲載していますので、具体的な日程などはそこで確認してください。

1. 感覚統合療法入門講習会

これには基礎コース、体験コース、実践コースの三つのコースがあります。

基礎コース(2日間)——初めて感覚統合について学ぶ方を対象としたコースです。感覚統合の考え方の概要をお伝えし、医療施設だけでなく、家庭や学校、保育園、幼稚園での活動にその考え方を生かしていただくことを目的としています。日本感覚統合学会主催の基礎コースは年間4回程度、日本各地で開催されています。

体験コース(2日間)——基礎コースを修了した方々を対象としたコースで、感覚統合の考え方を実際に体験を通して学んでいただくことを目的としています。感覚統合療法でよく用いられる遊び活動や遊具を体験していただき、遊び活動の分析、対象者に合わせた遊びの組み立て方などについて、グループに分かれて実践的に学びます。

実践コース(2〜3日間)——基礎コースや体験コースを修了した方々を対象としたコースで、実際に子どもを二人組で担当し、行動の観察の方法や子どもの特性に合わせた支援目標の立て方、特に集団活動のつくり方などについて、グループワークを通してより実践的に学びます。実践コースは年に2回程度行われますが、開催される施設によって、対象の子どもはからだの不自由な子どもから発達障害の子どもまで様々です。繰り返し参加される方にはグループリーダーになっていただき、様々な個性をもった子どもたちのグループとしての活動のリードや調整を体験していただきます。

2. 感覚統合療法認定講習会

この講習会は日本感覚統合学会会員を対象に行われ、感覚統合療法を実践する上で必要な基礎知識、対象者の理解と評価方法、治療的介入の方法を習得することを目的としています。

3. JMAP講習会

これは、日本版ミラー幼児発達スクリーニング検査の使い方と結果の解釈を学んでいただく講習会です。2日間にわたって講義や実技を行います。開催時期や場所は様々ですが、学会としては年に3回程度実施しています。20名程度の参加希望者が集まれば自主開催も可能で、その場合、学会から講師を派遣します。

4. 感覚統合講習会——教員・保育士・幼稚園教諭向けコース——

この講習会は、感覚統合理論の視点から学習障害や自閉症などの発達障害をもつ児童生徒の行動や学習スタイルを分析し、保育や学校現場での支援について考えるものです。

Q93 感覚統合療法を実践したいと思っているのですが、資格認定のためのシステムや講義内容について説明してください。

　感覚統合療法の実践を習得するためには、感覚統合療法認定講習会に参加していただくとよいと思います。この講習会に参加するためには、日本感覚統合学会の会員になる必要があります。

　この認定講習会は次の三つのコースで構成されていますが、このコースに参加する前に、入門講習会に参加しておくことをお勧めします。

　A（基礎・検査）コース——人間の発達や神経系の機能と構造など、感覚統合療法の基礎となる講義と、感覚統合療法で用いられる検査・観察技術を習得するプログラムからなり、別々に分けて受講することができます。毎年1回、夏期に9日間開催されます。Aコース終了後、検査方法のチェック（A′コース）を受けて合格することでAコース修了となります。A′コースは、最寄りのインストラクターや講師によって、検査技術のチェックと口頭試問を受けていただきます。

　B（解釈）コース——Aコースで学んだ検査・観察結果の解釈を中心に行うものです。受講生は、各々子どもの感覚統合検査のデータを持参しなければなりません。その検査結果についてグループに分かれて検討し、講師のアドバイスをもとに解釈のレポートを書いていきます。開催時期、場所は基本的にAコースと同様です。

　C（治療）コース——感覚統合療法の実施方法を学ぶもので、Bコースを修了している方が対象です。治療コースは、3日間の講義コースと6日間の実践コースに分かれています。講義コースでは、実践に必要な知識の復習、ならびに実際に子どものセッションを通して行動観察を行い、検査情報と併せて解釈と指導方針についてまとめる練習をします。実践コースでは実際に一人の子どもを担当し、4セッションを通して評価と治療の進め方を学びます。最後に、この症例についてのレポートとホームプログラムを提出して修了となります。毎年1〜2回開催されます。

　この三つのコースを修了した後に、症例報告を1例提出していただき、それが合格すると認定となります。また、これに向けて自主的に講師を呼んでレポートのアドバイスをもらうこともできます。また、次に紹介する感覚統合療法アドバンス講習会に参加し、そこで担当した症例をまとめて認定用レポートにすることもできます。

　感覚統合療法アドバンス講習会は、感覚統合療法認定講習会Cコース修了者を対象として、主として自閉症児を対象とした治療実習とケース検討など、実践に近い内容で行う講習会です。開催時期は年度によって異なりますが、前期3日間、後期3日間の予定で行われています。

　感覚統合療法ミニ実践コースは、感覚統合療法認定講習会Bコース修了者以上を対象とし、講師のアドバイスを受けながら、子どもとセッションを実際に行うものです。可能であれば、実践コースに参加する前に、このコースに参加しておくことをお勧めします。

Q94 日本感覚統合学会では、認定講習会のほかにどのような活動を行っているのですか？ また、感覚統合療法が受けられる機関名や場所、連絡のとり方を教えてください。

　日本感覚統合学会は、日本での感覚統合理論や感覚統合療法についての教育的活動や研究を行うことを目的に設立された学会です。その目的にそって、感覚統合に関する講習会、講演会の開催以外に、現在、以下のような活動が行われています。

＊日本感覚統合学会研究大会の開催
　開催場所は年度により異なりますが、毎年秋期に開催されています。内容は、会員が日頃の臨床や研究の成果を発表したり、感覚統合に関連する講演、分科会などがプログラムされています。

＊機関紙「日本感覚統合学会会報」の発行
　会報は年3回発行され、会員に送付されています。会報には、その時々の学会に関する情報や認定講習会、その他の関連する講演会の案内などが掲載されます。

＊機関誌「感覚統合障害研究」の発行
　感覚統合に関する臨床や研究成果を論文にまとめたものや文献抄読などが掲載されます。

＊感覚統合に関する研究助成事業
　日本における感覚統合理論と実践の発展を目的に、会員の感覚統合に関する研究に対して助成を行っています。

＊国内外の感覚統合研究者、実践家との交流
　国際感覚統合学会への参加や、主としてアメリカの研究者、また韓国の実践家との交流も行っています。

＊感覚統合に関する研修会への援助
　他の機関が主催する感覚統合に関する研修会に講師の派遣や後援を行っています。

　日本感覚統合学会への問い合わせについては、ホームページ(http://www.si-japan.net/index.htm)の「学会連絡先一覧」を参照の上、ご連絡ください。以下に関するメールアドレスやリンク先が掲載されています。

○療育相談窓口──お子さんに関する相談、医療療育機関の紹介など
○事務局──学会事務(入会、住所変更、会費など)に関する問い合わせ
○認定講習会──認定講習会に関する問い合わせ
○入門講習会

　また、FAXや手紙も受け付けておりますので、日本感覚統合学会事務局までご連絡ください。

Q95 発達に障害や遅れをもつ子どもたちの療育システムの中で、感覚統合療法はどのような位置づけにあるのですか？ また、今後の方向性なども教えてください。

感覚統合理論は1960年代から1970年代にかけて、当時、学習障害と呼ばれた子どもたちを対象に発展してきました。現在、この障害の概念はより深まり、日本では「発達障害」と呼ばれる子どもたちの多くの症状がこの理論の研究対象に含まれています。感覚統合理論は、学習のほかに行動、運動、情緒、社会性などの発達につまずきや遅れをもつ子どもたちの理解と支援を考えるために発展してきた理論です。

感覚統合障害とは、からだの中や外から入る様々な感覚情報の統合が困難なために、前述した学習や行動、運動、情緒、社会性などの発達がうまくいかないと想定する考え方です。この考え方は、療育に関わる様々な立場の人々にとって、子どもたちの理解や接し方の参考になる理論の一つになると思われます。ただ、発達につまずきをもつすべての子どもたちにこの考え方が当てはまるわけではありませんので、個々の子どもに合った利用の仕方を考える必要があります。

現在、"感覚統合"ということばを様々な立場の方が使うようになりました。これは子どもたちの理解と援助のためにはよいことではありますが、ことばだけが独り歩きしてしまっている危険性もあります。感覚統合のことばには、一つは広く子どもの発達支援に携わる方々の基礎理論として使っていただく方向と、しっかりトレーニングを受けた専門職が特別な指導法として使っていただく方向の二つがあると思います。前者を「感覚統合の考え方を生かした実践」、後者を「感覚統合療法」と区別して呼ぶようにしたほうが、混乱が少なくてすむのではないかと考えています。

日本感覚統合学会としては、多くの方々に感覚統合の理論と実践についてより正しく理解してもらえるよう、今後も活動を続けていくつもりです。また、感覚統合療法の適応やその効果と限界についても、今後さらに研究を重ねる必要があると考えています。そして、子どもたちがいきいきと生活できるために私たち大人に何ができるか、これからも考え続けていきたいと思っています。

感覚統合と脳のしくみの話 4

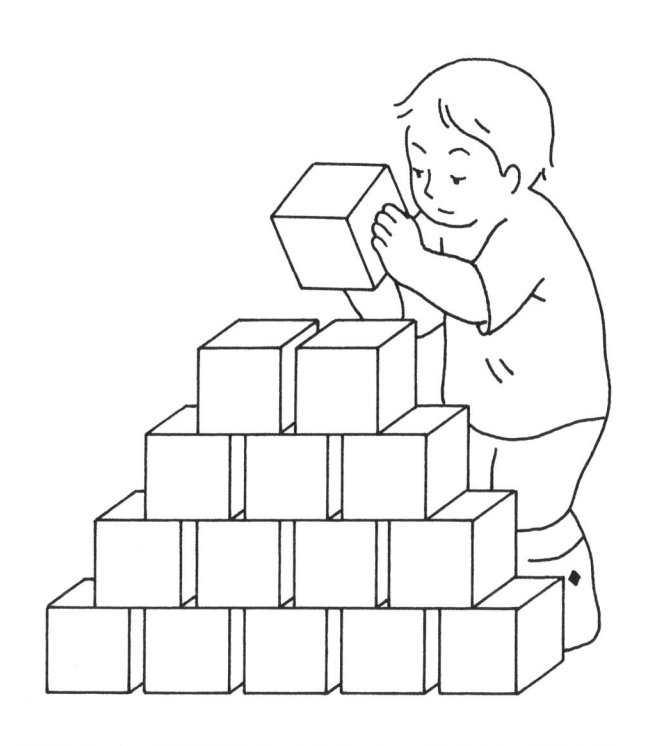

第1部・第2部では、保護者や保育者、教師などが日頃出会うことが多い子どもたちの様子を通して、感覚統合の考え方を生かした理解と対応について説明してきました。第3部では、それらの問題を解決するための専門的援助の一つとして、感覚統合療法の考え方や実際について簡単に紹介しました。第4部では、感覚統合理論の基礎になる脳の働きや感覚統合と子どもの発達との関連についてさらに知りたいという方々のために、感覚統合の考え方をもう少し詳しく説明したいと思います。

第4部を読まれる方へ

　感覚統合理論を体系化したエアーズ博士(作業療法士)は、読み、書き、計算、抽象的な思考などにつまずきを見せる子どもたちの支援について研究する中で、これらの子どもたちの多くに姿勢やバランス、注意集中力など、一見学習とは関係が薄いように見える発達の領域にも様々な課題を見せる子どもが多いことを見出しました。

　筆者もあるとき学校訪問をして、平仮名の読み書きがまったくできないで困っている子どもを教室の後ろから観察させていただいたことがあります。担任の先生によると、このお子さんの課題は読み書きのみで、多動でもないし、友だちとも仲良く遊べるとのことでした。しかし、読み書きの課題の様子を見るまでもなく、1～2分でそのお子さんがどこに座っているか筆者にはわかりました。それは、椅子に座っている姿勢がとても特徴的で、背中は左右にくねくねと曲がり、椅子の角の端にちょっとだけ腰をかけて勉強していたからです。一般にこのような場合、教師は注意をして子どもの姿勢を正そうとされることが多く、その背景に子どもの感覚統合上の問題が隠されているかもしれないとは思わないでしょうし、ましてやそれが読み書きの問題とつながっている可能性もあるとは想像もされないでしょう。当たり前のようですが「学習は脳の機能」なのです。脳のどこかの機能が不調だと、学習のみならず行動や姿勢などにもそのサインが現れやすいものです。ですから、子どもの発達や支援に携わる人たちは脳の機能について基本的な知識をもつ必要があります。感覚統合の考え方も脳機能に関連する基礎知識の一つとして利用していただけると、そのような子どもの見方や支援の助けになると思います。

　感覚統合理論では、集中力や行動、情報を整理する力(組織化能力)、情緒の安定、有能感や自尊心、読み・書き・計算などの教科学習やことば、人とうまく関わる力、抽象思考や推理力など、私たちが世の中で元気に生き生きと生きていくときに必要な人間の高度な能力を、様々な感覚情報処理の最終産物としてとらえています。これをビルなどの建物にたとえると、その最上階や屋根、外壁などと考えることもできるでしょう。感覚統合は、このようなビルを支える大切な基礎地盤だったり、骨組みにたとえることができます。屋根や外壁の傷みは見えやすいのですが、感覚統合の発達は直接見えにくいものです。

　右ページのイラストは、日常生活で見られる何気ない動作の中にも様々な感覚系からの情報が集められて、その結果、適切な行動が生み出されていることを示しています。これらの感覚情報の中には視覚や聴覚のように意識されやすいものばかりでなく、前庭感覚や固有感覚、触覚のようにあまり意識されないものもあります。これらの感覚情報が互いに連絡し合って、私たちの行動がうまくいくように支えているのです(たとえば、このイラストでは「転ばないようにすること」など)。

第4部　感覚統合と脳のしくみの話　167

　第4部では、まず子どもの発達と感覚統合について述べたあと、脳の働きと感覚統合の関連について簡単に説明します。次に、それぞれの感覚がどのように統合されるか、統合がうまくいかないとどのようなことが起きるのか解説し、最後に感覚統合の発達が子どもの学習や対人関係、自信や自尊心の育成にどのように関係するかについて説明します。

　次ページより始まる「子どもの発達と感覚統合」では、感覚統合の発達の大まかな流れを、らせんや積み木のイラストで示しています。しかし子どもの発達には個人差があり、得意や不得意もいろいろです。あくまで大きな流れの方向としてご理解ください。子どもの発達をらせん階段にたとえてみたのは、発達は連続的なもので、登って（発達して）いくうちに気づくとより高いところに出ていることを表そうとしたためです。積み木のイラストは、前述した発達の基盤を説明しようとしたためで、決して子どもの発達を単純に段階に分けて説明しようとしたものではありません。基盤や骨組みが弱くとも、その子どもなりにビルは建っていくものです。ただ、そのビルの強さや高さ、形にその子どもの個性がより強く出る可能性があると想像してみてください。

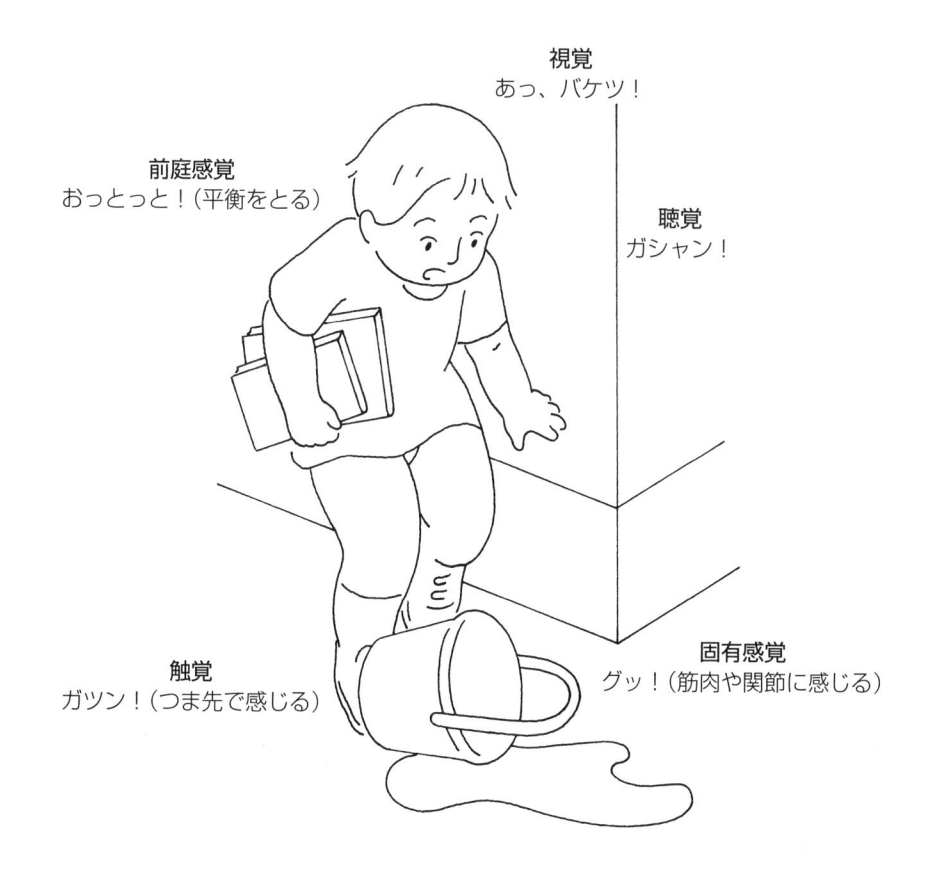

視覚
あっ、バケツ！

前庭感覚
おっとっと！（平衡をとる）

聴覚
ガシャン！

触覚
ガツン！（つま先で感じる）

固有感覚
グッ！（筋肉や関節に感じる）

子どもの発達と感覚統合

人は哺乳動物の中でもほかの動物と違う一面をもっています。それは、本来ならば母親のお腹の中にまだいなければならないような未熟な状態で生まれてくることです。親の助けなしではまったく生きていくことができない状態で生まれてくるのには、それなりの理由があります。もちろんそのような保護が得られることが条件ではありますが、脳が未熟な状態であればあるほど時間をかけて様々な環境に柔軟に適応でき、それが人を大きく進化させる力になったと考えられるのです。

人は独りで歩くことができるようになるまでにおよそ1年間もかかります。経済的、精神的に自立するまでには20年、30年とかかる人もいます。こうした間、人は親や社会に育てられることで、その個性を作り上げていくのです。つまり、この未熟な時期があるからこそ、様々な経験が人の脳を発達させるのに役立つと

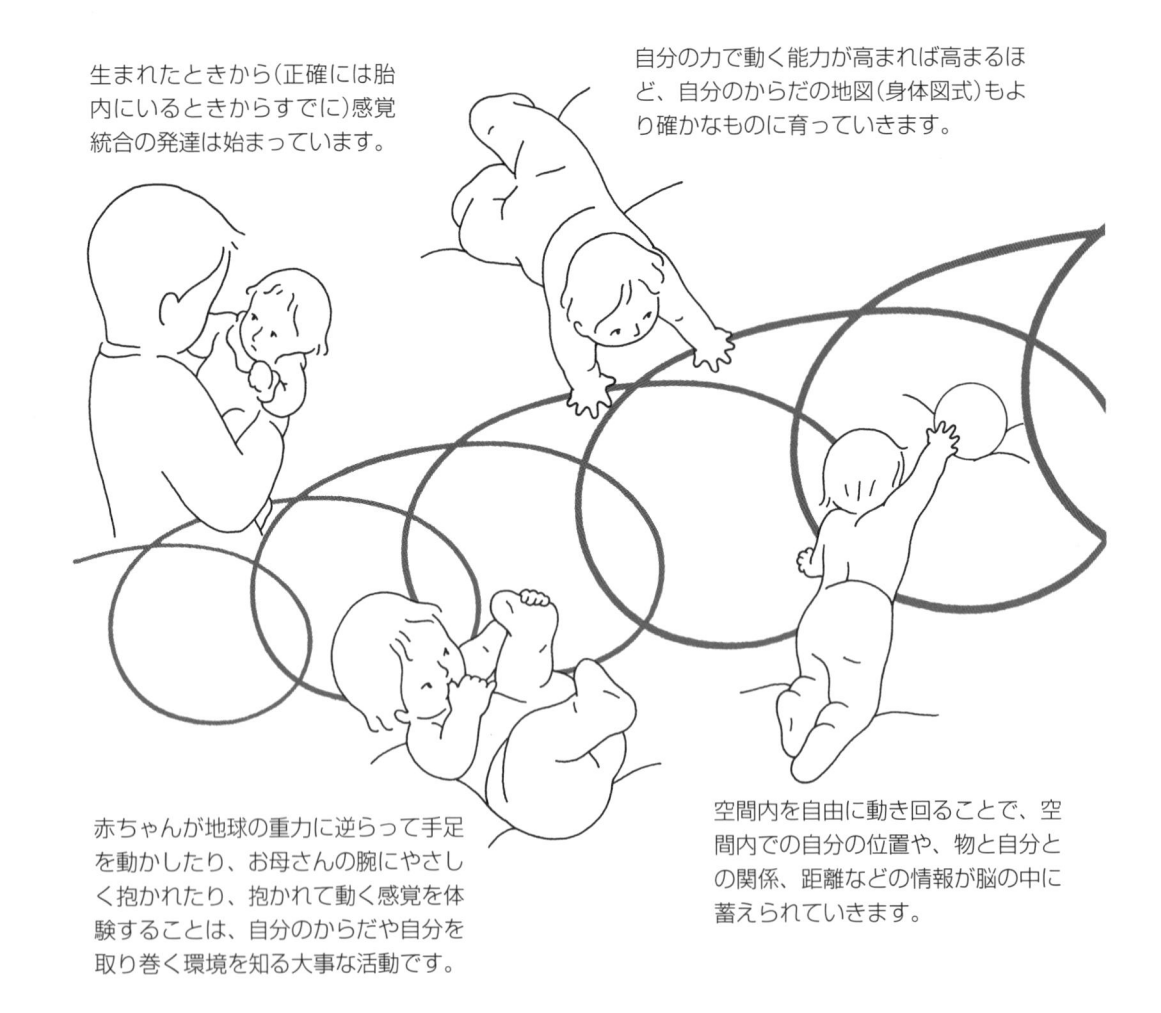

生まれたときから（正確には胎内にいるときからすでに）感覚統合の発達は始まっています。

自分の力で動く能力が高まれば高まるほど、自分のからだの地図（身体図式）もより確かなものに育っていきます。

赤ちゃんが地球の重力に逆らって手足を動かしたり、お母さんの腕にやさしく抱かれたり、抱かれて動く感覚を体験することは、自分のからだや自分を取り巻く環境を知る大事な活動です。

空間内を自由に動き回ることで、空間内での自分の位置や、物と自分との関係、距離などの情報が脳の中に蓄えられていきます。

砂遊びやブランコなど様々な感覚体験を通して、物の認識や道具(はさみや鉛筆など)を操作する力、ことばを使って人を操作する力も身につけていきます。6歳くらいになると、脳の役割分担も整い、利き側(利き手など)が確立していきます。

具体的な体験が豊富なほど、本を読んだだけでその世界を豊かにイメージする力も高まります。想像力は感覚統合の発達の最終産物の一つであり、自分のからだをうまく使う行為機能やことばの機能を形作る能力の一つでもあります。

抱かれたり、気持ちよく揺すってもらうなどの体験が、そのような感覚体験を提供してくれる人と子どもとの関係を育みます(これを感覚統合ではセンソリーコミュニケーションと呼びます)。

自転車に乗ることや、縄跳び、サッカーなどの遊びは、高度なバランス能力や両手・両足の協調性、物が動くスピードや距離に合わせて物をタイミングよく操作する高度な運動行為の力が要求されます。

もいえます。特に、幼い時期からの豊かな感覚運動体験が脳の発達に必要不可欠であるとの指摘が、多くの研究者によってなされています。

【胎児環境】

脳機能（感覚統合）の発達は、赤ちゃんがお母さんの子宮の中にいるときから始まります。赤ちゃんのからだは羊水に浮いており、子宮の内壁は赤ちゃんの動きに圧力をかけています。お母さんが動けば子宮の中にいる赤ちゃんも動きを感じています。さらに、お母さんが話したり、聞いている音も赤ちゃんは皮膚や羊水を通して聞いていますし、子宮の中でも明るい方向はわかるようです。また指しゃぶりをして、生まれる前に口の触覚を使う練習もしています。つまり赤ちゃんは子宮内でも、比較的豊富な固有感覚や前庭感覚、口の触覚情報を得ることができ、胎外よりは弱いですが、からだの触覚や聴覚および視覚情報も得ていることになります。このような環境を「胎児環境」と呼び、赤ちゃんにとって安心やリラックスを提供する快適な環境であるといえます。私たちは落ち着かなかったり、不安になると、このような胎児環境の力を求めて、指しゃぶりをしたり狭いところに入り込んだり圧迫を求めることがあります。

【母親環境】

誕生後、感覚統合はすばらしい勢いで発達を続けます。赤ちゃんは最初、地球の重力に圧倒されて身動きがとれないように見えます。それでもお母さんに抱かれて、世界を見たり、聞いたりします。「胎児環境」よりはずっと強くて豊富な感覚体験が赤ちゃんに提供されることになります。赤ちゃんが泣くと、お母さんは空腹かもしれないと思えばミルクを与えるでしょうし、オムツが濡れていれば交換するでしょう。それでもまだ泣きやまないときは、お母さんは抱っこしたり、揺らしてあげたり、お尻や背中をトントンと軽くたたいてあげるかもしれません。お母さんはこのようにすると赤ちゃんが泣きやんでくれる可能性があることを赤ちゃんとの関わりから学んでいきます。抱っこからは触覚刺激や圧迫刺激、揺らすことからは前庭刺激が提供されます。これらの刺激が赤ちゃんにとっては快刺激（脳が欲しかった刺激）となり、その結果、赤ちゃんはお母さんを操作して自分自身の情動をコントロールすることを学んでいきます。

このことはお母さんにとっても大切な経験になっています。赤ちゃんが喜ぶことで、お母さんは赤ちゃんを喜ばせるためには抱っこして揺らせばよいことを学ぶからです。赤ちゃんが自分独りで必要な感覚情報を取り込むことができないこの時期には、このようにして泣いたり笑ったりすることでお母さんを操作し、必要な感覚情報を提供してもらうのです。このような親子の感覚を介した関わりを、感覚統合では「センソリーコミュニケーション」と呼んでいます。このコミュニケーションは、人との関係を育み、人を信頼したり、人を操作する（将来のことばの機能）ための大切な土台となります。

この時期の赤ちゃんはまだ十分に自分で動けないため、お母さんの腕の中でしっかり支えられることで、触覚や固有感覚から得られる安心感をもらいながら、触覚や視覚、聴覚もふんだんに用いて外界の探索を始めます。感覚統合ではこの時期の環境を「母親環境」と呼びます。感覚統合が発達するためには、子どもは環境に積極的に関わりチャレンジして様々な感覚経験を積み重ねる必要があります。しかし、不安だ

ったり怖いときにはすぐにお母さんの腕や膝に安心を求めて戻ります。そうしたことを繰り返しながら、子どもは次第に環境に自信をもって関わることができるようになるのです。私たちは大きくなっても、やわらかい毛布に包まれたり手に触覚グッズを持つことで安心感を得ようとすることがありますが、これは「母親環境」の利用ということになります。

【子ども力環境】

子どもが自由に地球環境を動き回れるようになるためには、地球の重力に対する挑戦が避けられません。首の座りやお座り、独り立ち、歩行などの運動能力の獲得はその代表ですが、この能力の獲得には前庭感覚や固有感覚、触覚情報の処理が欠かせません。たとえば、這い這いでは両手足にしっかり体重を乗せますので、手や膝、足などからの豊富な触覚情報を利用しますし、姿勢を保ったり、変換したり、頭を空間に保持するためには豊富な前庭感覚情報を使う必要があります。この時期の子どもは自らの力で環境を積極的に探索するようになります。その中で空間を知覚したり、自分のからだの位置や大きさを発見したり、新しい運動を試してみたりなど、様々な感覚体験が積み重ねられていきます。

このような空間を移動する遊びを繰り返す中で、子どもの中には自分を中心とした空間の概念が育まれ、それに併せて空間に関することばも学んでいきます。たとえば「下」ということばは自分を中心として地球の中心に向かう重力の方向を意味することばとして学習し、地球から離れる重力と反対の方向を「上」として学ぶのです。地球上でまっすぐに立つことができることは垂直の概念の発達につながりますので、まず子どもはまっすぐな縦の線を引くことから覚えます。文字は相互に角度をもった線と線の組み合わせですので、遊びを通して姿勢保持ができるようになるということは、文字を書く上でも重要な前提になります。6歳頃の子どもにとってクレヨンや鉛筆で自分の名前を書くことは大きな挑戦ですが、十分にからだを使って遊び、塗り絵やはさみを使う経験を積んだ子どもにとっては、それほど困難ではないかもしれません。

このような発達を支える環境が「子ども力環境」です。感覚統合の発達の中でも一番大切な環境といえます。子どもは遊びを通して、地球環境の中で思う存分からだを使って探索活動を行います。穴の中に入ったり、崖や木に登ったり、虫を捕まえたり、砂遊びをしたりなど、様々な体験を通して豊かな感覚情報を脳に送り込んでいきます。脳はこのような遊び経験を通して発達するので、子どもの時期には十分にこのような遊びを通して必要な感覚情報を脳に取り込むことが大切です。しかし、子どもによって必要な感覚情報の量や質は異なりますので、一人ひとりの子どもに合った遊びの経験を提供するよう心がけなければなりません。子どもは遊ぶことによって自分自身で脳を発達させようとしている、ともいえます。

【現代の子どもの発達環境と感覚統合】

上記の「子ども力環境」のことを考えると、現代は子どもの遊び受難の時代ともいえるかもしれません。あまりにも大人が子どもの遊びを管理してしまい、子どもの挑戦の機会を奪ってしまっている場面が多いからです。もちろん子どもの安全を守るのは大人の責任ではありますが、それは「挑戦の機会を奪う」こととは異な

ります。「危ないからさせない」ではなく、「危なそうなので何かあった場合に備えながらその遊びを応援してあげよう」という姿勢が大切なのです。このように、感覚統合の発達の大切さを知れば知るほど、リスク管理に対する大人の姿勢を考え直す必要を強く感じます。子どもは自分の力の少し上にある課題に挑戦してこそ、やり遂げたときの喜びや満足が得られるものです。これが再度課題に挑もうとするエネルギーを生み、次の発達につながるのです。今、日本の公園や保育園、幼稚園ではブランコや砂場が消えつつあります。これらは、感覚統合の発達に欠かせない前庭感覚や固有感覚、触覚情報がふんだんに提供される古典的な遊具です。こうした遊具の代わりに、子どもはIT機器を使ったゲームにはまっています。これらのすべてがよくないというわけではありませんが、そうしたゲームのほとんどは指先の動きしか使いません。現代は豊かな感覚体験を含む遊びに子どもたちを誘う知恵が大人に必要な時代だともいえます。

このように感覚統合の発達は、人間としての発達全体に大きな影響を及ぼします。感覚統合の発達が不十分な場合、からだの協調性や手の使い方、からだの使い方が下手になる傾向があります。そうすると遊びもうまくできず、友だちともうまく遊べないかもしれません。また、このような遊びの経験が少なければ、からだ全体を使った環境との関わりや人との関わりも限定されてしまうかもしれません。その結果、教科学習の基礎をつくっているからだの動きや姿勢のコントロール、運動や方向の概念などの形成も不十分になる可能性があります。幼いころからこのような体験が積み重なると、自己イメージが低くなり、何ごとにも自信がもてず、消極的な行動パターンが固定化されてしまうかもしれません。

また、このような感覚統合の発達の考え方は、子どもの様々な行動を理解するときに、枠組みや手引きとして利用することもできます。たとえば、自閉症の子どもが見せる常同的な行動(いつでも同じようなことをしたがること)も、それによってある種の感覚情報を自ら入れて不安を静めているのだとしたら、むやみにやめさせるより、どうしたらよりよい応援ができるかと考えることができるようになるのではないでしょうか。

もちろん感覚統合の考え方が万能ということではありません。子どもの発達に関連するいろいろな見方や考え方を学び、個々の子どもにとって最もよい理解の方法や関わり方を選んで用いる必要があります。

【感覚統合理論がよりどころにする原則】

感覚統合の考え方は、いくつかの原則をよりどころにしています。

◎第一原則——感覚運動体験から得られる情報は脳の発達に欠かせない栄養源となる

私たちの脳は、自分のからだや環境からの感覚情報を取り入れることで初めて機能し、発達します。その証拠に、いっさいの感覚が断ち切られる感覚剥奪実験で、健康な人でも数時間で幻覚が生じ、その後、元の体調に戻るのにずいぶん時間がかかることが知られています[1]。また、幼いネズミを対象にした実験で、広いケージに遊具を置いて複数のネズミと一緒に育てられることで豊富な感覚情報を得ることのできたネズミの脳は、刺激の乏しい環境、すなわち狭いケージに遊具もなく孤独に育てられたネズミの脳と比べて約10%も重かったという結果も

よく知られています[1]。

人は、生きるために必要な機能、たとえば心臓が働くことや呼吸すること、血圧や体温調整といった機能以外はほとんど白紙の状態で生まれます。生きるために必要な機能の中には赤ちゃんが母乳を飲むことも含まれていますが、この働きのきっかけとなるのは頬にお母さんの乳首が触れる刺激です。お母さんの乳首が赤ちゃんの頬に触れると赤ちゃんはその方向を向き、口に乳首が触れるとそれをくわえて母乳を吸い始めます。このように生きるために備わっている反射は、そのほとんどが触覚や固有感覚、前庭感覚の刺激によって誘発されるものです。

このように、私たちの脳は感覚情報を取り入れ、それに反応しながら育っていくのです。

◎第二の原則――感覚情報は脳が処理しやすいように調整される

脳は、外界の情報をそのまま鏡のように映しているのではなく、目的に応じて不要な刺激を抑制し、必要な情報のみを抜き出して処理しています。この役割は、感覚統合の本質的なものです。誰でも耐えがたい騒音や目がチカチカするような光刺激の中で、真剣に本を読んだりまじめな討論はできないでしょう。このような働きがうまくいかなくて起きる認知や行動の混乱の例が、高機能自閉症の方々の手記に多く述べられています[2]。

「耳を澄ます」ということばがありますが、これは、とても小さな音でもその音を聞くことに集中すると聞こえてくることを意味します。こうした能力は脳がもつ感覚情報の調整機能の一つであり、これを発電所を備えたダムにたとえることができます。ダムにたまった水が感覚情報で、下の発電所が脳と考えると、水門が感覚情報の調整機能になります。下にある発電所の発電量に応じて、ダムの水が多くても少なくても水門で水の量を調節するので、発電所は混乱なく発電することができるのです（195ページの図の説明を参照）。

◎第三の原則――感覚統合は積み木で積み上げられたピラミッドのように発達する

次ページの図のように、感覚統合の発達の土台になっているのは、聴覚、前庭感覚、固有感覚、触覚、視覚などからの感覚情報の処理を表す積み木です。これらの積み木がピラミッドの基礎を支え、人が社会の中で生きていく上で必要な様々な適応能力、たとえばからだを自分の思うままに動かすことや姿勢を保つ、バランスをとる、手を巧みに使いこなすなどの能力などがその上に育っていきます。そして、感覚統合の発達の最終産物として、ピラミッドの頂上に情動のコントロールやコミュニケーション能力、有能感、学習能力、行動の組織化能力などが育つのです。

このピラミッドのイメージは、それぞれの感覚情報が互いに連携し合いながら、いろいろな適応能力の発達に貢献しているということを表そうとするものです。

たとえば、落ち着いて教室での学習に取り組むためには、私たちの周りを取り囲む様々な感覚刺激の中から必要な情報のみに注意を払う能力や、重力に抗して姿勢を自然に保つ能力、黒板からノートと自在に目の動きをコントロールする力、鉛筆の動きや筆圧を調整する腕の力、黒板やノートに書かれた文字の形や方向の違いを識別する力、先生のことばを聴きながら文章を読む力など、考えるときりがないほど多様な能力が連携しながら働く必要があります。

また、ことばの発達を例に考えてみると、「ざらざら」や「さらさら」ということばの違

いは、それに対応する様々な触覚体験があってこそ理解できるものですし、「横になって」などの指示は、自分のからだの動きの情報と結びつかないと、ことばとしては受け取っても実際にはどう動いてよいかわかりません。

このように積み木のモデルを使うと、土台となる感覚情報の処理が十分に働かなければ、その上に発達するいろいろな能力の発揮に影響が出やすいことがイメージしやすくなると思います。その意味で、感覚統合療法とは、自分のか

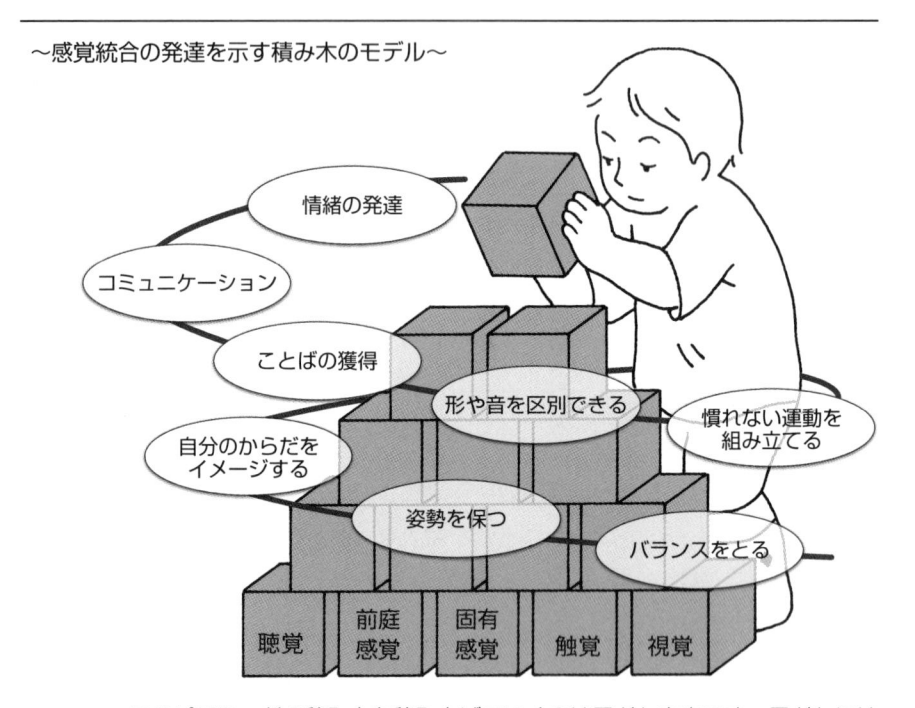

～感覚統合の発達を示す積み木のモデル～

- 情緒の発達
- コミュニケーション
- ことばの獲得
- 自分のからだをイメージする
- 形や音を区別できる
- 慣れない運動を組み立てる
- 姿勢を保つ
- バランスをとる
- 聴覚／前庭感覚／固有感覚／触覚／視覚

このピラミッドの積み木を積み上げていくのは子ども自身です。子どもにはもともと感覚統合を発達させたいという欲求（エアーズはこれを「内的欲求」と名づけました）があるので、その自発的な欲求に基づいて次々にいろいろな課題にチャレンジし、成功するまで繰り返し飽きずに取り組むのです。自分の意思に反して活動を強いられたり、一方的に与えられた課題を行っても、感覚統合は発達しません。

子どもによって、最も一生懸命積まなければならない積み木は様々です。たとえば、まだ歩き始めの赤ちゃんは、空間内で姿勢を保ったりバランスをとる課題に最も多く取り組んでおり、複雑な操作課題はまだあまりできないでしょう。それでも、たどたどしい手つきで棒を握って太鼓のおもちゃをたたいて遊ぶことはするでしょうし、まだ世界や自分のからだについての知識もおぼろげでしょうが、自分にできそうなことや安心できる人についての知識をもって、皆から愛されているとの自信をもって幸せな気分でいるかもしれません。これも、赤ちゃんの年代で発達している感覚統合の一つの最終産物なのです。

このような環境空間や人との関わりから得られた様々な感覚情報から、子どもは次第により確かな世界や自分のからだのイメージ（身体図式）を脳の中につくり上げていきます。たとえば、重力に抗して立ち上がったり、バランスをと

らだの地図をもとにからだを上手に操作して環境とうまく関わり、様々なことを学習して健全な自己イメージを育てるための「土台作り」を促すものと考えると理解しやすいかもしれません。

ただ、これらの感覚が働いている状態を一度に解説することはできませんので、本書に関わりの深い脳の各部位について説明したあと、それぞれの感覚を便宜上切り離して解説することで理解していただくように進めていきます。

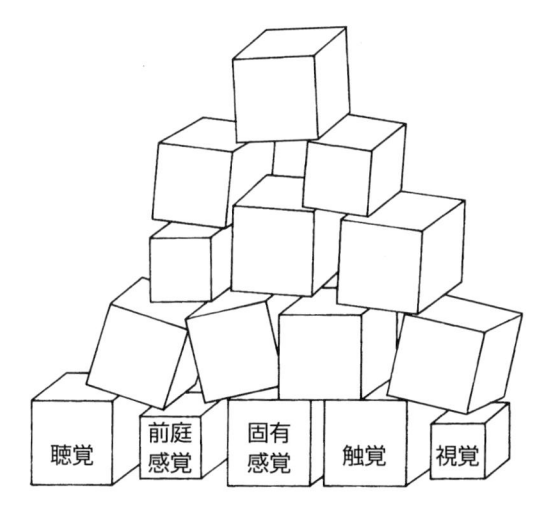

個々の積み木に多少の傾きや歪みがあったとしても、何とか積み木を積むことはできるでしょうが、きちんと積み上げられたピラミッドと比べると、ちょっとした振動でも壊れやすく不安定になりがちです。

つまり、感覚統合の発達に少々のつまずきがあってもそれなりにピラミッドは積み上がりますが、そのようなピラミッドはちょっとしたストレスにも弱く、運動行為機能や注意の集中など感覚統合の発達に様々な影響が現れやすくなります。

って歩いたりすることによって、子どもは高さや空間内での方向の概念を獲得していきます。

このような身体図式は、その後も絶えず環境との関わりから得られる感覚情報をもとに書き換えられていきます。そして子どもはさらに、空間の中でどのようにすれば転ばないで素早く歩けるのか、物を食べたりおもちゃを扱ったりするにはどのように手を動かせばよいのかなど、より細かな運動行為（運動の組み立て）を発達させていきます。赤ちゃんよりは２歳児、２歳児よりは４歳児のほうが運動がなめらかで上手になるのはそのためです。

こうして環境に上手に関わることができるようになると、子どもはさらに道具を使って地球環境や社会環境にうまく関わることができるようになっていきます。子どもは絶えずより難しくておもしろそうな遊びにチャレンジし、たくさんの遊びのレパートリーを広げていきます。その中には、細かな目と手の協調性を必要とする工作や運動だけではなく、見通しをもって環境に働きかけたり、友だちと仲良く遊ぶためにどうしたらよいか、次第に理解するようになるでしょう。読み、書きなどの教科学習に必要な基礎能力や意欲、自信や協調性など、すべてが感覚統合の最終産物ということができます。

子どもの発達と脳のしくみ

　感覚統合は脳と行動の関連を示そうとする理論です。感覚統合とは、子どもが自分を取り巻く世界や自分自身のからだからの情報を、能動的に意味ある情報として受け取り、それを組織化（消化、吸収）して、環境に適応したり働きかけたりするプロセス全般を意味します。私たちがこの地球で、動いたり、触ったり、その動きを感じ取ったりして環境にうまく関わりながら生きていることそのものが、感覚統合の発達でもあります。その意味で感覚統合という用語は、広い意味でそのまま脳の機能として読み取っていただいてもよいと思います。このように感覚統合は脳機能の発達と極めて深い関係がありますので、はじめにこれについて簡単に説明することにします。

【中枢神経】

　大脳は脊髄と併せて「中枢神経」と呼ばれており、ほとんどすべての人間の活動は、何らかの形でこの中枢神経のコントロールを受けてい

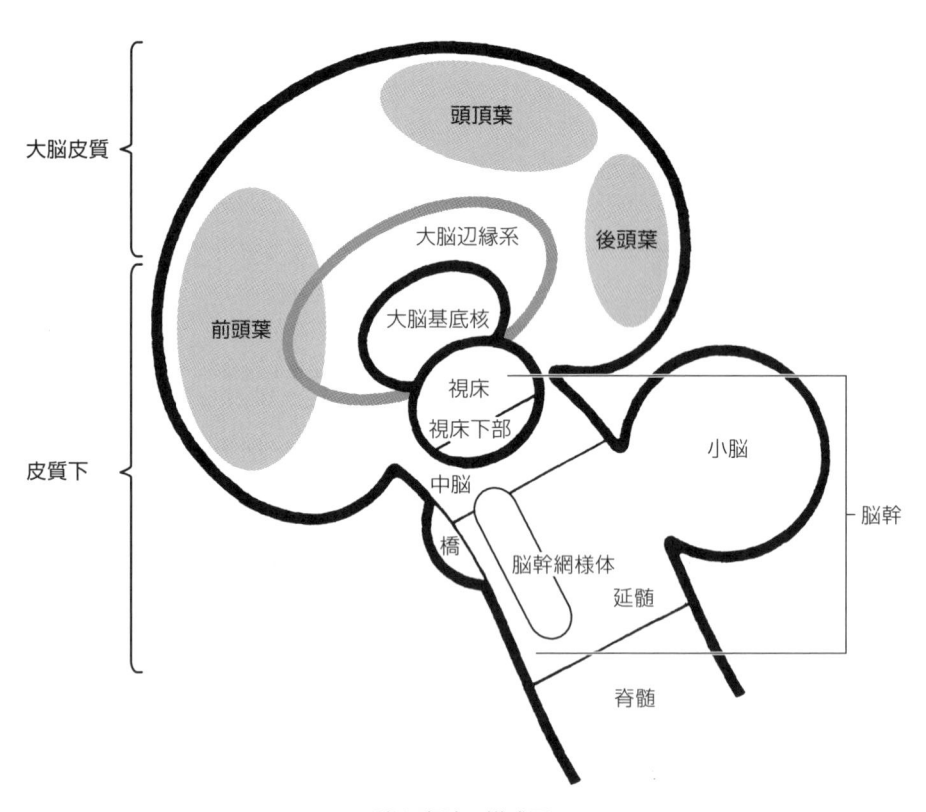

脳と脊髄の模式図
脳と脊髄を併せて中枢神経と呼びます。上部の脳活動（大脳皮質）は下部の脳（皮質下）の働きに支えられているのです。

ます。中枢神経は、からだの隅々から送られてくる様々な感覚情報を受け取り、その情報を整理し、それに関わる方策を立てて実効する命令を運ぶ電線の通路でもあり、戦略中枢でもあります。歩いていて尖ったものを踏みつけて思わず足を挙げるような簡単な反射的な運動は、脊髄にある戦略中枢から指令が出されますし、地球の重力を感じてバランスを保とうとするような反射運動は、脳幹や大脳から指令が出されます。より複雑で環境に適した反応ほど、大脳の高いレベルでコントロールされています。

【脳幹】

脊髄のすぐ上にある延髄や、橋、中脳および間脳はまとめて「脳幹」と呼ばれ、呼吸や姿勢反射、体温調節、消化、ホルモン調節など、「生きる」ために最低限必要な情報処理がここで行われています。感覚統合の発達につまずきがある子どもたちの中には、転んでも手が出るのが遅くて顔面に怪我をしてしまったり、重力に逆らって姿勢を保つ力が弱いために姿勢が悪かったり、中には運動をしてもなかなか汗をかきにくい子どももいます。このような子どもたちは、この脳幹に関わる機能に何らかのつまずきがある可能性も考えられます。また、脳幹には「脳幹網様体」と呼ばれる様々な情報を運ぶ線維が網のように絡まった組織があり、情報受け入れの窓口を開いたり閉じたりしています。これが特に注意や覚醒の状態をコントロールする上で重要な役割を担っています。感覚統合につまずきのある可能性がある子どもたちには、「覚醒」の問題を抱えている子どもたちがたくさんいます。情報の取り込みのコントロールが不十分なために、情報の洪水にさらされているように見える子どももいますし、逆に情報の乏しさからボーッとしているように見える子どももいます。

【大脳辺縁系】

脳幹の上には大脳辺縁系と呼ばれる構造があり、「たくましく」生きるために重要な役割、すなわち食欲などの本能や、快や怒りなどの感情、またその記憶などの役割を果たしています。ここには、情報の情動的側面に関与する扁桃体やその記憶に関連する海馬、そしてその情報に関する感情や衝動の抑制、認知、記憶に関与する帯状回、活動の動機づけ（やる気）に関する側坐核などがあることが知られています。私たちは生活の中で出会う様々な情報を快や不快などの情動的意味をつけて判断し行動しています。この活動が情報の認識や学習、記憶、動機づけにも大きく関係しているのです。たとえば、怖かったり嫌な体験から来る情報は、警戒するため周囲に注意を向けたり、その場から逃げる準備をしたり、戦う準備態勢を取らせるように働きます。これは動物が自分の身を守るために備わっている本能的な働きです。このように大脳辺縁系の中にある様々な部位が連携して、情報の認識とそれに関する感情や行動を生み出しているのです。

感覚調整の問題をもつ子どもは、他の人には何でもない刺激にも不快や恐怖を感じるかもしれません。そしてこのような情報がしっかり記憶され、同じような状況になると不安が高まり、その場を避けようとする行動が引き起こされます。

一方、快体験も記憶や学習を促進します。快体験を生み出す場所や物の記憶や学習は、生物が生きていくために欠かせない能力です。不快な体験が二度とその場所や物に近づかないよう

な学習を促すのに比して、快体験は繰り返しその場所に行ったり、その物を得ようと工夫したり努力したりする行動を引き出します。能動的な学習行動を促すためには快体験がとても大切なのです。

【小脳】

小脳は、脳幹の後方、大脳皮質の下に位置しています。習い始めの運動では大脳皮質と小脳が同時に働いていますが、運動を繰り返し練習しているとどのように動くとうまくいくかのコツが小脳に蓄えられ、あまり考えなくても正確に運動できるようになります。また、運動の最中に正確な動きが行われているかをモニターし、いつもと違うときは再び大脳皮質と共同して動きの修正に対処します。このように小脳は運動の調整を行う役割が大きいのですが、そのほか、感情のコントロールや記憶、学習など高次機能についても一定の役割をもつことが知られています。

【大脳基底核】

大脳基底核は大脳皮質の内側にあります。大脳基底核は大脳皮質や辺縁系と連携をとり、姿勢と運動を制御する働きや、動作の開始・手順の記憶などのコントロールを行っているほか、表情やより複雑で認知的な報酬を得るための行動計画にも関係すると考えられています。大脳基底核の機能に問題が生じると動作が開始できなくなったり、止まってしまったり、逆に余分な動きが多くなりスムーズに動作ができなくなる様子が見られます。

【大脳皮質】

脳全体を建物にたとえれば、その最上階に大脳皮質があります。これは「うまく生きていく」ために必要な脳で、聞く、見る、手足を動かすなどの役割を様々な場所で分担して行っています。特にほとんどの人で左半球の横側（側頭葉）にことばを理解する中枢があることがよく知られています。この場所の情報処理の特性は、情報の継次的な処理です。「ロボット」と「ボロット」の違いを区別できるように、次々と入ってくる情報の順序を間違いないように処理します。一方、右半球は空間認知に長けています。情報の細かい順序より、情報の全体像をとらえる処理が得意です。このように、異なった情報処理に長けるように機能特性が分化することをラテラリティー（側性化）の発達と呼びます。そして、それぞれの特性を生かし合いながら互いに連携することでより効率的な情報処理をしています。たとえば字を読むという行為は、右側の皮質が得意な字の空間構成の情報と左側の皮質が得意な言語としての意味づけの共同作業があって初めてできる行為なのです。

左大脳半球と右大脳半球の情報処理の違い

左大脳半球	右大脳半球
分析的	直観的
順序的	並行的
継次的	同時的
細分化	構造化
抽象的	具体的
焦点的	全般的

頭頂葉には、聞いたこと、触って感じたこと、動いたことなどの情報をまとめ、最終的な認識につなげる場所（感覚領）があり、それぞれからだの細かい一つ一つの部分に対応していることが知られています。

後部には随意的な運動を発現させる運動領があり、感覚領と同様に、からだの各部位に対応しています。また、ことばを発する中枢（ブローカの運動言語中枢）や目の筋肉の運動を細かくコントロールする場所もあります。

前頭葉は特に人間で発達しており、意欲や創造など「よく生きていく」ために必要な脳です。1990年代初頭に、この場所にミラーニューロンと呼ばれる神経群が発見されました[3]。この神経群は、他人が行っている動作を見ているだけで、自分がしているときと同じように活動するのです。これにはいろいろな意味がありそうですが、その一つに、他の人の気持ちを想像したり同じように感じ取る共感性の機能と関係するとの考えがあります。

皮質の後ろ側にある後頭葉には、主として視覚情報を受け取る中枢があります。

【脳の様々な場所をつなぐ伝導路】

以上のように、それぞれの得意な情報処理を連携しながら脳は一つの作業を行うので、これらの情報をつなぐ様々な長さの伝導路が脳の中に無数に走っています。このような伝導路を連合線維や交連線維と呼びます。たとえば、右半球と左半球は交連線維（脳梁と呼ばれる場所を走っています）でつながっているので、前述したように文字を読むときなどに一緒に働けるわけです。

また最近では、このような脳の大規模なネットワークシステムをミラーシステムと呼び、脳の離れた部位が連携して複雑な情報処理を行っていることが知られています。たとえば、他人の行動の意味を理解するためには、後頭葉が視線や口、手、全身の動きに関する視覚情報を受け取るだけでなく、その意味を前頭葉や頭頂葉、側頭葉が連携して分析していることがわかっています。

【神経と神経同士の連絡を担う神経ホルモン】

神経線維は感覚を感じ取る受容器と感覚を処理する脳（中枢神経）をつないでいる電線のようなものです。しかし、実際は電線のようにつながっているのではなく、いくつかの神経細胞（ニューロン）がリレーのように情報を受け渡しして伝えています。神経細胞と神経細胞のつなぎ目はシナプスと呼ばれ、わずかな隙間があります。シナプスでは神経伝達物質と呼ばれる神経ホルモンが伝える側から放出され、受ける側がこれをキャッチすることで情報が伝わります。この神経ホルモンの代表例として、ドーパミン、アドレナリン、ノルアドレナリン、セロトニンなどがよく知られています。これらはシナプスの働きによってキャッチする受容体が決まっています。シナプスは興奮する作用に働くもの（促通）と落ち着かせる作用に働くもの（抑制）の二つの種類に分けられ、ちょうど車のアクセルとブレーキの関係で調節をする仕組みになっています。このような働きは中枢神経系すべてで行われていますが、伝える側が神経ホル

モンを放出していても受ける側がキャッチしなければ情報は伝わりません。また、神経ホルモンの放出量が少なくても十分に情報を伝えることができません。このように、神経ホルモンの働きは情報の伝達や統合に重要な役割を担っていると考えられます。

また近年、これらの神経線維の中にバイモーダルニューロンやトリモーダルニューロンと呼ばれる神経があることも報告されています[3]。これは、一つの神経線維が二つあるいは三つの異なった感覚情報を伝えるもので、バイモーダルニューロンでは視覚と触覚を同時に処理するものが見つかっています。この神経は、近づいてくるものやからだのそばにあるもの（視覚情報）がからだに触れる可能性があるということ（触覚情報）を処理するのに役立っていると考えられています。つまり、視覚情報が触覚情報としても処理されるわけです。よくあることですが、虫を見ただけでもその感触を感じて気持ちがざわざわしたり、くすぐるまねをして手を近づけただけでも子どもがくすぐったく感じるのも、このような神経の仕組みが関係していると考えられます。

【皮質と皮質下】

これまでに説明してきた脳の各部位のうち、小脳を除く延髄から大脳基底核までを大脳皮質に対して「皮質下」とまとめて呼ぶこともあります。

大脳皮質の機能は皮質下の機能と連携することで支えられています。かつて脳科学では学習など高度な脳機能について大脳皮質の機能の研究が中心でしたが、近年はむしろ皮質下の機能の役割の大きさに段々注目が集まるようになっています。たとえば、この本を読んでいる途中にお客が来て呼んでいるとしたら、あなたはその声のする方向を定め、立ち上がり、玄関まで行って扉を開けるでしょう。これだけの行動の中にさえ、聴覚の定位、姿勢や歩行の調節、手の使い方の調節など、意識されない皮質下の働きがたくさん含まれているのです。

人間の理性という最も高次な機能は、単一の脳中枢によるのではなく、視床下部や脳幹など様々なレベルの脳機能の連携によって成り立っているわけですから、むしろ皮質は皮質下からの情報の解釈をするからだの奴隷にすぎないと考える研究者もいるほど、皮質下の機能も重要なのです。感覚統合の考え方は、このような意識されない皮質下の情報の統合が、大脳全体の働きにとって大きな役割を果たしていることを指摘する多くの脳科学者の考え方と共通のものといえます。

触覚の情報処理と感覚統合

　触覚は進化の面から見ても非常に古い重要な感覚の一つで、皮膚の中に特別に発達した様々な構造の受容器によって情報が受け取られています。視覚や聴覚などあらゆる感覚も、起源は皮膚にあるともいわれています。視覚をもたない生物でも触覚はもっており、接触したものに反応するために使われています。触覚は生物の生存に関わる情報を提供しており、生物にとって危険を察知する重要な情報源であると同時に、物を認識したり、人との関わりを育てたり、情緒の安定や覚醒、ひいてはこころの形成のためにも重要な働きをしています。私たちはからだに加えられた刺激が有害なものだと知覚する前に、反射的にその刺激から身を遠ざける反応を起こすことがよくあります。一方、先にも述べた、赤ちゃんが母乳を飲むときには母親の乳首が口の周辺に触れることでその行動が始まることからもわかるように、生きるために必要な感覚でもあります。

　人が手を使うようになって触覚の働きはさらに進歩し、物に触って確かめる触知覚や、物の操作から得た触覚情報のフィードバックを使用することで巧緻性が発達しました。

　人の発達を見ていくと、触覚は赤ちゃんが胎内にいるうちに最初に発達し始める感覚系の一つで、視覚や聴覚より先に働き始めることが知られています。誕生と同時に触覚はめざましく発達を始め、まずは口を使って外界の識別や探索行動が開始されます（母親のおっぱいを探る反射や母乳を飲み込む反射など）。次に、何でも口に入れたり舐めたりする行動が見られるようになります。さらに、姿勢反応が成熟して手

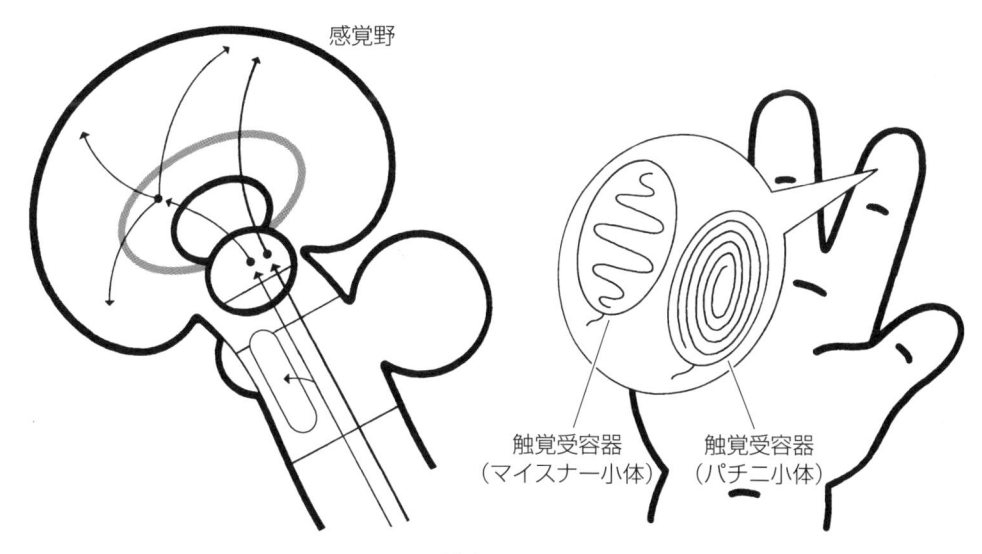

感覚野

触覚受容器
（マイスナー小体）

触覚受容器
（パチニ小体）

触覚の経路
皮膚の中にある無数の受容器から様々な触覚情報を運びます
（図の太線は識別的情報、細線は原始的情報を指す）。

が自由に使えるようになると、物の手触りを確かめたり、形や大きさを認知したり、道具を使うようになって環境との関わりの質を向上させていきます。これらの機能は探索・識別機能と呼ばれ、触覚情報が提供する重要な役割の一つとなります。このような感覚系からの情報がうまく処理されないと、環境の物理的性質をうまく知覚できないばかりでなく、自分自身のからだの地図も曖昧なものとなり、結果としてそのからだを環境に合わせて巧みに動かすことに障害が起きる可能性があります。

このような働きと対になって、危険を避け、身を守るためにも触覚情報は用いられます。この機能も生まれたときから働き始め、成長してもそのまま残ります。生体に害を及ぼすかもしれない刺激がやってきたときには、それを避けようとする行動が出現したり不快な感情が誘発されます。たとえば、歩いているときに街路樹の枯葉が"うなじ"に落ちてくれば、それが何であるかの判断などせずに払いのけるでしょ

う。また、テレビ番組でタレントさんが箱の中にある物をその箱の両側から手を入れて触覚だけを頼りに当てる光景を見ますが、もれなく箱の中にある物に触れた瞬間に手を箱の外に出してしまいます。このときには触れているにもかかわらず、それが何であるかはわかりません。つまり、脳は触れたものが何かを判断する以前に身を守る行動をとらせたことになります。これらの機能は危険回避のための原始系の機能と呼ばれます。これら原始系と識別系の機能が状況に応じてそれぞれ適切に働く必要があるのですが、子どもたちの中にはこの調整がうまくいかないように見える子どももいます。これが感覚調整の問題として現れると考えられています。

触覚情報はまた、人間の情緒の発達とも深い関係があることが知られています。古典的ではありますが、これに関する有名な研究で、アメリカの生物心理学者で動物の情緒の発達にとって接触刺激が重要であることを示したハーロー

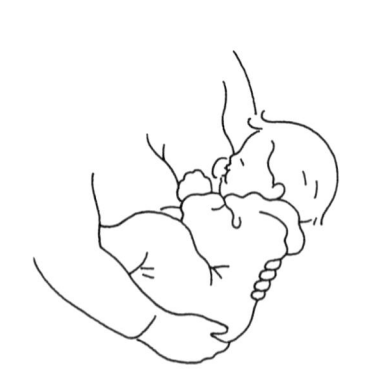

乳首が口周辺に触れると赤ちゃんはその方向に首を回して乳首をくわえるなど、触覚は生命維持にとって大切なものです。

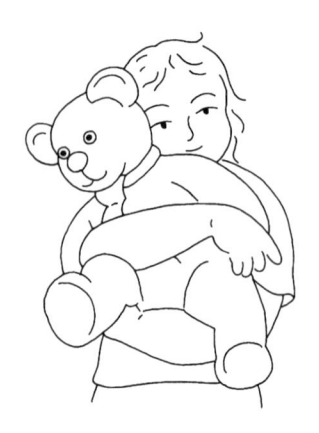

自分自身で触覚情報を取り込むために、触り心地のよいものを求める子どもがいます。

らが1960年代に行った実験では、毛足の長いタオルで作った親猿とミルクが入った哺乳瓶を固定した金属で作った親猿の両方を置いて実際の子猿の行動を観察したところ、子猿は心地よい触覚刺激を与えるタオルの親猿に寄り添い多くの時間を過ごしたという結果が出ています。このように心地よい触覚体験は子どもに安心感を与え情緒の安定に貢献する、と考えられています[4]。その後、なでたりなでられたりといった、人の皮膚と皮膚との接触がもたらす生理的な効果については多くの研究がなされており、親子の絆や恋人、夫婦の親密な関係を育て、リラックス効果や不安・抑うつ感情を軽減させる効果があることも報告されています[5]。ゆえに感覚調整の問題をもつ子どもは、安定した対人関係を築きにくかったり、情緒的にも不安や恐怖感が強かったり、逆に平板な印象を与えることもあります。

一方、運動の面でも触覚は重要な働きをしています。赤ちゃんは自分の手や足に関心をもち、舐めたり、つかんだりする遊びを繰り返し行います。この遊びを繰り返しながら自分のからだの地図をつくり始めるのです。運動に伴う触覚体験は、からだの大きさや手足の格好などからだを動かすときに使う地図(身体図式)を形成し、運動のコントロールに寄与します。そのため、触覚情報がうまく使えなくなると、環境の物理的性質を知覚できないばかりでなく、自分自身のからだの地図も曖昧なものとなり、結果としてそのからだを環境に合わせて巧みに動かすことが難しくなるのです。

このように、触覚は普段私たちが考えている以上に大切な感覚であり、子どもの発達にとって、人や動物、安心できる気持ちよい触覚素材と触れ合うことはとても重要なことと考えられます。そのような意味で、砂遊びや泥遊びなどの触覚遊びは、子どもの発達に重要な役割を果たしているといえます。

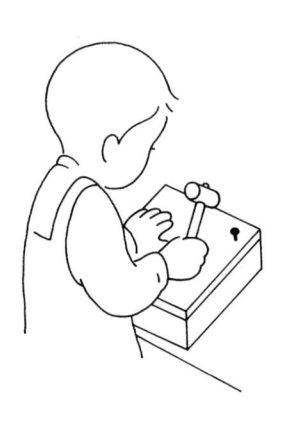

道具を使いこなすには、手指から得られる触覚刺激が重要です。

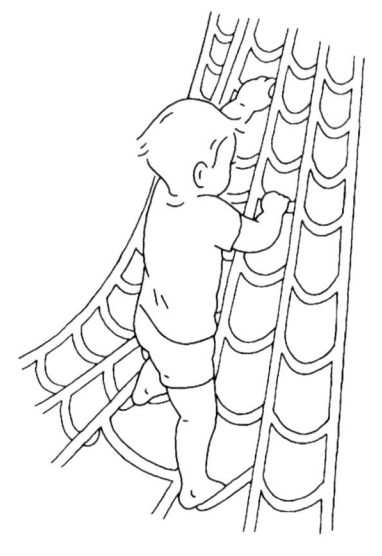

子どもは自分自身のからだを見なくても、目的に合わせて手足を動かすことができます。

前庭感覚の情報処理と感覚統合

　前庭感覚とは、地面の傾きや重力、加速の情報を伝える感覚のことです。この情報はほとんど無意識に処理されることが多いので、その役割が私たち生物にとってとても重要であるにもかかわらず、ほとんどの人は意識することがありません。私たちが意識するのは、めまいなど具合が悪いときでしょう。この感覚は生物の進化から見ても非常に古く、地球上に生きている生物は皆何らかの形で重力を感知する受容器をもっています。そして、地球の3次元の空間の中で動き回る際に必要な情報を伝えているのです。この情報は耳の奥の内耳という場所にある毛の生えた特殊な形をした受容器で受け取られます。この受容器は3本の半円形をした管でできている三半規管の中と、球形嚢と卵形嚢と呼ばれる耳石器の中にあり、三半規管は主として回転に関する動き（でんぐり返しやバレリーナのように回ることなど）を、耳石器は水平・垂直の直線的な動き（バスの急停車、赤ちゃんの"たかいたかい"など）や重力の方向、傾きを感知しています。この三半規管と耳石器の二つを併せて前庭器官といいます。

　ここから伝えられる情報は、視覚や固有感覚からの情報とともに、重力に抗して頭の位置や姿勢を垂直に保ったり（立ち直り反応）、空間の中でバランスが崩れたときに上手に姿勢を立て直す（平衡反応）ために重要な役割を担っています。また、そのような姿勢を保つための基礎としての筋肉の緊張具合も調節しています。ですから、ここからの情報をうまく使えない人は、筋肉の緊張がゆるく、姿勢が重力に負けがちです。たとえば、椅子に座っていてもぐにゃっと

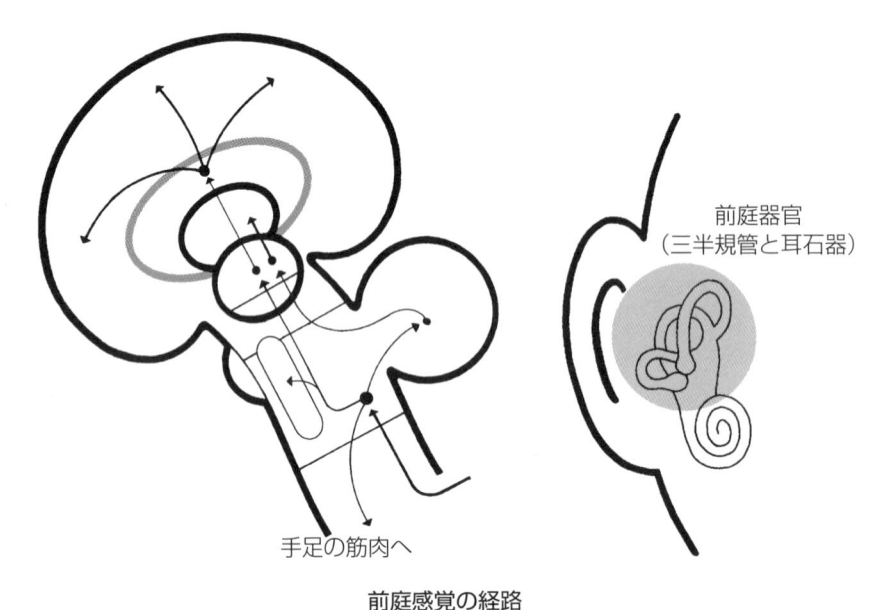

前庭感覚の経路
前庭感覚は脳の様々な部位に連絡し、強い影響を与えます。

して前に肘をついたり、背もたれに寄りかかったり、片足を折りたたんで座っていたりなど、とても行儀悪く見えることがよくあります。またバランスも悪いので転びやすかったり、平均台や自転車などバランスを特に必要とする運動が苦手です。転んでも手が出るのが遅くて顔面を打ってしまう子どももいます。ある子どもはこの機能がとても悪かったために、椅子に座ると前にずり落ちてしまい、いつも正座で椅子に座っていました。また足を揃えて立つことができず、いつも足を開いて立っていたほどです。

普段子どもたちは、ブランコやすべり台など前庭感覚情報がたくさん入る遊具で遊んだり、野山を転げまわってこのような感覚情報を脳に送り込んで育ちます。ですから、東日本大震災の被災地である福島では、しばらく外で遊ぶことができなかった子どもたちに、歩く力やバランスの力が落ちたことで前歯を折る怪我が多く見られるようになったそうです。けれども、このような状況は今や福島に限ったことではないように思います。昔に比べて今の子どもたちは室内でゲームをして遊ぶ時間がとても多いので、疲れやすく、しっかり立ったり、背筋を伸ばして手をまっすぐ挙げることなどが苦手で、椅子に座ると姿勢が崩れやすい子どもが目立つようになっています。

前庭感覚からの情報は、このように地球上で動くためにとても大切な情報であると同時に、ほかにも様々な役割を担っていることがわかっています。たとえば、頭が動いても視野を安定させ、物をしっかり見ることができるように眼球の自動的な運動調整にも貢献しています。この働きを実感するために小さな実験をしてみましょう。頭を横に素早く振りながらこの文章を読んでみてください。頭は動いても字は見えていたと思います。次に、頭を動かさずにこの本を先ほどと同じ速さで横に振ってみてください。今度は字が読めなくなったと思います。そ

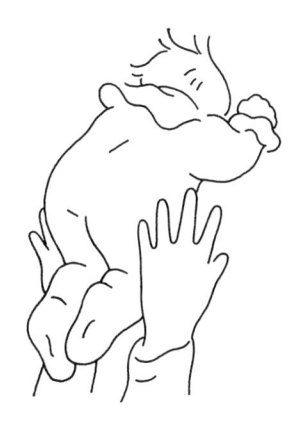

"たかいたかい"をされると地面と垂直方向に強い前庭感覚が生じ、赤ちゃんは声をあげて喜びます。

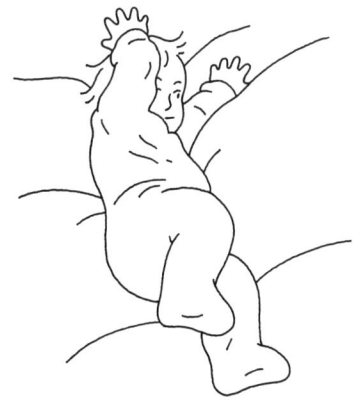

坂をころげ降りると回転刺激が加えられ、めまいとともにスリルとおもしろさが生じます。

の違いは前庭感覚情報があるかないか、なのです。頭が動いたという情報が無意識のレベルで目の動きを調整しているのです。これを前庭動眼反射と呼びます。

　また、このような感覚情報は、網様体や大脳辺縁系、視床下部（自律神経[注]の調節中枢）、小脳などにも伝えられ、脳全体の活動状態を調整したり、気分（ゆったり、興奮）や感情（安心、楽しい）、運動のコントロールにも影響を及ぼしています。たとえば、ぐずっている赤ちゃんをなだめようとするとき、赤ちゃんを抱いてゆっくりしたリズムでやさしく揺すってあげると、赤ちゃんは落ち着きを取り戻したり、さらには気持ちよくスヤスヤ眠るかもしれません。このような刺激が副交感神経の活動を優位にし、リラックス効果を生んでいるのです。一方、私たちが眠くてたまらないときなどは、頭を振ったりからだを動かしたりすると頭がすっきりします。これは前庭感覚からの強い情報が覚醒を上げる効果があるためです。

　抱いたり揺すったり、ハンモックや揺りかごなどの遊具を使うことは、世界中の子育てでこのような効果を無意識に生かした関わりが行われていることを意味しています。また、このような視点で改めてお祭りや遊園地、公園の乗り物を見てみると、いかに私たちは日常生活で前庭感覚情報を楽しんでいるか気づくでしょう。特に子どもや若い人たちは多くの前庭感覚情報が提供される遊びを好む傾向があることにも気づくと思います。

　一方で、これらの情報がうまく整理できないと、めまいや吐き気、動悸など交感神経が過剰に興奮した状態になることもあります。

　また、「前」「後」「右」「左」「上」「下」はそれぞれ自分自身を中心にした空間の名称です。この空間概念は、空間内で自分自身が動くときに感じる前庭感覚情報と視覚情報、そしてことばが統合されて初めて成立するものです。特に

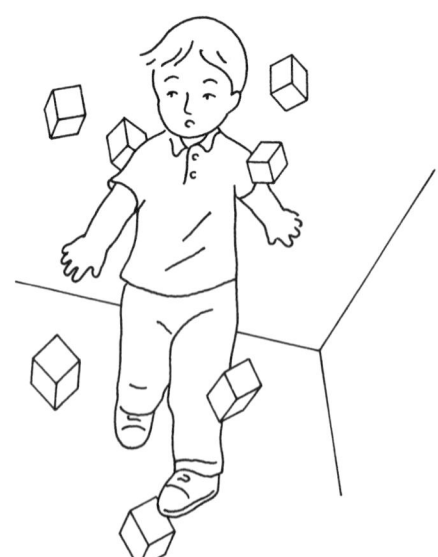

前庭感覚の最も重要な役割は、自分のからだが空間の中でどこにいるのか、どちらに動いているのか、地面とどんな関係にあるのかを感じ取り、他の感覚が働く基礎をつくることです。

「上」「下」は、地球の重力との関係で意味をもちます。まっすぐ立ったときに重力とは反対方向の空間を「上」、重力方向の空間を「下」としています。ちなみに、宇宙空間には重力がないので、「上」「下」を意味する空間は存在しません。宇宙船内ではあらかじめ「この場所を上、この場所を下にする」と決めておくそうです。

エアーズの研究では、発達障害をもつ子どもの半数近くにこの感覚情報の統合に問題がある可能性が示唆されています[6-8]。さらにこのような子どもたちには、上述した姿勢やバランス、眼球運動の問題だけではなく、両側統合や順序立った情報処理（sequence）、あるいは視知覚などにも障害が見られる例が多いことがわかっています。つまり、姿勢やバランスの悪い子どもたちの中には、利き側の混乱や左右の識別の苦手が見られたり、読みなどの問題をもつ子どもが多いのです。

このことを読みの例で考えてみると、文字は空間の中で角度をもった線と曲線の組み合わせで作られています。たとえば、加算記号の「＋」と乗算記号の「×」は2本の線が同じ90°の角度で交叉していますが、その意味の違いは記号の傾きのみで表されます。ですから、その識別には重力方向の知覚が必要となるのです。この例から、文字や図形の空間関係の認識の基盤に前庭感覚からの情報が大きく寄与しているのがわかります。

このように前庭感覚からの情報の統合が、何らかの形で脳の左右からの情報の統合や分化、ひいては情報の継次的な処理（文章の読みや理解に必要な基本的な情報処理の方法）や視空間知覚（文字の形の識別などに必要な基本的な情報処理の方法）の発達の基盤に関連していることが示唆されているのです。したがって、前庭感覚からの情報が中枢神経系で適切に処理されていることが、私たちが地球上で様々な活動を安定して行う上でとても重要であることがわかっていただけると思います。ところが、この感覚は前述したように一般にはなかなか意識できないため、子どもの様々な行動上の問題がこの感覚情報の処理に関連しているということも、なかなか理解されにくいのです。

注）動物の生命維持に必要な器官（内臓や分泌腺）をコントロールし、生体を一定の状態に保つ働きをもつ神経。緊張を高める交感神経とリラックスさせる副交感神経からなる。汗をかいたり、あくびをするのもこの神経の働き。

固有感覚の情報処理と感覚統合

　固有感覚とは、筋肉を使ったり関節が動いたりしているときに伝えられる感覚です。触覚や視覚、聴覚は身体外部からの情報を受け止めることが中心となりますが、この感覚は私たちの身体内部からの情報を脳に伝えます。ですから、前庭感覚も一緒にまとめて固有感覚と呼ぶこともありますが、ここでは前庭感覚とは分けて説明します。また、固有感覚の受容器は筋肉や腱、関節の周囲などからだの奥にあることが多いので、深部感覚と呼ばれたり、運動覚とか関節位置覚と呼ばれることもありますが、ここでは基本的には同じものと考えてください。

　固有感覚は、自分のからだがどのような位置にあるのか、どのような姿勢をしているかの情報を絶えず脳に提供しています。前庭感覚と同様、この働きのほとんどが無意識のレベルで行われるため、ほとんどの人はこの感覚情報の重要性に気づいていません。実際はただ座っているだけでも、お尻や足の裏にかかる体重の具合や、背中の筋肉の張り具合などの情報が無意識のレベルで脳に送られているのです。さらに、からだを動かそうとする際には、たとえば重いものを持とうとするとき、脳は今までの経験からおおよその力加減を推測して「このくらいの力で筋肉を収縮させなさい」と運動を指令しますが、結果としてそれで十分だったかどうか、筋肉が実際にどのくらい力を出しているのかについて、筋肉の中にある受容器からの情報が再び脳に返され、脳は運動指令の調整をしています。このような固有感覚の情報があるからこそ、私たちは運動をスムーズに行うことができるのです。もしこの情報が不十分だと、私たち

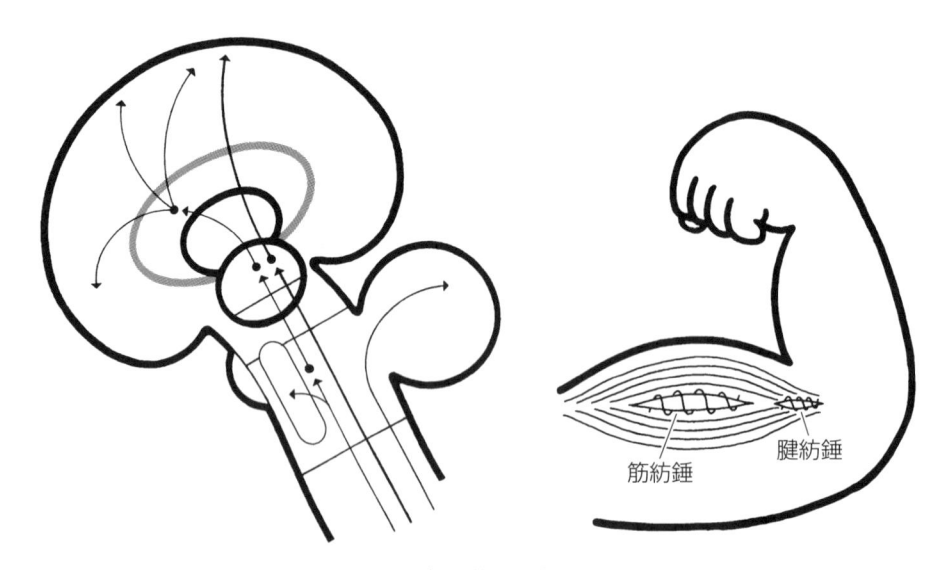

固有感覚の経路
固有感覚は筋紡錘や腱紡錘などの受容器から運ばれます。これには意識にのぼるものとのぼらないものがあり、さらに大脳皮質を活性化するものも含まれます。

は自分のからだがどんな姿勢になっているのか、どんな動きをしているのか、どのくらいの力で物に関わったらよいかうまく判断できなくなります。ちょうど足がしびれた状態を想像してみるとよいかもしれません。足がしびれると、私たちは立つこともうまく歩くこともできなくなります。このように固有感覚の情報がうまく使えないと、力加減がわからなかったり、自分のからだをうまく扱えなくなります。固有感覚は、触覚や前庭感覚からの情報とともに、身体図式や運動行為の発達に重要な役割を果たしているのです。

普段の活動で、どのような感覚でも単独で機能することはあまりないのですが、固有感覚は他のどの感覚よりも他の感覚とともに働く性質が強いようです。たとえば、普段私たちはバランスをとる際、視覚情報も使ってはいますが、たいていの人にとって目を閉じても立つことはできます。これは姿勢の維持やバランスに前庭感覚と固有感覚からの情報が使われているからです。ここでさらに固有感覚からの情報が不十分だと、私たちはうまく立つことはできなくなります。このように前庭感覚と固有感覚は普段共同して働いていることが多いといえます。また、視覚でものをとらえようとしている際にも、目を動かす小さな筋肉からの固有感覚情報が重要な役割を果たしています。目をうまく動かすことができなければ、私たちは目でものをうまくとらえることができません。さらに視覚と腕の協調動作を考えてみましょう。腕を伸ばす感覚情報と視覚でとらえる距離感は、日常生活の中では常に一緒に情報処理されています。

このように考えると、固有感覚は様々な感覚の中でも感覚間連携の要の役割を担っている可能性があります。

また、固有感覚の重要な役割の一つに情動の調整があります。人類がまだ狩猟生活を主として送っていた時代では、人が出会うストレスは、

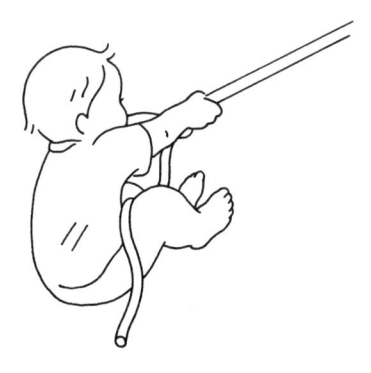

綱引きなどで全身の筋肉が強く収縮すると、筋肉の中にある受容器がそれを感知し、収縮の状態に関する情報を脳に送ります。

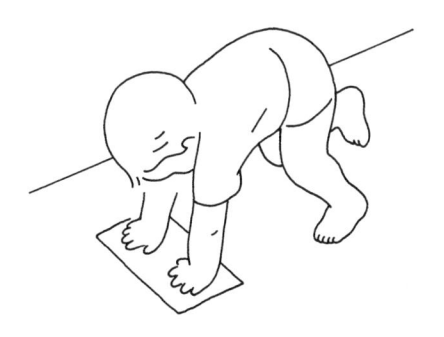

四つ這いや雑巾がけは体重の半分近くが腕にかかるので、肩・肘・手首の関節や腕の筋肉にある受容器から強い固有感覚情報が流されます。

獲物と「戦うか、逃げるか」のようなものが中心でした。そのようなとき人のからだは交感神経優位の状態になり、強い筋肉活動を行うのに適した状態になるのです。そして戦うにせよ、逃げるにせよ、強い筋肉の収縮がストレスホルモンの消費を促したわけです。ところが現代のストレスはより心理的なものが主流です。さらに、子どもは乱暴に見える活動をするのを止められる傾向にすらあります。このことは、強い筋肉活動によってストレスホルモンを消費するのが難しい状況にあることを意味します。ですから、固有感覚を豊富に得られる活動は、ストレスホルモンを上手に消費し、情緒の安定を招く大切な役割を担っているともいえるのです。

　さらに他の感覚と同様、固有感覚の情報は覚醒の調整とも密接な関係があります。人が効率的な作業をする際、覚醒水準は高すぎても低すぎてもいけません。ほどよい水準を維持する必要があるのですが、視覚や聴覚などの感覚情報は、その性質によって興奮方向に働いたり沈静方向に働いたりします。ところが、固有感覚は前述したように感覚間連携の機能が強いため、比較的覚醒をよい状態に維持する働きが強いようです。そのため、感覚調整の問題をもつ子どもたちの指導にこの感覚情報がよく使用されます。

　一般に運動指導では、人の動きを模倣することがよく要求されますが、自分自身のからだがどのように動いているのかを知る際には、固有感覚からの情報が重要な役割を担っていますので、この情報を十分に処理できない子どもは、模倣を通して新しい動きを学習することが難しくなるでしょう。さらに、自分自身のからだの動きがわからなければ、当然その動きとことばも結びつきにくくなります。すると、ことばで運動を指示されてもその指示通りに動くことができなかったり、逆にことばをうまく使って相手を動かすことも難しくなるでしょう。

　このように、日頃の生活の中で私たちがほとんど意識せずに使っているこの感覚からの情報は、子どもの発達の様々な側面に寄与しているのです。

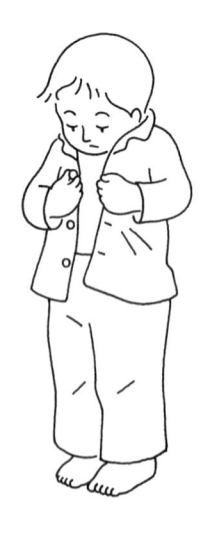

全身の大きな活動ばかりではなく、見えない部分のボタンかけなど指先の細かい運動を視覚に頼らずに行うときも、指を動かす筋肉や指の関節から手や指の運動がどのように行われているか触覚や固有感覚からの情報が提供されるので、今行われていることを見なくても何が起こっているかを知ることができます。

視覚の情報処理と感覚統合

　私たちの日常生活は視覚情報に大きく依存しています。子どもたちが本を読んだり、テレビを見たり、ブロックを組み立てたり、ゲームで遊ぶ際の活動など、そのほとんどが視覚情報なしには成り立ちません。とはいえ、前庭感覚、固有感覚、触覚情報と比較すると、私たちはこの感覚情報がなくとも、不便ではありますが何とか生活していくことができます。視覚という感覚は、進化のプロセスの中では比較的新しいものなのです。視覚受容器は眼球の後ろにある網膜の中に埋め込まれた特殊な細胞で、空間の中で物がどのような形や色、動きをしているかの情報を提供し、前庭感覚、固有感覚、触覚情報と協働して、私たちが空間の中でうまく動いたり、動くものをとらえたりするのに貢献しています。

　また視覚情報は、普段の生活では字を読むなどの識別的な処理によく使われるように思われがちですが、視覚情報のスピードや明るさ、色などの情報の一部はより無意識のレベルで処理されて、私たちの感情や気分、覚醒にも影響を与えています。たとえば、パステルカラーのような落ち着いた色の壁紙の部屋と、赤や黄色、青などコントラストの強い遊具が並んでいる部屋では、気分や集中力も違ってくるでしょう。

　さらに私たちは、目を開けてさえいれば外の情報が自動的に入ってくると考えがちですが、実際は、私たちは周りの視覚情報を取捨選択して、意味あるものを解釈しながらとらえています。生まれてからずっと視覚障害のあった人が、10年以上経って手術で目が見えるようになったものの、見える物の形や位置、遠近感や動きがまったくわからず、それらの訓練に長い時間が必要になることが知られています。視覚

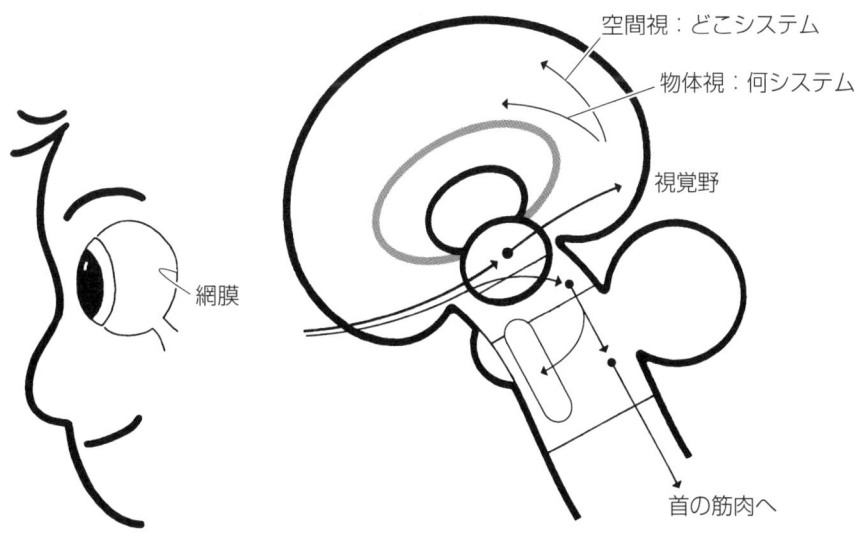

視覚の経路
視神経は視床と中脳に伸びていき、ものを識別する系列と反射的に探索する系列に分かれます。

に限ったことではありませんが、環境から適切な刺激が提供されなければ、本来視覚を処理する予定の脳の場所もどんどん別の情報処理をするように変わってしまうのです。このように脳の情報処理は、一定期間適切な刺激が提供されないと改善や修正が難しくなることもあるのです。視覚情報は子どもが環境に関わる中で、前庭感覚や触覚など他の感覚と統合されて初めて、周囲の世界について正しい情報として使えるようになるのです。

たとえば、本を読むには眼球を動かす筋肉（各眼球に3対ずつある）の働きが欠かせませんが、この筋肉の働きは、固有感覚情報を用いて正確に行を追えるようコントロールされるのと同時に、眼球が動いて網膜に写る文字が移動しても、それを補正して読めるように調節されます。また、物の形の認知にも輪郭を探索する眼球の運動が必要とされ、その固有感覚情報が全体との関係や向き、位置の認識に貢献していると考えられています。さらに、後ろを振り向いて目標を見つけるには、頭の回転に伴う視野のずれを補正するために、前庭感覚からの情報の助けが必要となります。

視覚からの情報は最終的に、前ページの図にあるように視床および大脳皮質の後ろの部分で処理されます。視覚情報が処理される過程には大きく分けて二つのシステムがあります。一つは"何システム"と呼ばれるもので、どんな物体かを見極めるときに働き、もう一つは"どこシステム"と呼ばれるもので、自分と物や、物と物同士の位置関係や方向を認知するために働きます。この二つは並行して働きますが、それぞれ触覚・前庭感覚情報と固有感覚情報と統合されます。たとえば、見たものに近づいて手を伸ばし、触って操作する経験から、慣れたものなら見ただけでもその触感や距離を認識することができるようになるわけです。感覚統合に問題のある子どもたちにしばしば見られる空間認知の困難（形や方向、位置関係の識別困難など）や文字を読むことの困難の背景には、上記のような情報の統合がうまくいっていない可能性も考えられます。

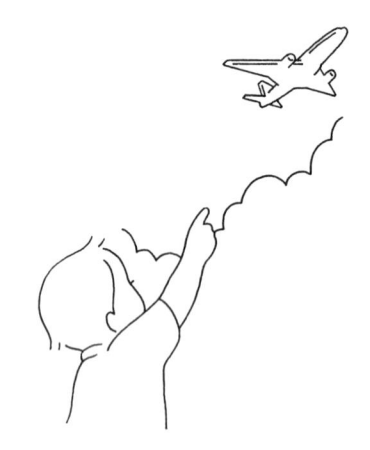

飛び立つ飛行機のように速い動きのあるものを目で追いかけるとき、眼球は自動的に追視をしています。

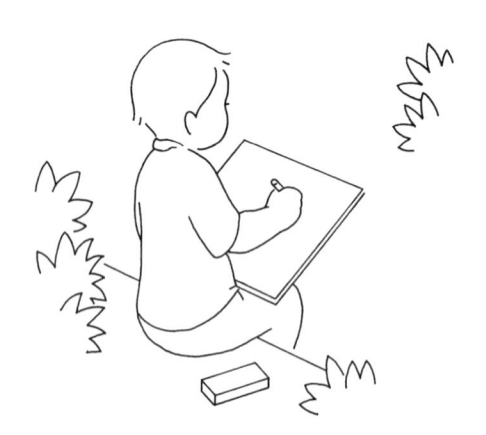

写生では、遠くの対象に焦点を合わせ、次に自分の手元にある画用紙に焦点を合わせるための眼球の動きや、3次元の景色を2次元に変えて描く力が必要となります。

聴覚の情報処理と感覚統合

　聴覚は私たちが音声を使って人とコミュニケーションをとったり、周囲の音から状況を判断したりするために働いています。聴覚はもともと、陸に上がった動物（両生類）が振動を聞き取るために前庭器官の一部を使ったことから分化してきたといわれています。それぞれの感覚受容器は同じ内耳の中にあり、形も似ています。さらに、この情報を伝える神経が隣り合って走っていることからも、両者の間柄の近いことがうかがわれます。したがって、聴覚と前庭感覚情報は結びつきが強く、お互いに協働して働くことが多いと考えられます。

　この聴覚からの情報も、視覚と同様、他の感覚と連携しながら処理されます。たとえば、周囲で聞き慣れない音がすると、私たちはその方向に振り向きます。これは音のした方向に注意を向ける自動的な反応で、赤ちゃんのときから出現してきます。このような反応をするためには、聴覚からの情報と頭やからだを動かす運動が統合されなければなりません。当然、目もその音のしたほうを見るでしょうから、視覚情報との統合も必要です。また、視覚認知のところで説明したように、私たちは外界の音をマイクロフォンのように受身的に、そして機械的に受け取っているのではなく、必要な情報を聞き取って解釈しています。たとえば、うるさい街中

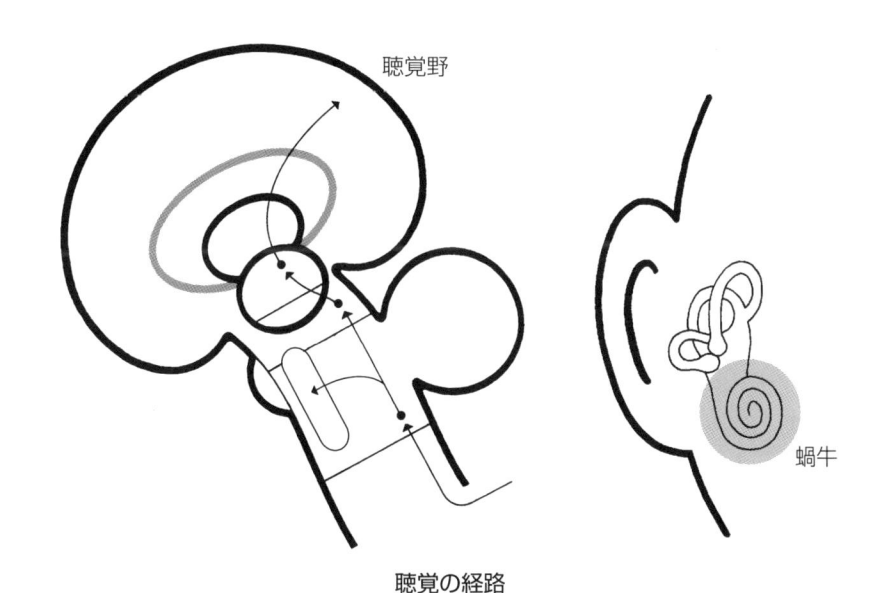

聴覚の経路
音が聞こえるまで（感知されるまで）の経路を示したものです（他の感覚との連絡や統合については示していません）。

を歩きながら友人と会話をする際、私たちは様々な雑音の中から相手の声だけを拾い出して聞いていますし、聞き取りにくい聴覚情報でも、状況や文脈から内容を推察して聞き取ることさえしています。

このように、周囲からの音を必要な聴覚情報として志向し選択する高度なシステムが脳(中枢神経系)には備えられているのです。

聴覚情報も視覚情報と同様、私たちの生活では人とのコミュニケーションによく利用されていますが、他の感覚情報と同様、無意識に処理されて、私たちの感情や気分、覚醒に影響を与えています。リズムやピッチ、音質、音量などにより、リラックスしたり興奮したりします。暴走族がわざとマフラーをはずして大音量で走り回るのも「興奮したい」という目的のためには理にかなっているのです。

また、話しことばの理解には、聴覚情報が時間の流れにしたがって一つ一つ順序よく処理される必要があります。さらに、話されたことばはどんどん消えてなくなっていくので、聞いたことばの理解には集中や記憶の力にも大きく影響を受けます。

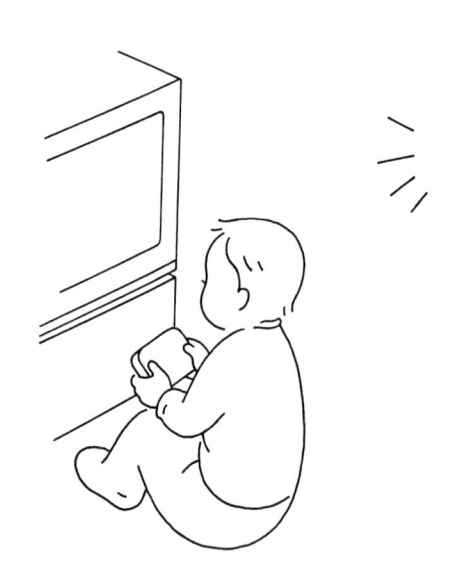

何ごとかに熱中しているとき、私たちは周囲の雑音をシャットアウトしています。しかし…。

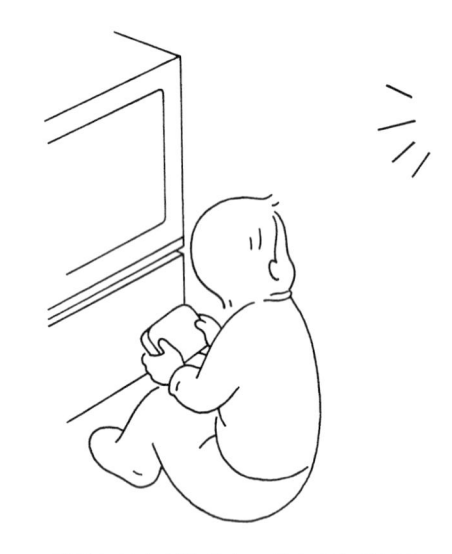

必要なことがあると、そちらに注意を移して反応することができます。

聴覚の図地弁別機能に問題を抱える子どもは、集中しなければならないときでも周囲の雑音をシャットアウトすることが難しく、そのために必要な情報を聞き落としてしまったり、周囲の音に気をとられてしまい、一つの情報に注意を向け続けることができないことがあります。

感覚調整機能と感覚統合

　私たちのからだ（脳）には、周りの環境や自分のからだから必要な感覚情報を受け取り、それに対して適切に反応するしくみがあります（これを適応反応といいます）。自分のからだが傾いて、このままでは倒れてしまいそうという情報を受け取れば、足を踏み出したり、手を床につくなどの反応が生じます。しかし、危険な感覚情報に気づきにくかったり、他の人にとっては何でもない感覚刺激に対して過度に危険や不安を感じてしまったり、特定の感覚刺激を過度に求めるように見える子どもたちがいます。感覚統合理論ではこのような行動を感覚調整の問題として理解し、支援しようとします。

　感覚情報は脳の中でどのように処理されているのでしょうか。まず初めのステップは、感覚刺激に気づくということです。これは当たり前のようですが、私たちは感覚受容器より送られてくるすべての感覚情報に気づいているわけで

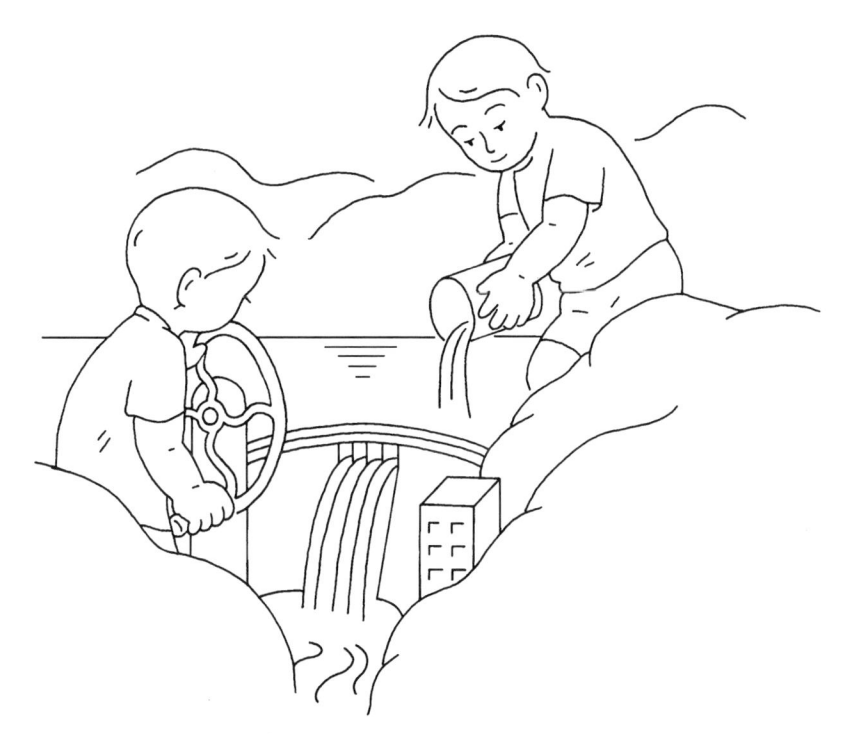

　子どもがダムに水を注いでいますが、これは子ども自身が遊びを通していろいろな感覚情報を受け取っていることを意味します。発電所に流れる水は、発電に必要な量や時間に応じて水門が大きく開いたり、小さく閉じたりして調整されます。その結果、適切な量の発電ができることになります。このように感覚情報は脳が処理しやすいように調整され、強すぎたり弱すぎたりすることなく、必要なところへ送られます。この調整機能は、ダムの水門と同じような機能といえます。

はありません。今、行っていることに必要な情報のみを選択的に処理し、それ以外の情報は抑制されて意識にのぼらないのです。たとえば靴下を履くとき、布をつまんだ感触や足に靴下が通る感覚はありますが、いったん履いてしまうと、足が靴下にくるまれている感覚をいつまでも感じている人はあまりいないでしょう。つまり脳には、必要な情報だけに意識を集中するためのフィルターがあり、環境からの情報や自分のからだの状況を無意識レベルでも効率よく処理できるようにしていると考えるとよいかもしれません。

　もしこれらの情報がすべてフィルターを通り抜けてしまうと、子どもはどこに重点を置いて情報を処理してよいかわからず、注意散漫の状態になってしまうでしょう。このような子どもは、教室では黒板の文字だけではなく、窓の外に見える風景や風になびくカーテンの動きにも次々と視線を奪われてしまうかもしれません。

　一方、身の回りの感覚情報に気づきにくい子どももいます。必要な刺激が適切に処理されなければ、聴力に問題がなくとも呼びかけに反応しなかったり、触れられても気づかないということが起きるでしょう。

【感覚刺激に過敏な子ども】

　脳に伝えられた情報は、情動を調整する役割をもつ大脳辺縁系（扁桃体）という場所で、それが有害なものか安全なものかが判断され、好き、嫌いなどの情動的意味づけがされます。もし有害であると判断されれば、緊張や怖れ、不安などの情動が生じます。しかし、通常多くの子どもにとって何でもない感覚（時にはとても好む感覚でさえも）に対して、過度に怖れや不安を感じてしまう子ども（大人も）がいます。感覚統合理論ではこの状態を「感覚過敏」と呼びますが、様々な感覚（聴覚、触覚、前庭感覚、温度覚、嗅覚など）にまたがってこのような症状が見られることが多いのです。このような感覚刺激に対する不快感は私たちも体験することがありますが、このような子どもたちが抱える「感覚過敏」は、私たちが感じている不快感とは比べようがないほど重篤なこともあるようです。

　触覚防衛は、触覚情報に対して見られる感覚過敏で、ベタベタするもの、濡れているものなど、特定の感触のものを過度に嫌う傾向がよく見られます。口の中の感覚過敏が偏食の背景に

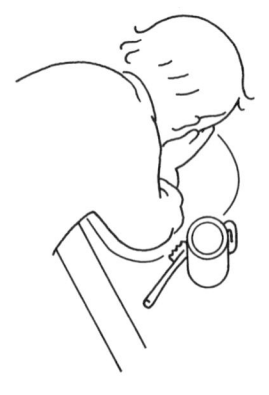

触覚防衛が強ければ、「顔が濡れて気持ちが悪いよ！」と顔を洗うことすら嫌になるかもしれません。

なっていることもあります。このような子どもたちは触ったり、触られることを嫌がるだけではなく、逃避・攻撃などの行動を示すこともあります。「戦う」か「逃げる」かの原始的な行動反応のスイッチが入ってしまうからです。触覚防衛の強い乳幼児は、親との触れ合いや抱かれることさえ嫌がる子どももいますので、人との愛着形成にも影響が及ぶことがあります。

エアーズが重力不安や姿勢不安と呼んだ行動は、前庭感覚情報に対する感覚過敏で、倒れる恐れがまったくない状況でも、動きや揺れ、高さの刺激に対して過度に不安や恐怖を見せる症状です。重力不安の子どもたちは、特に他動的に自分のからだを動かされることや、高い所、足下が不安定な場所を怖がりますので、ダイナミックな運動の経験が乏しくなりがちで、運動機能の発達に悪影響を及ぼす可能性があります。

聴覚過敏は、集団生活の際に大きな困り感として表れやすい特性の一つです。集団生活や音楽などの授業ではどうしても騒がしくなりがちですので、そのようなときに不快を感じて逃げ出したり、運動会のピストルや雷の音に強い恐れをもつ子どももいます。

このような感覚過敏の状態は、子どもの疲労や情緒の状態などで変化します。子どもが主体的に予測して活動に関わる場面では大丈夫でも、突然聞こえたり触られたり無理矢理やらされるような活動では不快感が高まります。

感覚過敏がある子どもの支援は、まず子どもの行動がこのような過敏さから来ていることを理解することから始まります。一般に、このような行動の背景が理解できない大人は、子どもの行動を「わがまま」とか「躾の悪さ」、「性格の悪さ」としてとらえがちで、その結果叱責したり、無理にがんばらせようとする対応になりがちです。このような関わりを正すだけでも、子どもは随分安定するものです。また、行動の背景が理解ができれば、大人は環境を調整して子どもの苦手な感覚刺激を減らしたり、遠ざけたりする支援もできますし、子どものイライラや不安に対して、落ち着ける場所や活動を提供することもできます。子どもによってその方法は異なるでしょうが、一般に、静かな場所や狭い場所に入り込む、やわらかい布や毛布にくるまる、全身を圧迫する、手に気持ちよいものを握る、硬いものを噛む、膝に少し重たいものを乗せる、重たいものを運んだりぶら下がったりするなどの固有感覚系の活動をたくさん行うことが、多くの場合役に立ちます。

このように不快な刺激に遭遇したときの対処法がわかると、子どもは安心して活動に参加できるようになるでしょう。無理に慣らそうという関わりは、かえって子どもに恐怖感を強く感じさせてしまうことにつながりかねません。

感覚刺激に過敏な子どもへの介入のポイント

* 主体的・能動的な感覚体験——自分自身で刺激のコントロールができるような活動
* 無理に慣れさせようとは思わないこと——絶対的な安心の中で体験できること
* 受け入れられるものから丁寧に段階づけられた活動——高さ・安定性・スピード・素材などの視点で分析・段階づける
* 安心を供給できる空間の活用——予期せぬ刺激から逃れることで安定を得ることができる
* 認知的側面での配慮——提供する活動の目的や意味を伝え、見通し・予測性をもたせる

【感覚情報を受け取りにくい子ども】

周りの刺激に気づきにくく感覚情報の取り入れが弱いように見える子どもも、感覚調整の問題として理解されることがあります。これを感覚統合理論では、感覚の登録の問題、ないしは低反応と呼びます。このような子どもたちは一般にぼんやりしているように見えたり、あるいは逆に自分で足りない感覚刺激を積極的に取り入れようとする行動を示すために活発に見えることもあります。特にこの後者の場合、感覚探求行動とも見えて、子どもによっては常同行動や自己刺激行動などの背景になっている場合もあります。

たとえば、前庭感覚をとても欲しがっているように見える子どもの場合、公園にある回転遊具でいつまでもくるくる回って遊んでいたり、自分でぐるぐる回って遊ぶ様子がよく見られるかもしれません。また、多動の背景の一つとして前庭・固有感覚の感覚欲求が考えられる場合もあります。この場合、感覚欲求を満たすために子どもは動く必要があり、その結果、多動という状態になっていると理解できます。このような感覚欲求がある場合、休日に公園やアスレチックなどで思い切り遊んだり、登山などのアウトドア活動を積極的に行ったり、水泳や和太鼓など筋肉をしっかり使うような活動を多く体験してもらうことが子どもを落ち着かせることにつながる可能性があります。また、学校の授業時間などじっとしなくてはならない場面では、エアークッションなどの感覚グッズを用いることで刺激への欲求を満たし、落ち着いて授業に参加できる子どももいます。

触覚の感覚欲求が強い子は、人にベタベタまとわりついたり、絶えず何かを触っていたり持っていたりしたがるかもしれません。また、砂や泥、水遊びなどを他の子どもたちより極端に好むかもしれません。小さい子どもでは、何でも口に入れたり舐めたりして、口での探索行動が目立つ子どももいます。このように、ある特定の感覚探求は感覚情報が感じ取りにくい子ど

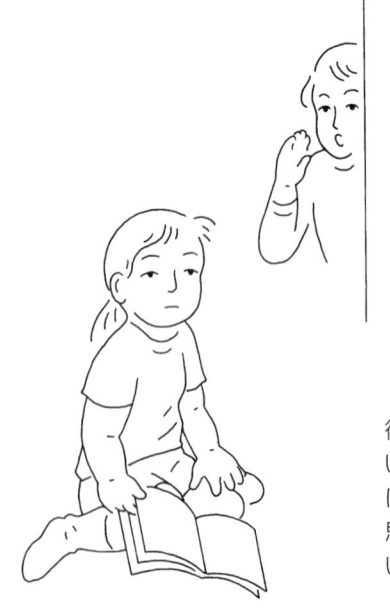

後ろから声をかけられたとき、たいていはその方向に注意が向きますが、中には耳が聞こえていないのだろうかと思うほどに注意が向きにくい子どももいます。

もによく見られがちです。その場合、その感覚情報を日常の生活の中で適切な活動に置き換えて満たしてあげることを考えてみる必要があります。たとえば、泥や砂で遊ぶのが好きな子どもであれば、お米とぎやハンバーグ作り、お風呂掃除などに誘うと大喜びでしてくれるかもしれません。

【感覚刺激をたくさん求める子ども】

このように、感覚調整機能の偏りのためにある種の感覚情報が入る活動を過度に好む行動を、感覚欲求行動あるいはセンソリーニーズと呼びます。このような行動は前述したように、基本的に感覚情報の取り入れが弱いためにその感覚情報をより多く得ようとする行動として理解されますが、過敏な子どもでも、自己調整のためにある特定の感覚情報を積極的に取り入れようとする様子が見られることがあります。特に固有感覚情報は情動や覚醒の調整作用があるので、このような子どもたちは全身でものにぶつかるような遊びや、棒を振り回したり、たたいたり、ものを思い切り強く投げたり、蹴ったり、ぶら下がったり、重いものを投げたりする遊びを好んで行う様子がよく観察されます。この場合も、積極的に圧迫したり、固有感覚がしっかり入る活動を提供することで、子どもは安定すると思われます。

感覚刺激をたくさん求める子どもへの介入のポイント

* 子どもの行動の背景にどのようなセンソリーニーズが隠されているかを分析、理解する

* 生活の中でバランスよく、子どものセンソリーニーズに応えることのできる適切な活動やグッズを提供する

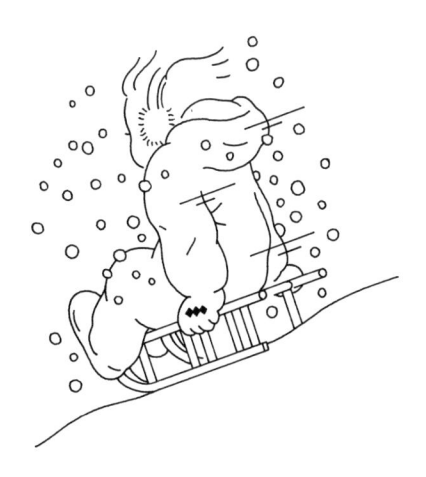

スピードがもたらすスリルや楽しさは、感覚刺激をたくさん求める子どもにとって、とても楽しい遊びです。

感覚統合と行為機能

　私たちがたとえば自転車に乗ろうとしたり、洋服を着ようとするなど何か動作をしようとする際、それが複雑な動作だったり初めてやる動作の場合、まず「どのようにするのか」を頭で考え、その計画に基づいて自分のからだを自転車や洋服の形状や性質に合わせて適切に操作しています。一方、普段やり慣れている課題であれば、頭で考えることはあまりしませんが（脳の中で適切なプログラムがすでにでき上がっています）、それでも無意識に適切にからだを操作することができます。しかし、このような動作をどのようにしたらよいのかわからなかったり、イメージはあってもその通りに（からだの麻痺などはないのに）自分のからだを動かすことが苦手な子どもたちがいます。このような苦手を感覚統合理論では行為機能障害として、理解、支援しようとします。

【身体図式】

　行為機能は、まず身体図式の発達に支えられています。

　身体図式とは、脳の中で把握されている自分のからだの形や大きさ、その機能などに関する情報のことで、うまく自分のからだを使うために必要不可欠なものです。普段私たちは鉄棒の下をくぐるとき、自然と頭をかがめるため、普通は鉄棒にぶつかることはありません。このように、環境に合わせて自分のからだの動きを自動的に調整するために用いられているのが身体図式です。身体図式が未熟な子どもは、からだをあちこちにぶつけたり、くぐれそうもない穴に入り込もうとしたり、足が届きそうもない高さから降りようとするかもしれません。特に目で確認しにくい動作や洋服の着脱などの際に、このような力の弱さが目立つことが多いのです。

　身体図式には、自分のからだの地図としての情報や、からだが発揮できる機能についての情報が蓄えられています。全身の地図は、皮膚からの触覚情報によってからだの輪郭（からだと外界の境界線）が描かれ、固有感覚情報によってそのときのからだの格好や動き、力の入れ具合が描かれます。また前庭感覚情報はコンパスの役割をし、からだの地図と環境との空間的関係や全身の動きの方向や速さを教えてくれます。このような情報が正確であればあるほど、より正確な地図ができますし、それを参照して運動計画も立てやすくなり上手に動くことができるわけです。逆にこのような情報が曖昧であれば、どう動いてよいか混乱して時間がかかったり、他の感覚情報（たとえば視覚）で足りない情報を何とか補おうとしながら動く必要が出てきます。

　また、身体図式は固定的なものではなく、状況に合わせてどんどん変化します。たとえば、

手が届かない所にあるものを取るために棒を使うときは、棒の先まで身体図式が拡大しますし、背中にぬいぐるみを背負ってトンネルをくぐろうとするときには、背中のぬいぐるみも身体図式に組み込まれます。このように身体図式は、これまで行った運動やそのときの運動から得られる様々な情報によって随時修正されながら、新しい運動を企画する際に、自分のからだの大きさやその運動能力に見合った動作を行うために必要不可欠なものなのです。

この身体図式を地理的側面(大きさやからだの部位)と機能的側面(どのくらいの運動ができるか、力が出るか)に分けて理解すると、子どもの行為機能の評価や指導にも役立つと思います。

【両側統合と順序立てた動作】

両側統合とは、脳の中でからだの右側と左側からの情報を協調させ、上手に動かすために必要とされる能力です。たとえばはさみで紙を切るとき、私たちは利き手にはさみを、反対の手に紙を持ち、はさみを操作しながら紙も動かします。このように私たちは道具を操作するとき、無意識に、自然に利き手と非利き手を上手に分業して使っています。両側統合がうまくいかないと、この分業がうまくいかず、たとえば紙を押さえずに消しゴムで字を消そうとしてうまくいかなかったりというように、片手が自然にもう片方の動作を応援することが下手な様子が目立つことになります。

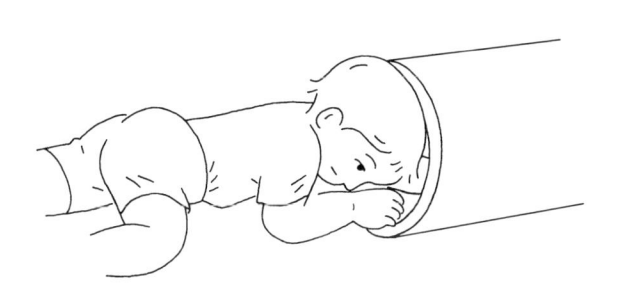

脳の中にあるからだのイメージが実際のからだの大きさよりも小さきときに、通ることができない狭い所でも脳は「通ることができる」と判断し、無理に通り抜けようとしてしまいます。

このように、ある機能に関してからだのある側の働きが他の側よりも優位に働くことを「ラテラリティ（側性化）の確立」と呼びます。両側統合がうまく発達していない子どもたちは、利き側がはっきりしないことも多く、ラテラリティの確立に影響を及ぼす可能性があります。感覚統合の研究では、前庭系の情報処理がうまくいっていないように見える子どもたちの中にこのような問題を見せる子どもが多くいることから、何らかの形でこれらの情報処理がラテラリティの確立に関与していると推測されています[9]。

また、これらの子どもたちには併せて順序立てた動作（シークエンス）に苦手を見せる子どもたちが多く見つかっています。この順序立てた動作とは、長縄跳びを例に説明すると、「縄に入る、中で跳ぶ、縄から出る」という連続した動作を、縄の動きや自分の移動スピードを予測してタイミングよく行うことを意味します。この順序立てた動作は行為機能を支える機能の一つで、学校で使う文房具の操作や体育のメニュー、音楽のリコーダーなどの課題の多くは、こ

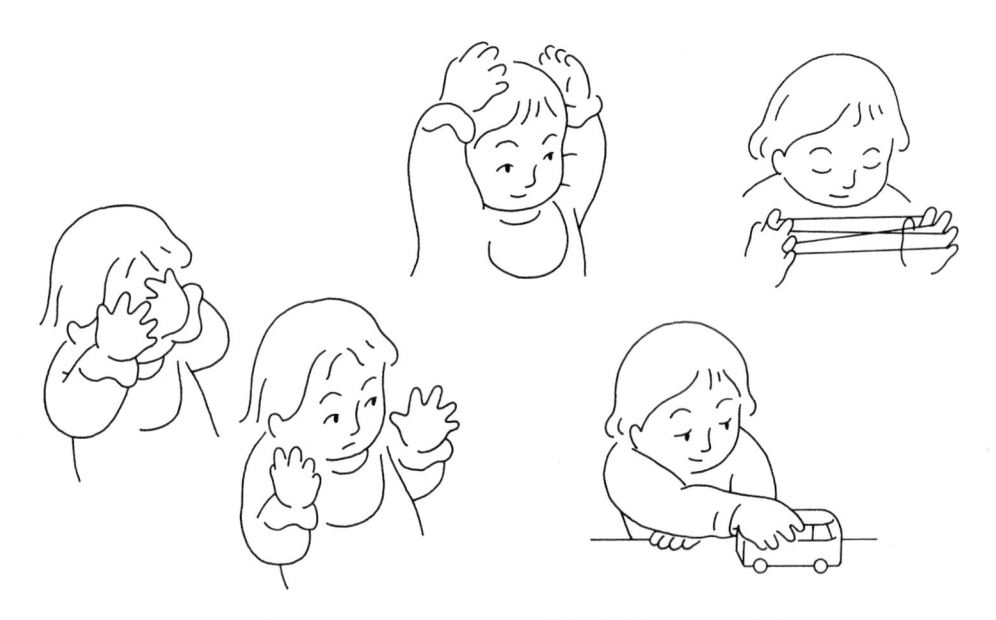

イナイイナイバーやオツムテンテンなど、発達の初期に見られる動作は、左右の手を同時に同じように使う簡単な動作の繰り返しから始まります。利き手がはっきりしてくると、その手をからだの正中線（左右の真ん中の線）を越えて使うこともするようになります。そして、あやとりなどの遊びができるようになると、両手の動きは実に巧みになり、手順も複雑になって、より高度な順序立てた動作の発達が見られるようになります。

の両側統合と順序立てた動作が組み合わされたものが多いため、多くの子どもたちが苦手を訴えやすいものです。

ここで、子どもの両側統合や順序立てた動作の発達に注目してみましょう。生まれたばかりの乳児は手足をバタバタ動かしていますが、これはどちらが優位ということはありません。お座りが上手にできるようになると両手があくので、それぞれに物を持ったり、さらに物を左右の手で持ち替えたりするようになります。8カ月を過ぎる頃から、"イナイイナイバー"や"オツムテンテン"など両手を同時に使う動作ができるようになります。1歳を過ぎる頃には、スプーンを持たせると何とか自分で使って食べようと努力します。このとき注意して見ていると、どちらかの手を使う回数が多いのに気づくはずです。2〜3歳になると、物の操作（クレヨンを持って殴り書きをする、手遊びをする、玩具を押して遊ぶなど）に使う手が次第に決まってきます。さらに、小学校に入学する前には、工作や手芸など複雑な作業で、利き手と非利き手の役割を分担させ、上手にやってのけるようになっていきます。

【行為のプロセス】

行為機能とは、自分のからだを目的に応じてうまく使いこなす能力のことで、単なる運動機能とは異なります。たとえば、ジャンプ力や走る力では人より優れた能力をもつ動物はたくさんいますが、行為機能は人がどの動物より優れているのです。エアーズは、言語機能が人類が社会的環境にうまく関わるために発達させてきた能力であるのに対し、行為機能は人類が物理的環境にうまく関わるために発達させてきた能力であるとして、どちらも他の生物とは比べものにならないほど人類が高度に発達させてきた高次脳機能であると述べています。前述した両側統合や順序立てた情報の処理能力も、行為機能を支える大切な力の一つです。今まで説明してきた様々な感覚受容器からの情報の統合の上にこの複雑な行為機能が支えられているので、感覚統合の情報処理に何らかのつまずきがある子どもたちには、程度の差こそあれ、行為機能にもつまずきが見られることが多いといえます。ゆえに感覚統合理論では、行為機能を言語と同様に重要な機能としてとらえています。

ここで、行為機能が実際の場面でどのようなプロセスを経て行われるのか、自転車に初めて乗る場合を例に挙げて考えてみましょう。

①**情報の登録（認識）**——まず自転車に乗るには、自転車の存在を認識しなければなりません。このプロセスに限ったことではありませんが、このような活動をする際にも、脳は適切な覚醒状態になければなりません。そうでなければ、自転車の存在に気づかなかったり、自転車の構造に注意が向かなかったりするかもしれません。また、自転車がどのような機能をもつものかを理解し、それに乗って遊びにいきたいという動機づけ（意欲）も必要です。このような認識能力や動機づけの力が行為機能を支えているのです。

②**観念化**——そして、自転車に乗るという具

体的な行為のアイデアが脳の中に生まれます。

　③**企画（プログラミング、順序立て）**──次に、どうすれば自転車に乗れるのか、まずハンドルを両手でつかんでから片足をペダルに乗せるなど、動作の組み立てや順序が脳の中で組み立てられます。これを行為の企画と呼びます。この時点で、前述したように自分のからだがどのような大きさなのか、自分の力で片足に重心をかけて片足を持ち上げることができるのかといった、自分のからだに関する知識（身体図式）が脳にできている必要があります。

　④**実行**──そして最後に、このように組み立てられたプログラムを実行に移すことになります。ところが最初からうまくいくわけではありません。何回もよろめいたり転んだりしますが、そのたびにタイミングや力の入れ方がよかったかどうか、視覚や触覚、固有感覚など様々な感覚を通して脳に情報がフィードバックされます。このプロセスをより細かく考えると、このフィードバックは、動作の命令が行われた個々のプロセスで行われますし、そもそもどの程度の力で踏ん張ればよいか、握ればよいかの情報も組み入れて脳は命令を出しています。これはフィードフォワードと呼ばれます。このような情報をもとに、次はもっとこうして転ばないようにしようとプログラムが作り直され、次第に上手に自転車に乗れるようになるのです。そして何度も乗っていくと、最終的には脳の中にうまく乗れるために必要なプログラムができ上がるので、いちいちこれからすることを意識

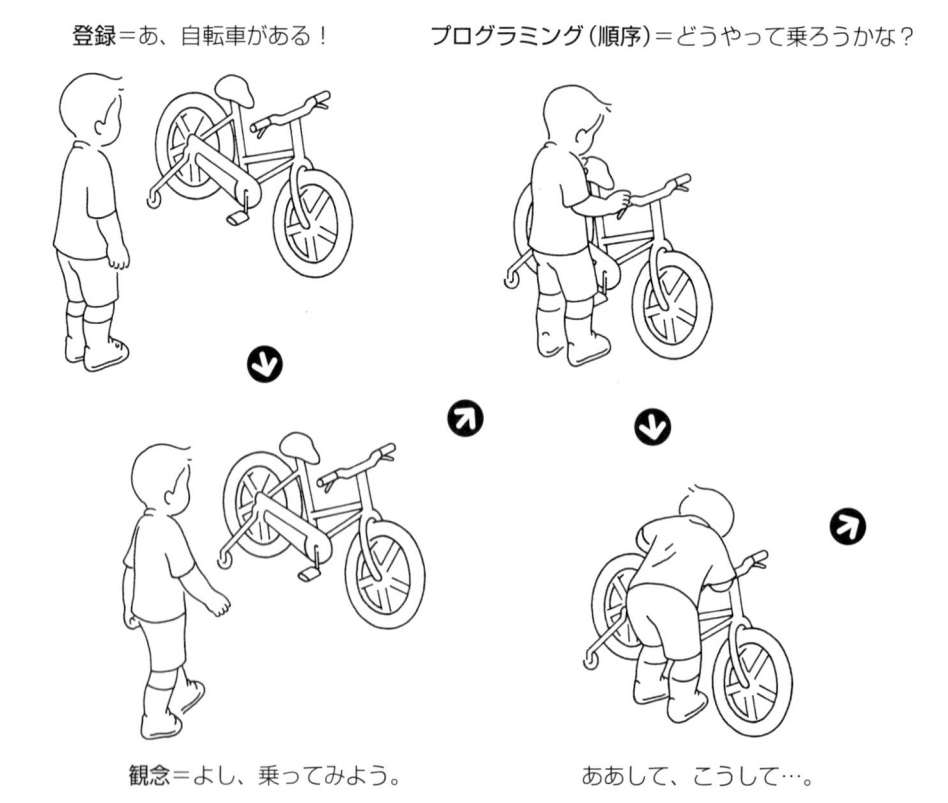

登録＝あ、自転車がある！　　　プログラミング（順序）＝どうやって乗ろうかな？

観念＝よし、乗ってみよう。　　　ああして、こうして…。

的に考えなくても、無意識にうまく自転車に乗れるようになるわけです。

　普段子どもたちは、日常生活における何げない作業の中で行為機能の力を育てています。たとえば、紙コップを握りつぶさないように持ったり、ジュースを注ぐとき落とさないように力を調節したり、こぼさないようにコップの位置を水平に保ったりすることを考えてみましょう。このようなとき、視覚や触覚、固有感覚からの情報をもとにコップなどの重さや硬さ、どのくらいジュースが入ったかを見ながら力加減や腕の動きを調節していると思います。このような働きはほとんど意識されることなく行われています。このような感覚運動体験が何度も繰り返されるうちに運動手順が脳に蓄えられ、同じ状況であればその運動手順のセットを使用して動作が行われるようになります。そうすると、それほど注意を払わなくても失敗せずに動作を行うことができるようになります。一方、いつもと違って紙コップがやわらかすぎたり重すぎたりすると、改めて触覚や固有感覚からの情報が動作の修正のために使われるようになります。このような活動は日常生活の中にたくさん含まれています。子どもたちが机上での学習やゲームに没頭したり、テレビばかり見るのではなく、このように様々な活動を行うことの重要性を理解していただけると思います。

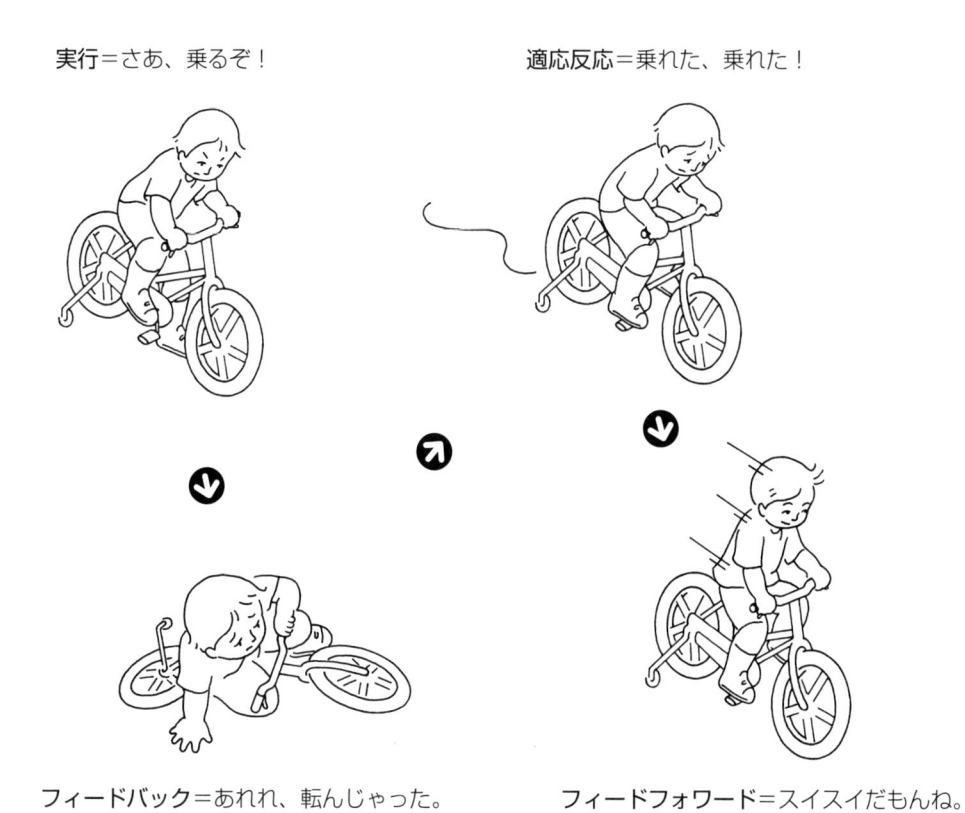

実行＝さあ、乗るぞ！　　　　　適応反応＝乗れた、乗れた！

フィードバック＝あれれ、転んじゃった。　　　フィードフォワード＝スイスイだもんね。

感覚統合の最終産物
適応反応、言語、学習、社会性の発達と感覚統合

　エアーズは、感覚統合療法の最終目標について、「やりたいことがあり、それができる存在となり、環境からの要請に対して満足感をもって対応でき、自己を意味ある存在に導くようにすることである」と述べています。つまり感覚統合は、子どもたちの生き生きとした生活を創造するためのものと考えられるでしょう。さらにエアーズは、感覚統合の最終産物として、集中力、組織力、自尊心、自己抑制、自信、教科学習能力、抽象的思考および推理力、からだおよび脳の両側の特殊化などを挙げ、感覚統合機能の成熟は、学校生活を送る子どもたちが必要とする、このような様々な力の発達を支えると考えました。この考え方は、脳機能が人が生き生きと生きるために必要な様々な力を担っていると考えることを表していますし、感覚統合機能はそのような脳の機能の発達を支えるものだということを意味しています。

【適応反応の重要性】

　このような感覚統合機能の成熟は、適応反応の発達としてとらえることもできます。適応反応は、様々な感覚情報が脳の中でうまく整理されていることを表すサインでもあります。「できた」「わかった」「やった」「気持ちいい」という子どもの反応は、適応反応として理解されます。ですから、感覚統合を促す指導では、子どもが適応反応をスムーズに生み出すことができるように進められていきます。

　たとえば、多くの子どもたちはブランコが大

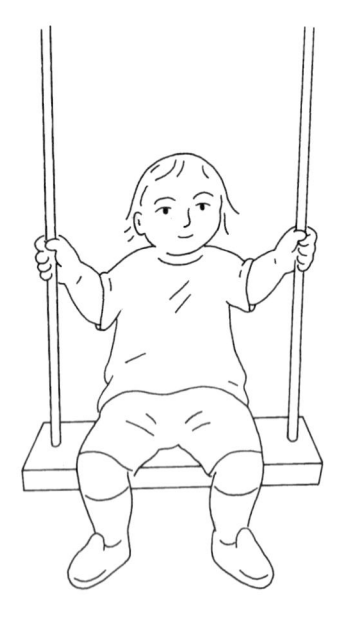

適応反応の発達①
止まっているブランコに座る

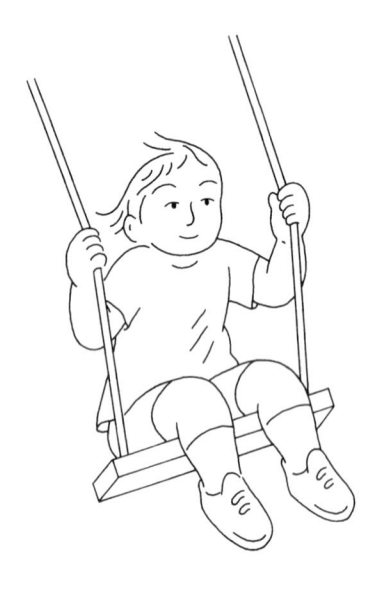

適応反応の発達②
自分で前後に漕いでみる

好きです。ブランコは前庭感覚や固有感覚を通して、子どもに地球上でバランスを保つことや自分で重力を克服するために必要な情報を提供するからです。ブランコで遊ぶとき、まだ自分では揺らすことができない子どもは、まず揺れるブランコから落ちないように姿勢を保つことにチャレンジするでしょう。そして、ブランコの揺れに対してからだを適切に動かし落ちないことをマスターした子どもは、次に自分で揺らしてみたり、別の乗り方を試してみたり、揺れているブランコからジャンプしてみたり、次々と遊びを考え試していくでしょう。このようなプロセスがうまくできない子どもたちに対して、私たちはブランコの傾きを調整して子どものバランスにほどよく合った揺れを提供したり、もっと大きい揺れが欲しい子どもには姿勢を保ちやすい遊具を提供して、子どもの「気持ちいい」「やった」という体験を応援するわけです。これが適応反応の発達を支えるということなのです。

このように遊びが展開してくると、子どもたちが受け取る感覚情報の種類も、それを用いて行われる行為機能も、より複雑さを増していきます。

子どもの遊びを成立させる条件を改めて振り返ってみると、①**能動性・主体性**、②**興味・意欲**、③**成功体験・達成感・成就感・快体験**、④**適度な挑戦**、⑤**豊富な感覚運動体験**、が挙げられます。これこそが子どもの適応反応を生み出す原則であり、脳機能の発達原理でもあり、感覚統合療法の原則でもあります。

またエアーズは、このような活動を通して適応反応をまとめあげることを学んだ子どもは、学校生活で必要とされる力もつくようになるとも述べています。

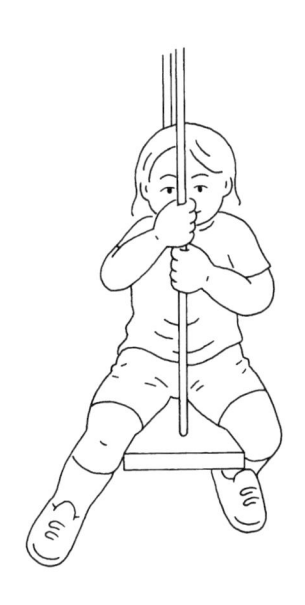

適応反応の発達③
またがって乗ってみる

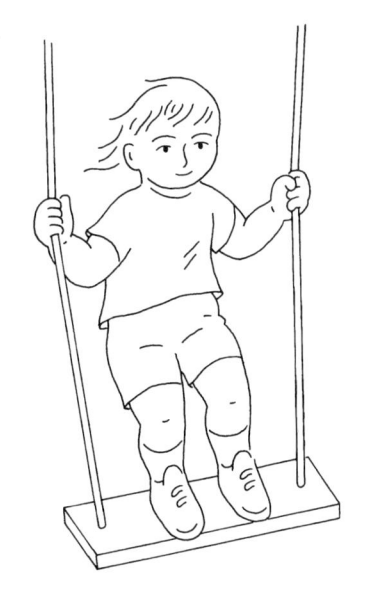

適応反応の発達④
立って乗ってみる

【学習と感覚統合機能】

　学校での読み・書き・計算などの学習にも、感覚統合の機能は大きく関わっています。学習は脳の機能だからです。

　まず、学習活動の土台を支える機能から考えてみましょう。机に向かって勉強しているとき、座った姿勢でのバランス維持や本に書かれている文字を追いかける眼球の動き、余分な触覚や音の刺激をシャットアウトして先生の話に集中する働きなどは、ほとんど自動的に行われ、脳が新しい、難しい課題に集中できるようにしています。もし、「土台」で行われるべきこのような活動が自動的に行われなかったとしたらどうなるでしょう。おそらく、一生懸命に姿勢を保ったり、目を動かしたり、焦点を合わせたり、聞こえる音に耳を傾けようと努力しなければならないので、肝心の学習課題に使う力が十分発揮できず、疲れ果ててしまうでしょう。逆にいえば、学習のような高度な活動を行うためには、それを支える土台の機能が無意識に十分に働くことが必要なのです。脳の高度な活動はこのように様々な縁の下の機能に支えられてこそ可能になるのです。よく授業中に、「姿勢をよくして」「字を丁寧に書いて」「先生の話をよく聞いて」といくつもの課題を同時に要求されることがあります。これら一つ一つが難しい子どもたちにとっては、この中の一つをがんばるだけでも精一杯なのです。姿勢の保持や聴覚的注意が自動的にできるようになれば、字ももう少し丁寧に書けるかもしれません。感覚統合は、まずこのような土台を支えることで学習機能に貢献しています。

　また学習は、脳がもつ様々な能力を動員して行われる高度で複合的な活動です。学習がうまくいかない子どもたちが抱える様々な症状から、このような学習能力を構成する脳の多様な機能について考えてみます。たとえば、視覚的な図と地の判別が難しい子どもは、教科書や黒板に書かれた様々な視覚情報の中から必要な情報のみを取り出すことに多大なエネルギーを費やすでしょう。読字障害をもつ子どもたちの一部には、文字がバラバラに浮いて見えると訴える子どもたちもいます。空間的な方向性の識別に困難を見せる子どもは文字の方向の違いがわかりにくく、鏡文字を書いたり、「へ」と「く」のように空間的な方向の違いによって区別しなければならない文字の認知に困難をもちやすくなります。聴覚的な図と地の判別に困難をもつ子どもは、様々な音の中から必要な聴覚情報を拾い出すことが苦手なので、注意の問題や集中力の問題と間違われることもあります。音韻や単語の順序の認知が難しい子どもは、単語の書き間違いを多くします。聴覚的記銘の容量が小さい子どもは、長い話のポイントを理解するのが難しくなるでしょう。無器用な子どもたちも、ノートの枡目の中に字を収めて書いたり、定規や分度器、コンパスなどの操作にエネルギーを使うので、肝心の学習の中身の理解に至りにくいのです。このように、脳の情報処理のどこか一部がうまく働かないだけでも、何らかの形で学習能力に影響が出る可能性があります。

　さらに学習という行為の本質についても考えてみましょう。現代社会では学習というと、紙と鉛筆を用いて机に向かう、学校や塾で行われ

る教科学習のことをイメージする人が多いと思われます。しかし、長い歴史を通して進化してきた人類の発達プロセスを考えると、人が誕生から長い時間をかけて様々な形で環境と関わる中で適応反応を生み出し、次第に環境とうまく関わることを学んでいくというプロセスこそが、学習の本質的な姿であると考えられます。多くの子どもたちにとって遊びの場面は、この適応反応を生み出す経験の宝庫なのです。

　子どもたちも遊びや手伝いなど生活の中で、特にからだを動かして手足を使うことで得られる様々な感覚情報を脳に送り込み、自分自身のからだや自分を取り巻く環境について学んでいくのです。精神科医としてADHDの研究にも携わっているレイティーも、進化の視点から見ると学習と記憶の能力は食べ物を手に入れるための運動機能とともに進化してきたとして、快反応、覚醒、注意力の向上、そして新たな神経の増加と神経同士のネットワークの増加など、様々なレベルで運動が学習や記憶を促進することを指摘しています[10]。またドイツの研究者グループは、運動を多くしたマウスほど脳内の神経栄養因子が増えており、特に海馬で急増するとの研究結果を受けて、人間でも運動の前と後では学習効率が20%も異なることを報告しています[10]。

【学習活動に生かせる感覚統合の重要な原則】
1) 能動性、興味
　ここで改めて、学習・記憶における興味や快反応の役割の重要性についても理解する必要があります。前述したように、私たちは外界の情報を単に受身的に受け取っているのではありません。必要な情報を「能動的」に取り込み、自分に役立つよう、意味があるように解釈しているのです。ですから、学習に関する情報も子どもにとって意味のあるものでなければ取り込まれないことになります。課題に興味をもってもらうことが学習を成立させる第一条件になります。

2) 達成感、成就感、楽しさ
　次に、「わかった」「できた」という、感覚統合理論でいう適応反応の誘発が第二の条件です。大脳辺縁系の機能のところで触れたように、この適応反応は快反応と強く関連しています。この快反応こそが記憶や学習を促通し、さらなる意欲や創造性を生むのです。

3) 具体的な体験
　またスイスの有名な児童心理学者であるピアジェも指摘するように、抽象的な概念の発達的な基盤は具体的な体験によって育てられます[11]。「百聞は一見にしかず」ということばがありますが、感覚統合の考え方から見ると「百聞、百見は一感覚運動体験にしかず」となります。

　ここで、「りんご」ということばを学ぶことを例に考えてみましょう。りんごということばを、りんごを見たことのない人に教えるとしたら、どのようにするでしょうか。まずは様々なりんごを食べてもらい、りんごの色や形、持ったときの感触、食べたときの味や匂いなど、様々な感覚を体験してもらうようにするかもしれません。「りんご」ということばを学ぶことは、そのような感覚体験を通じてつくられたイ

メージと「りんご」という文字や音が対応することで、初めて意味をもちます。そして、同じりんごでも、様々な色や大きさ、味の違いがあることを体験する中で、具体的な一つ一つのりんごの共通点を抽象化した「りんご」の概念がつくられるのです。このようなプロセスを経て抽象概念の操作ができるようになると、私たちはことばやイメージだけでも様々な概念操作を行えるようになっていくのです。このように具体的体験、特に感覚運動体験はどの年代の人にとっても基本的な学習を成立させる力をもっているのです。

【ことばの発達と感覚統合】

ことばの機能には大きく分けて、人とのコミュニケーションと抽象思考（観念化）の二つがあります。

まず、人とのコミュニケーションの側面から考えてみましょう。私たちが人と関わる際には、ことば以外にも表情や動作、タッチなど様々な方法で相手に働きかけています。その意味では、コミュニケーションに必ずしも音声言語のみが重要というわけではありません。人間以外の動物も様々な手段を使って互いに情報交換していますし、私たちもことば以外の方法でこれらの動物たちとコミュニケーションをとることができます。赤ちゃんは、泣くとミルクがもらえることを学習すると、泣くことで空腹のメッセージを伝えようとします。また、意味はわからなくとも、やさしい声かけや周りの視線に反応して笑ったりもします。このように、ことばの発達の基盤には、思いを伝える相手の認識や伝えたいという意思、そしてその手段の操作という基本的なプロセスが横たわっているのです。自閉症や知的な発達に遅れのある子どもたちのことばの発達の問題は、このような基本的プロセスの発達につまずきがあるように見えることがよくあります。このような子どもたちにとって、単に音のつながりを教えるだけではことばの発達につながらないことがわかると思います。ここで大切なことは、伝えたいことがあり、伝えたい相手を意識し、声や動作、タッチなどの手段がその相手にどのような影響を及ぼすかを学ぶことなのです。普段、子どもたちは大人との関わりの中で自然にこのようなことを学んでいくのですが、ことばの発達が遅い子どもには、私たち大人が意識して子どもにとって「気持ちいい」、「楽しい」体験を提供することで、その体験を提供している人を意識してもらえるよう働きかけたり、子どもが出しているサインを生かして、それが要求を伝える手段となることを教えようとします。このような関わりを感覚統合の指導では「センソリーコミュニケーション」と呼んでいます。これが、後述する社会性や対人関係の発達の基盤でもありますし、コミュニケーションの基盤にもなるわけです。

次に抽象概念や思考の手段としてのことばの発達を考えてみましょう。子どもはまず具体的な感覚運動体験を通して、世界を学んでいきます。最初は空腹を満たしてくれるものや人が「（たとえば）マンマ、ママ」という音と結びつくでしょうし、見たり、聞こえたり、触ったり、操作したりしながら、特定の物の名前を結びつけていくでしょう。特に日本語は擬態語、擬音

語がとても豊富なので、「トントン」「ドッスン」「サラサラ」「ベトベト」「シュー」などの音が特定の動作や感触を伝えるシンボルとなりやすいので、指導の場面でもよくこのような声かけを使います。まずは、視覚や聴覚、触覚、固有感覚、前庭感覚など様々な情報を通して、自分を取り囲んでいる世界を「理解すること」を育てる必要があるからです。子どもたちが最初に学ぶことばは、そのほとんどが具体的体験と結びつくものです。たとえば「重い」という単純な単語一つでも、実際に体験させずに教えようとしたらとても難しいことに気づくでしょう。このようにして、たくさんの具体的感覚体験の上に「わかることやわかることば」が育ち、さらにその上に「伝えることば」が育つのです。

神経科医でカリフォルニア大学サンディエゴ校の神経科学研究所所長でもあり、『脳のなかの幽霊』の著者として知られるラマチャンドランは、言語の起源について、物の外形（視覚情報）と音（聴覚情報）が共感覚的につながって語彙が生まれ、同様に視覚と、発声や構音に関連する口の筋肉の運動プログラムをつくっている場所（ブローカ野）ともつながって音声言語が生まれたとする説を提唱しています[12]。そして、物の操作を通じて進化した道具使用能力（行為機能）がブローカ野に取り入れられて、前述した抽象概念とともにことばの構造を構成したのではないかとも述べています[12]。

感覚統合の指導や評価では、ことばの使用につまずきがある子どもの行為機能によく注目しますが、これは行為のプロセスで行われる観念化、企画（プログラミング、順序立て）、実行の要素が、音声言語を用いて人に何かを伝えようとする際もまったく同じだからです。つまり、ことばも行為機能も自分以外のものに働きかけるという基本的機能は共通であり、進化的にはむしろ道具の使用（行為機能）のほうが言語を生み出す基本的プログラムを提供していると考えることもできるのです。実際、行為機能の一部である観念化は言語機能と共通の機能であり、道具を使うときにも言語を司るこのブローカ野の一部が活性化されることが近年わかっています[12]。

また、行為機能とことばは互いに補い合う関係にもあります。からだが不自由で思うように動かせなかったり、無器用だったりする子どもは、ことばで人を操作して課題を達成しようとするかもしれません。一方、ことばで説明するのが苦手な子どもは、ことばを使う前にからだや手のほうが先に動いてしまうかもしれません。

いずれにしても、ことばという抽象的な概念を操作する機能は、現実の物理的環境との関わりを支える行為機能と密接な関係があるといえます。このように感覚統合の発達は、様々なレベルで言語の発達にも寄与していると考えられます。

【情緒・対人関係の発達と感覚統合】

人の情緒の発達は、赤ちゃんのときに快と不快の分化から始まります。赤ちゃんが基本的な安心を感じるのは、母親に抱かれたり、おっぱいを飲んで空腹が満たされたときなど、からだや口の触覚経験からくる気持ちよさを感じると

きです。もう少し大きくなると、"たかいたかい"や揺すられたときに感じる前庭感覚から提供される情報も、多くの子どもたちにとって快の感覚として体験されます。情動は系統発生的に古いので原始的なものと見られがちですが、学習のところでも述べたように、人間では理性の発達にも関わる高度で重要な力だと考えられます。子どもは成長のプロセスの中で様々な感情を区別して知覚したり表現できるようになります。そして、自分の思った通りに物事ができたときや、困難に打ち勝って課題を成し遂げたときなど、高度な行為の際にも快感を経験します。これを感覚統合の視点で見ると、感覚情報を快適なものとして体験するだけではなく、行為の企画がうまくできて「こうしたい」と思うことが達成できたり、内的欲求による動機づけに支えられた環境への挑戦が成功したときにも、大きな情動体験をしているととらえることができます。このように、最初は直接的な感覚的快感が基本的安心感をつくりますが、大きくなるとそれに加えて「できた」という満足感・成就感が子どもの積極的に物事に立ち向かう気持ちを育て、自分の能力に対する信頼や自尊心を形成する基礎になるわけです。

このように、安定した情緒の発達や人との信頼関係、自分が環境の中で脅かされず安定して支えられているという安心感、自分が環境を操作したり課題をマスターできるとの有能感の発達も、感覚統合の発達と密接な関わりがあるのです。

たとえば、感覚調整の問題があり感覚刺激に過敏な子どもは、他者との物理的な接触や動きの体験を不快に感じて避けたり、新しい環境を積極的に探索することに臆病になりがちです。新しい環境に対して、安心して関わることができるという確信がもてず、不安や恐怖の感情のほうが強くなるからです。また、触られることが苦手だと、近づいてくる相手を「近づくな！」と攻撃することもあるかもしれません。このような子どもは「人間嫌い」で「乱暴な子」、「人見知りが強い子」などと見られがちです。

また行為機能の問題が大きい子どもも、友だちとスポーツを楽しんだり、道具をうまく操作できず、失敗体験や苦手意識、劣等感をもちやすくなります。このように、感覚統合の発達のつまずきは、子どもの社会性や自尊心の発達にも大きな影響を及ぼすのです。

第 4 部の参考文献

1) 津本忠治：脳と発達—環境と脳の可塑性—．朝倉書店，1986.
   環境が脳に与える影響とその重要性について、動物実験の豊富なデータをもとに解説されている本です。感覚刺激と脳の発達について、可塑性の点についていろいろな研究結果から検証されています。
2) テンプル・グランディン：自閉症感覚—かくれた能力を引きだす方法—．NHK 出版，2010.
   近年、当事者が感覚の問題を語る本はたくさん出ていますが、テンプル・グランディンは当事者として、初めて感覚統合のことを学び、感覚の問題がいかに当事者にとっては大きな問題なのかを世の中に伝えようとした方です。彼女のことはオリバー・サックスの著作の中にも出てきますが、この本は当事者の立場から、自閉症をめぐる様々な支援についてもすっきり整理してくれています。
3) 乾　俊郎：イメージ脳（岩波科学ライブラリー 156）．岩波書店，2009.
   脳がどのように働いているのか、実際の現象と脳内の活動とを結びつけてわかりやすく解説されています。行為機能について理解を深めることにもつながります。
4) Rathus SA：Human sexuality throughout the life span（Chapter 9）. Human Sexuality, CBS College Publishing, 1983, pp. 223-225.
   訳本はありませんが、ハーローの「接触快感」が対人関係の形成において重要な役割を果たすことについて解説されています。
5) 山口　創：皮膚という「脳」—心をあやつる神秘の機能—．東京書籍，2010.
   この本のほかにも触覚の発達的意義について書かれた本は多数出ています。一番古典的なのは『タッチング—親と子のふれあい—』（アシュレイ・モンタギュー、平凡社、1977）ですが、この著者の本は一般の方々にも読みやすく書かれているのが特徴です。
6) A. Jean Ayres：エアーズ研究論文集—感覚統合の理論と実際—．協同医書出版社，1988.
   エアーズが残した様々な研究論文を集約した本です。感覚統合を学習しようとする方々にとっては必読の書ですが、一般の方々にとっては少し難しいかもしれません。
7) A. Jean Ayres：感覚統合と学習障害．協同医書出版社，1978.
   エアーズが最初に感覚統合の理論をまとめ、説明した本です。感覚統合障害の分類などは古くなっていますが、当時の脳科学の情報を生かしながら、エアーズがどのように子どもの症状を理解しようとしたかがわかる古典的書物です。
8) A. Jean Ayres：子どもの発達と感覚統合．協同医書出版社，1982.
   エアーズが保護者や教師向けにわかりやすく感覚統合の考え方を説明しようとした本です。やはり障害分類の名称などは古くなっていますが、アメリカでは今でも再版されて読みつがれている本です。
9) Anita C. Bundy, Shelly J. Lane, Elizabeth A. Murray：感覚統合とその実践，第 2 版．協同医書出版社，2006.
   感覚統合の理論と実践を学びたい方々には、この本を読んでいただくことにしています。近年の感覚統合の考え方を集大成したものですが、一般の方々には少し読みにくいかもしれません。
10) ジョン・J・レイティ：脳を鍛えるには運動しかない—最新科学でわかった脳細胞の増やし方—．NHK 出版，2009.
    本書は脳科学の立場から、運動が様々な脳機能の発達に好影響を与えることを述べています。たとえば、運動によって脳の神経成長因子が増え、ストレスやうつの軽減が見られたり、学習や注意機能に好影響を及ぼすことが述べられています。
11) J・ピアジェ：知能の誕生．ミネルヴァ書房，1978.
    この本以外にも、ピアジェの理論に関する本や解説はたくさん出版されています。
12) V・S・ラマチャンドラン：脳のなかの幽霊．角川書店，1999.
    本書のタイトルの元となった幻肢に関する話ばかりでなく、豊富な臨床実験を紹介しながら、脳科学のおもしろいトピックスを紹介しています。読者も試せる小実験も紹介されており、楽しく読めます。

第 4 部の関連文献

サンドラ・ブレイクスリー，マシュー・ブレイクスリー：脳の中の身体地図―ボディ・マップのおかげで，たいていのことがうまくいくわけ―．インターシフト，2009．
　行為機能を理解する上で欠かせない身体図式の概念をわかりやすくまとめています．著者は医療ジャーナリストですので，臨床的なトピックスも様々な研究者からの情報をうまく整理してくれています．感覚統合の勉強をしたい方にとって必読の書です．

池谷裕二：進化しすぎた脳―中高生と語る〈大脳生理学〉の最前線―．朝日出版社，2004．
　この本は高校生を前にしたライブの講義を本にしたもので，脳の勉強は苦手と思っている方々にお勧めの書です．

池谷裕二，糸井重里：海馬―脳は疲れない―．朝日出版社，2002．
　これはコピーライターの糸井氏との対談をまとめた本で，海馬についての話ばかりでなく，人の生き方を考えることにつながる様々な脳の話が語られています．

アントニオ・R・ダマシオ：生存する脳―心と脳と身体の神秘―．講談社，2000．
　近年の脳科学の方向性の大きな転換を示した本です．感覚統合の理論が整理された時代には，まだまだ人の高次機能については皮質機能の研究に焦点が当てられがちでした．その意味で，からだ全体が重要だという「ソマティック・マーカー」仮説は一読に値します．

サンドラ・アーモット，サム・ワン：最新脳科学で読み解く脳のしくみ―車のキーはなくすのに，なぜ車の運転は忘れないのか？―．東洋経済新報社，2009．
　著者は二人とも神経科学者で，アーモットは元『ネイチャー・ニューロサイエンス』の編集長でもあります．脳の仕組みや脳に関するおもしろい話題についてやさしく解説されています．

茂木健一郎：心を生みだす脳のシステム―「私」というミステリー―（NHK ブックス）．NHK 出版，2001．
　とても薄い本ですが，近年の脳科学の方向性がわかりやすく論じられています．感覚統合理論を学ぶ際に必要不可欠な，基本的な脳機能の概論として読んでいただければよいと思います．身体感覚や行為機能だけではなく，自閉症の共感の問題などにも触れられています．

ナンシー・C・アンドリアセン，吉成真由美：ナンシー・アンドリアセン―心を探る脳科学（NHK 未来への提言）．NHK 出版，2007．
　アンドリアセンは，もともと英文学博士でしたが，自身の産後のうつを経験して精神医学の道に進んだという経歴の持ち主です．彼女のこのバランスのよい知識や経験のバックグランドを生かして，『故障した脳―脳から心の病をみる―』（紀伊國屋書店、1986）という優れた精神医学の教科書も書いています．本書はサイエンスライターの吉成氏との対談をまとめたものですが，彼女の脳科学者としての幅広さと豊かさをコンパクトに理解するのによい本です．私たちが臨床で脳科学をどのように生かしていけばよいのか，彼女に学ぶものが多くあるように思います．

リチャード・M・レスタック：化学装置としての脳と心―リセプターと精神変容物質―．新曜社，1995．
　神経ホルモンの発見プロセスやその機能についてわかりやすく書かれています．神経伝達物質の学習は難しくて…と抵抗を感じている方にお勧めの本です．

R・バーグランド：脳科学への挑戦状―心の素材を求めて―（科学のとびら 11）．東京化学同人，1990．
　この本は 20 年以上も前に出版されているのですが，脳科学の歴史的変遷を概観できるよい本です．これを読むことで，今私たちが生きている現代の脳科学の視点を客観的・相対的にとらえることができるのではないかと考えます．より深く脳科学を学ぼうとする人にぜひ読んでいただきたい本の一つです．

大木幸介：心がここまでわかってきた―分子生理学が解明した「知・情・意」―（カッパ・サイエンス）．光文社，1994．
　大木先生は，量子論，神経生理学，脳生理学と幅広い研究歴をもち，脳科学の世界でもユニークな仮説の提起で定評があります．多数の著書が読みやすい形で出版されており，この本もその一例です．神経ホルモンの進化や役割をわかりやすく解説しています．少々古い本ですが入門書としてお勧めします．

感覚統合発達記録

感覚統合発達記録※

児童氏名：＿＿＿＿＿＿＿＿＿＿（男、女）　生年月日：＿＿年＿＿月＿＿日生（＿歳＿カ月）
住所：＿＿＿＿＿＿＿＿＿＿　TEL＿＿＿＿＿＿＿　保護者：＿＿＿＿＿＿＿＿＿
通園(学)の名称：＿＿＿＿＿＿＿＿＿＿＿＿＿＿
　　　　　　　　　　　記録日：＿＿年＿＿月＿＿日　記入者：＿＿＿＿＿＿＿＿＿

この記録はお子様の感覚統合障害の性質を診断することと、これからの治療の指針を立てる上で、大切な資料となるものです。各々の項目に対してできるだけ詳しくご記入をお願いします。

I. ご両親から見た、お子様の問題点、または困っている点などをできるだけ詳しく書いてください。

II. 家や幼稚園、保育園、学校での過去および現在の状態について記入してください(行動、態度、学習技能、集団適応、友人との関係、そのほか)。

　　　過去：

　　　現在：

III. 保育園、幼稚園に通っている場合、その園のプログラム形態について記入をお願いします。たとえば、自由保育が主、運動遊びが主、課題学習が主、規則が厳しい、少人数制など、できるだけ詳しく具体的にお願いします。また、自宅保育の場合、一日どのように過ごされているかをご記入ください。学校に通っている場合、クラスの人数、教師の理解や対応、授業形態などについて、また、補習など個人対応の有無、おけいこごと、塾などに通われている方は、その内容とそのときのお子様の様子についてもご記入ください。

※) 日常生活における子どもが示す問題を、感覚統合の視点から理解する上で、家族からの情報はとても重要になります。この発達記録では、主訴・発達歴をはじめ、それぞれの感覚刺激の受け取り方や反応特徴を把握するためのチェックリストとなっています。

IV. 家庭環境について以下の質問にお答えください。
　①家族構成と家族の年齢、および全員の利き手について記入してください。

　②お子様の主な養育者は誰ですか。また、育児に対するご家族の協力度について記入してください。

　③お子様の現在の発達状況をご家族はどのように理解されていますか。

　④ご家族(父、祖父母、兄弟など)のお子様との接触状況(接触頻度、遊びの程度など)について記入してください。

　⑤お子様が外で遊べるような遊びの場が自宅の近所にありますか。また、どのくらいの頻度で外に出て遊ばれていますか。

　⑥お子様が外で遊ぶ場合、主な遊び相手は誰ですか。

V. 他機関にて今までに治療、検査、指導、相談を受けていたことがありますか? そのときどのような診断、助言を受けましたか? その内容を記入してください。また、現在、投薬や指導を受けている場合はその薬名も記入してください。

VI. 以下の項目について現在の様子をご記入ください。
　①好きな遊び、一番興味あるもの：＿＿＿＿＿＿＿＿＿＿＿＿＿＿＿＿＿＿＿＿＿＿＿＿＿
　②好きな遊び相手：＿＿＿＿＿＿＿＿＿＿＿＿＿＿＿＿＿＿＿＿＿＿＿＿＿＿＿＿＿＿＿
　③ぬり絵：＿＿＿＿＿＿＿＿＿＿＿＿＿＿＿＿＿＿＿＿＿＿＿＿＿＿＿＿＿＿＿＿＿＿＿
　　はさみの使用：＿＿＿＿＿＿＿＿＿＿＿＿＿＿＿＿＿＿＿＿＿＿＿＿＿＿＿＿＿＿＿＿
　　絵の技能全般：＿＿＿＿＿＿＿＿＿＿＿＿＿＿＿＿＿＿＿＿＿＿＿＿＿＿＿＿＿＿＿＿
　　鉛筆の握り方：＿＿＿＿＿＿＿＿＿＿＿＿＿＿＿＿＿＿＿＿＿＿＿＿＿＿＿＿＿＿＿＿
　　そのときの姿勢：＿＿＿＿＿＿＿＿＿＿＿＿＿＿＿＿＿＿＿＿＿＿＿＿＿＿＿＿＿＿＿

④読字、書字技能(平仮名、片仮名、漢字などの読み書きについて)：
_____
_____
⑤数字の認識、数の概念、計算能力：_____
_____

VII. 妊娠中および出産時のことについて。
　①妊娠中の健康状態：_____
　②妊娠____週にて出産、出産時の母の年齢：____歳
　③出産の状態：正常分娩・鉗子分娩・帝王切開・麻酔分娩・難産(時間がかかった)・そのほか
　④出産時の胎位：正常・骨盤位・そのほか
　⑤出産直後の状態：出産時体重_____g、黄疸：強・普通　仮死：あり・なし
　⑥そのほか：

VIII. 出産後、12カ月くらいまでの子どもの様子。
　①乳の飲み方：普通・弱・____日くらい飲めなかった
　②からだが弱く病気がちだった：はい・いいえ　　病名：_____
　③ひきつけやけいれんを起こしたことがある：はい・いいえ
　　　　　　　いつ：_____　どんな：_____
　④夜泣きがひどく泣いてばかりいた：はい・いいえ
　⑤とてもおとなしくあまり手がかからなかった：はい・いいえ
　⑥主な療育者は誰ですか：母親・父親・祖父母・そのほか
　⑦そのほか気になる点：_____
　　　　　　　_____

IX. 次のことを始めた年齢をご記入ください。
　【運動面】　首座り：____カ月　　寝返り：____カ月
　　　　　　はいはい：____カ月～____カ月　一人座り：____カ月
　　　　　　一人立ち：____カ月　　一人歩き：____カ月
　　　　　　小さなものをつまむ：____カ月
　【言語面】　ことば「マンマ」：____カ月　「バイバイ」と言う：____カ月
　　　　　　2語文(ワンワンキタ、ママチョウダイ)：____歳____カ月
　　　　　　名前を呼ぶと振り向く：____歳____カ月
　　　　　　絵本を見て動物や物の名前を聞くとそれを指す：____歳____カ月

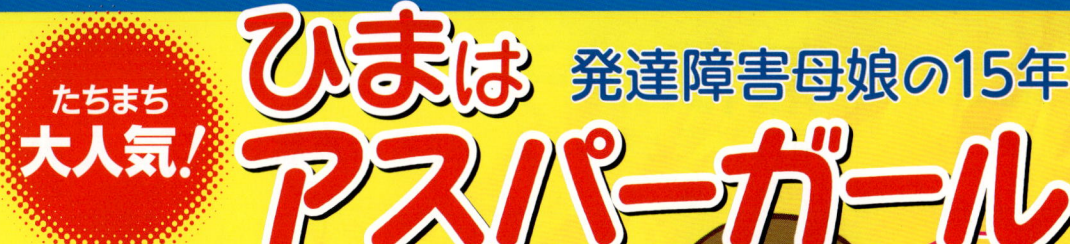

発達障害の娘と母の日常を綴ったちょっと笑える子育てコミックエッセイ

ひまはアスパーガール
発達障害母娘の15年
こだまちの

たちまち大人気！

娘 成長途上 発達障害女子 × 「かくれ」発達障害元女子 母

ダブルで今日も迷走中

凸な娘の物語

A5判・192頁・並製
定価1,650円（本体1,500円＋税10%）
ISBN 978-4-7639-4014-8

立ち読みPDF

「どうして普通にできないの！」で自らの経験を綴った著者が、やはり発達障害と診断された娘「ひま」の誕生から中学までの子育てを振り返ったコミックエッセイ。悩みぶつかりながら互いに奮闘し成長する娘と母の日常を、ちょっとコミカルに丁寧に描き上げました。子育てあるある発達障害あるある記。

凹な母の物語
コミックではないけど
好評発売中!!

どうして普通にできないの！
「かくれ」発達障害女子の見えない不安と孤独
こだまちの 著

立ち読みPDF

A5判・156頁・並製
定価1,650円（本体1,500円＋税10%）　ISBN 978-4-7639-4013-1

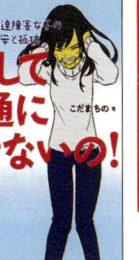

目立つ遅れも、周りとのトラブルもなく、本人は「生きにくさ」や「困り感」を訴えない。とてもわかりづらく……本人はとても生きづらい

本書は、「普通」になりたくて、なれなくて、傷つき、途方に暮れ、自分を否定し続けながら成長した著者自身の経験を記したものです。同じように独りで苦悩する人へのメッセージであると同時に、普通の人にも「普通」とは何かを問いかけています。

協同医書出版社
〒113-0033 東京都文京区本郷3-21-10
Tel. 03-3818-2361 / Fax. 03-3818-2368

最新情報はこちらから
twitter / facebook / Instagram / ホームページ
kyodo-isho.co.jp

関連書

無限振子
精神科医となった自閉症者の声無き叫び

Lobin H. 著

当事者が語る"理解されない"自閉症者の苦悩

「私」は、必死で、文字通り必死で、周りに合わせようとしました。
でも、全然、合いませんでした。
そうして行く内に、私は"私"を、どんどん捨てて行きました。（本文より）

本書は、精神科医であり「受動型」の自閉症である著者が、30代にして診断を受け0歳から生き直し始めるまでの自らの経験を、分析的視点を交えて綴った貴重な記録です。さらに、最大のサポーターである精神科医と、最大の理解者であり「本当の」"私"に初めて気づいた担当のセラピストが、著者について、また自閉症について解説を加えています。

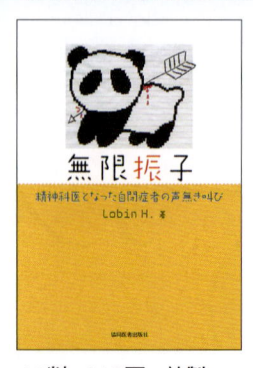

A5判・160頁・並製
定価 1,980円
（本体1,800円＋税10％）
ISBN 978-4-7639-4008-7

詳しくはこちら

当社刊行書籍のご購入について

当社の書籍の購入に際しましては、以下の通りご注文賜りますよう、お願い申し上げます。

◆ 書店で
医書専門店、総合書店の医書売場でご購入下さい。一般書店でもご購入いただけます。直接書店にてご注文いただくか、もしくは注文書に購入をご希望の書店名を明記した上で、注文書をFAX（注文受付FAX番号：03-3818-2847）あるいは郵便にて弊社宛にお送り下さい。

◆ 郵送・宅配便で
注文書に必要事項をご記入の上、FAX（注文受付FAX番号：03-3818-2847）あるいは郵便にて弊社宛にお送り下さい。本をお送りする方法として、①郵便振替用紙での払込後に郵送にてお届けする方法と、②代金引換の宅配便とがございますので、ご指定下さい。なお、①②とも送料がかかりますので、あらかじめご了承下さい。

◆ インターネットで
弊社ホームページ http://www.kyodo-isho.co.jp/ でもご注文いただけます。ご利用下さい。

〈キリトリ線〉

注文書 (FAX: 03-3818-2847)

書名		定価	冊数
ひまはアスパーガール　発達障害母娘の15年		定価1,650円（本体1,500円＋税10％）	
どうして普通にできないの！	「かくれ」発達障害女子の見えない不安と孤独	定価1,650円（本体1,500円＋税10％）	
無限振子　精神科医となった自閉症者の声無き叫び		定価1,980円（本体1,800円＋税10％）	

フリガナ	
お名前	
お届け先ご住所電話番号	〒□□□-□□□□　　電話（　　）　−　　，ファックス（　　）　−
Eメールアドレス	＠
購入方法	☐ 郵送（代金払込後、郵送） ☐ 宅配便（代金引換）【配達ご希望日時：平日・土休日、午前中・14〜16時・16〜18時・18〜20時・19〜21時】 ☐ 書店での購入【購入書店名：　　　都道府県　　　市区町村　　　書店】

新刊のご案内および図書目録などの弊社出版物に関するお知らせを、郵送または電子メールにてお送りする場合がございます。記入していただいた住所およびメールアドレスに弊社からのお知らせをお送りしてもよろしいですか？　☐ 希望する　☐ 希望しない

協同医書出版社　〒113-0033　東京都文京区本郷3-21-10　TEL (03) 3818-2361
URL http://www.kyodo-isho.co.jp/　FAX (03) 3818-2368

【生活面】コップから飲む：＿＿＿カ月　　ストローの使用：＿＿＿歳＿＿＿カ月
　　　　　スプーンの使用：＿＿＿歳＿＿＿カ月　　はしの使用：＿＿＿歳＿＿＿カ月
　　　　　汚さずに一人で食べることができる：＿＿＿歳＿＿＿カ月
　　　　　トイレを教える：＿＿＿歳＿＿＿カ月　　一人で大便をする：＿＿＿歳＿＿＿カ月
　　　　　大きなボタンのはめはずし：＿＿＿歳＿＿＿カ月
【社会性】人見知り：＿＿＿歳＿＿＿カ月　　後追い：＿＿＿歳＿＿＿カ月
　　　　　イナイイナイバーを喜ぶ：＿＿＿歳＿＿＿カ月
　　　　　テレビを見て身振りを真似する：＿＿＿歳＿＿＿カ月
　　　　　友だちと遊ぶ：＿＿＿歳＿＿＿カ月

Ⅹ・Ⅺについては下記の記入方法に従い、質問にお答えください。

年齢に当てはまらない＝×
いいえ＝0
わずかに当てはまる＝1
ときどき＝2
はい＝3
経験がなくてわからない＝？

```
Ⅺにつき「1　2　3」と答えた理由を
　A　やろうとするができない。やり方がわからない。
　B　怖くてできない。
　C　やろうとしない（興味がない）。
　D　記録者がなぜかわからない。
以上より選択してください。
```

Ⅹ．ボディイメージについて
　1（　）目、耳、鼻、口がわからない。
　2（　）手、足、背中、おなかがわからない。
　3（　）人物画：頭や顔らしきものを描けない（2歳以上）。
　4（　）　　　　口や手らしきものが描けない（3歳以上）。
　5（　）　　　　胴体のない頭と足の絵（頭足人）が描けない（4歳以上）。
　6（　）　　　　頭部と胴体とを分けたものを描けない（5歳以上）。
　7（　）自分のからだを軸として上・下がわからない（3歳以上）。
　8（　）自分のからだを軸として前・後がわからない（4歳以上）。
　9（　）自分のからだを軸として右・左がわからない（6歳以上）。
　10（　）狭くて通れない所を通ろうとする。
　11（　）公園などのトンネルや土管をくぐるとき、非常に小さく身をかがめすぎる。

XI. 運動企画能力について

1　(　)　動きが遅く、ぎこちない。
2　(　)　からだ全体を使う体操やお遊戯などの真似ができない。　…(理由：A　B　C　D)…
3　(　)　グー・チョキ・パーや糸まき、むすんでひらいてなどの手遊び、歌の真似が苦手である。　…(理由：A　B　C　D)…
4　(　)　相手から転がったボールを受け取ることができない(3歳以上)。
　　　　　　　　　　　　　　　　　　　　　　　　　　　　　　　　…(理由：A　B　C　D)…
5　(　)　相手にボールを投げたり、転がしたりすることができない(3歳以上)。
　　　　　　　　　　　　　　　　　　　　　　　　　　　　　　　　…(理由：A　B　C　D)…
6　(　)　ブランコを漕ぐことができない(4歳以上)。　…(理由：A　B　C　D)…
7　(　)　でんぐり返しができない(4歳半以上)。　…(理由：A　B　C　D)…
8　(　)　スキップができない(5歳以上)。　…(理由：A　B　C　D)…
9　(　)　縄跳びができない(6歳半以上)。　…(理由：A　B　C　D)…
10　(　)　はめたり組み立てたりするおもちゃで遊べない。　…(理由：A　B　C　D)…
11　(　)　スプーンやはしなどを上手に持つことができない。　…(理由：A　B　C　D)…
12　(　)　鉛筆やクレヨンを上手に持つことができない。　…(理由：A　B　C　D)…
13　(　)　細かい手の動き(ボタンはめ、ひも結び、はさみなど)が苦手である。
　　　　　　　　　　　　　　　　　　　　　　　　　　　　　　　　…(理由：A　B　C　D)…
14　(　)　つま先歩きができない(2歳以上)。　…(理由：A　B　C　D)…
15　(　)　片足立ちができない(3歳以上)。　…(理由：A　B　C　D)…
16　(　)　足踏みができない(3歳以上)。　…(理由：A　B　C　D)…
17　(　)　その場で両足跳びができない(3歳以上)。　…(理由：A　B　C　D)…
18　(　)　三輪車に乗れない(3歳以上)。　…(理由：A　B　C　D)…
19　(　)　ボール蹴りができない(3歳以上)。　…(理由：A　B　C　D)…
20　(　)　鉄棒や物にぶら下がれない(3歳以上)。　…(理由：A　B　C　D)…
21　(　)　片足跳び(ケンケン)ができない(4歳以上)。　…(理由：A　B　C　D)…
22　(　)　両足を揃え、前方に両足跳びで進めない(6歳以上)。　…(理由：A　B　C　D)…
23　(　)　右手、左手を区別して動かせない(6歳以上)。　…(理由：A　B　C　D)…
24　(　)　利き手が決まっていない。
25　(　)　補助つき自転車に乗れない(6歳半以上)。　…(理由：A　B　C　D)…
26　(　)　補助つき自転車に乗れてもブレーキが使えない。　…(理由：A　B　C　D)…
27　(　)　両手・両足などを一緒に使うことが下手である(縄跳び、水泳など)。

これ以降は下記の記入方法に従い、質問にお答えください。

まったくない＝0
たまにある＝1
しばしばある＝2
よくある＝3
質問項目に当てはまらない＝×
わからない＝？

XII～XVI（XVIIの一部）の記入欄の位置関係は
以下を表す。
（　）　　過剰反応
　　（　）　低反応
【　】　　他の感覚系にも関連が強いと
　　　　　思われるもの

XII. 前庭感覚について
　1　（　）　転びやすかったり、簡単にバランスを崩しやすい。
　2　（　）　高い所に登ったりすることを怖がる（階段、傾斜など）。
　3　（　）　車にすぐ酔いやすい。
　4　（　）　ブランコなど揺れるものを怖がる。
　5　（　）　空中に抱きかかえられたり、放られたりすることを怖がる（たかいたかいなど）。
　6　（　）　床の上にごろごろと寝転んでいることが多い。
　7　（　）　スピードの速い乗り物を怖がる。
　8　（　）　不安定な場所で遊ぶのを避ける。
　9　（　）　姿勢の変化を怖がる（寝返り、急にあおむけになることなど）。
　10　（　）　いつもからだを硬くしていて、頭、首、肩などの動きが硬い。
　11　（　）　突然押されたり、引かれたりすることを嫌がる。
　12　（　）　高い所の物を取るとき、頭を越えて手を伸ばすことを避ける。
　13　（　）　安全な高さからでも飛び降りることができない。
　14　（　）　階段や坂を歩くときに非常に慎重で、柱や手すりをつかみ、身をかがめるようにして歩いている。
　15　　　（　）　動きが激しく、活発である。
　16　　　（　）　高さを怖がらず、高所登りが好きである。
　17　　　（　）　回転するものにどんなに長く乗っていても目が回らない。
　18　　　（　）　トランポリンやブランコなど、揺れる遊具を非常に好む。
　19　　　（　）　空中に放られることが非常に好きである。
　20　　　（　）　ジェットコースターのようにスピードのある遊具や速い回転を非常に好む。
　21　　　（　）　座っているときや遊んでいるときに、繰り返し頭を振ったりからだ全体を揺するなどの癖が見られる。

22　　（　）　床の上でぴょんぴょん跳ねていることが多い。
23　　（　）　理由もなく周囲をうろうろしたり、動き回ったりしている。
24　　（　）　非常に長い間、自分一人であるいは遊具に乗ってぐるぐる回転している。
25　　（　）　回転物(車のタイヤの回転、換気扇、扇風機など)を見つめている。
26　　【　】　からだがぐにゃぐにゃしていて、静止姿勢がとれない。
27　　【　】　椅子から簡単にずり落ちそうな座り方をしている。
28　　【　】　姿勢が悪く、背中が曲がっている。
　　そのほか、このような項目に関してお気づきの点がありましたらご記入ください。
　　_____
　　_____

XIII. 触覚について
　1　（　）　抱かれたり手を握られたりすることを嫌う。
　2　（　）　触られることより、触るほうを好む。
　3　（　）　触られることに非常に敏感である。
　4　（　）　過度にくすぐったがり屋である。
　5　（　）　兄弟や友人に触られたりするとすぐに怒ったり、イライラしたりする。
　6　（　）　人が近くにいると落ち着かない。
　7　（　）　風に吹かれたり息を吹きかけられたりすることを嫌がる。
　8　（　）　突然触られると過度にびっくりしたりして興奮しやすい。
　9　（　）　触られたあとを引っかいたり自分でなでたりする。
10　（　）　わずかな痛みにとても痛そうにする。
11　（　）　裸足を嫌がる。
12　（　）　特定の感触のする衣類を着たがらない。
13　（　）　靴下、手袋、マフラー、帽子などを身につけたがらない。
14　（　）　長袖や長ズボンを着たがる。または、衣替えを嫌がる。
15　（　）　ズボンのすそ、上着の袖口をおりあげることを嫌がる。
16　（　）　着ているものが少しでも濡れると非常に嫌がる。
17　（　）　手や足が少しでも汚れるとすぐに手、足を洗う。
18　（　）　砂遊び、粘土遊び、糊を嫌がる。
19　（　）　入浴にてこずり、シャワー、石鹸を嫌う。
20　（　）　(洗面、洗髪、散髪、歯磨き、爪切り、耳かき)を嫌がる。
　　　　　　　＊当てはまるものに印をつけてください。
21　（　）　食べ物の温度に非常に敏感である。
22　【　】　つま先歩きをすることが多い。

23　（　）　からだに触られても気づかないことがある。
24　（　）　くすぐられてもあまり嬉しそうではなく、平気な顔をしている。
25　（　）　くすぐられることが非常に好きで、何度も何度もせがむ。
26　（　）　怪我をしたり倒れたりしても泣かないことが多い。
27　（　）　しばしば、自分の打撲や怪我に気づかないことがある。
28　（　）　抱かれたり、からだをやさしくなでられたり、人に触られることが好きである。
29　（　）　風に吹かれたり、息を吹きかけられることを好む。
30　（　）　物や人、動物に触るのが好きである。
31　（　）　粘土、水、泥、砂などを使った遊びを、ほかの子どもよりも過度に好む。
32　（　）　気温に関係なく、厚着または薄着のままでいる。
33　（　）　何でも物を口の中に入れて確かめる傾向がある。
34　（　）　食べ物の温度に鈍感である(熱すぎたり冷たすぎたりする食べ物を好む)。
35　【　】　しばしば、物にぶつかったり、押し倒したりすることがある。
36　【　】　力強く抱きしめられることを好む。
37　【　】　風船や動物などをそっと握るということができず、握り方の加減がわからない。
38　【　】　強い力で物をつかんだり、投げようとしたりする。
39　【　】　固いものを嚙むのが好きである。
40　【　】　他人を強くつねったり、たたいたり、嚙んだり、髪の毛を引っ張る。
41　【　】　自分をつねったり、たたいたり、嚙んだり、自分の髪の毛を引っ張る。
　　そのほか：＿＿＿＿＿＿＿＿＿＿＿＿＿＿＿＿＿＿＿＿＿＿＿＿＿＿＿＿＿＿＿＿
　　　　　　＿＿＿＿＿＿＿＿＿＿＿＿＿＿＿＿＿＿＿＿＿＿＿＿＿＿＿＿＿＿＿＿

XIV. 聴覚について

1　（　）　ある音に非常に敏感な反応をする(たとえば：　　　　　　)。
2　（　）　突然大きな音がすると非常に怖がる(太鼓、ピストルなど)。
3　（　）　冷蔵庫、換気扇、掃除機などのような音によって気が散りやすい。
4　（　）　人混みやうるさい場所を嫌う。
5　（　）　人の話に注意を向けない。
6　（　）　音が聞こえる方向がわからない。または、混乱しやすい。
7　（　）　大きい音を聞いたり、自分で出したりすることが好きである。
8　（　）　音や単語の聴き取りの間違いをしやすい。
　　そのほか：＿＿＿＿＿＿＿＿＿＿＿＿＿＿＿＿＿＿＿＿＿＿＿＿＿＿＿＿＿＿＿＿
　　　　　　＿＿＿＿＿＿＿＿＿＿＿＿＿＿＿＿＿＿＿＿＿＿＿＿＿＿＿＿＿＿＿＿

XV. 視覚について
1 （　） 視覚刺激に非常に気が散りやすい。
2 （　） 明るさに対してとても敏感であるように見える。
3 （　） スーパーやよその家に行くと興奮して落ち着かなくなる。
4 （　） 暗い所で遊ぶことが好きである。
5 （　） 形やマークが好きですぐに覚える。
6 （　） 色や形にこだわる。
7 （　） 物の位置にこだわる。

8 （　） 物によくつまずく。
9 （　） 人の目や物をよく見ない。
10 （　） 動いているものを目で追うことが難しい。
11 （　） 視点が定まらず、うつろなときがある。
12 （　） 光の点滅やイルミネーションをじっと見つめたりする。
13 （　） 形、色などの識別が困難である（3歳以上）。
14 （　） 道によく迷ったり、人の顔の区別ができなかったりすることがある。
15 （　） 目の上を指やおもちゃなどで押さえたりする。
16 （　） 横目で物を見ることがある。
17 （　） すき間から目をこらしてわざと物を見る癖がある。
　そのほか：＿＿＿＿＿＿＿＿＿＿＿＿＿＿＿＿＿＿＿＿＿＿＿＿＿＿＿＿＿＿＿＿＿＿＿＿＿＿
　　　　　　＿＿＿＿＿＿＿＿＿＿＿＿＿＿＿＿＿＿＿＿＿＿＿＿＿＿＿＿＿＿＿＿＿＿＿＿＿＿

XVI. 嗅覚、味覚について
1 （　） においに対して非常に敏感である。
2 （　） 何でもにおいをかいで確かめる癖がある。
3 （　） 味の変化に対して非常に敏感である。
4 （　） ある種の味を特に嫌う（たとえば：　　　　　　　　　　）。
5 （　） ある種のにおいを特に嫌う（たとえば：　　　　　　　　　　）。
6 （　） 刺激の強い味が好きである（たとえば：　　　　　　　　　　）。
7 （　） 刺激の強いにおいが好きである（たとえば：　　　　　　　　　　）。
8 （　） 有害なにおいに気づかない。無視しているように見える。
9 （　） 食べ物の味の変化に非常に鈍感である。
　そのほか：＿＿＿＿＿＿＿＿＿＿＿＿＿＿＿＿＿＿＿＿＿＿＿＿＿＿＿＿＿＿＿＿＿＿＿＿＿＿
　　　　　　＿＿＿＿＿＿＿＿＿＿＿＿＿＿＿＿＿＿＿＿＿＿＿＿＿＿＿＿＿＿＿＿＿＿＿＿＿＿

XVII. 言語、口唇運動

1 【 　】 流涎（よだれ）が多い。
2 （ 　） 言いたいことが即、言えない。表現できない。
3 （ 　） 早口言葉が苦手である（たとえば、パタカパタカパタカ）。
4 （ 　） 普段の話し方が早口である。
5 （ 　） 発音がはっきりしない。
6 （ 　） 話すとおうむ返しの傾向がある。
7 （ 　） 二つ、三つのことを同時に言うと混乱しやすい。
8 （ 　） 頼みごとをしても十分理解できないことがある。
9 （ 　） 舌を左右に動かすことができない（5歳以上）。
10 （ 　） 舌で唇の周りをぐるりと舐めることができない（6歳以上）。
11 （ 　） 唇を自分で横に引っ張ることができない。「イー」の口唇の動きができない。
12 （ 　） 口笛を吹くように唇をとがらすことができない。
13 （ 　） 口笛を吹くことができない。
14 （ 　） しゃぼん玉を吹いて作ることができない。
15 （ 　） 風船ガムで風船をふくらますことができない。
　そのほか：＿＿＿＿＿＿＿＿＿＿＿＿＿＿＿＿＿＿＿＿＿＿＿＿＿＿＿＿＿＿
　　　　　　＿＿＿＿＿＿＿＿＿＿＿＿＿＿＿＿＿＿＿＿＿＿＿＿＿＿＿＿＿＿

XVIII. 日常生活、その他

1 （ 　） 小便をおもらしすることが多い。
2 （ 　） 大便をおもらしすることが多い。
3 （ 　） 3歳以後もおねしょをよくする。
4 （ 　） 睡眠リズムが不規則（朝早く起きたり、夜遅くまで起きている／寝つかない）。
5 （ 　） 昼寝をしない（5歳以下）。
6 （ 　） 眠りが浅く、わずかな音でもすぐに起きる。
7 （ 　） 暑くてもほとんど汗をかかない。
8 （ 　） アレルギーやぜんそくを起こしやすい。
9 （ 　） アトピー性皮膚炎にかかっている。または、かかったことがある。
10 （ 　） 風邪をひきやすい。
　そのほか：＿＿＿＿＿＿＿＿＿＿＿＿＿＿＿＿＿＿＿＿＿＿＿＿＿＿＿＿＿＿
　　　　　　＿＿＿＿＿＿＿＿＿＿＿＿＿＿＿＿＿＿＿＿＿＿＿＿＿＿＿＿＿＿

XIX. 日常行動、性格面について
   1 （ ） いつもボーッとしていることが多い。
   2 （ ） 気分の変化が激しい。
   3 （ ） 少しのことですぐに不機嫌になりやすい。
   4 （ ） すぐにかんしゃくを起こす。
   5 （ ） 何ごとにも自信がなく、おどおどしている。
   6 （ ） びんぼうゆすりをすることが多い。
   7 （ ） 手の先が細かく動いているように見えることがある(たとえば：　　　　　)。
   8 （ ） 親からなかなか離れない。
   9 （ ） 新しい場面になかなかなじめない。
 10 （ ） 暗い所が苦手である。
 11 （ ） 何ごとをするにもとても雑である。
 12 （ ） 忘れ物が多い。どこに物を置いたかすぐにわからなくなる。
 13 （ ） 整理整頓が下手。
 14 （ ） 落ち着きがない。
 15 （ ） 注意集中力がない。
 16 （ ） 変な癖がある(たとえば：　　　　　　　　　　　　　　)。
   そのほか：＿＿＿＿＿＿＿＿＿＿＿＿＿＿＿＿＿＿＿＿＿＿＿＿＿＿＿＿
   ＿＿＿＿＿＿＿＿＿＿＿＿＿＿＿＿＿＿＿＿＿＿＿＿＿＿＿＿＿＿＿＿

索　引

あ
愛着形成　197
ITPA　110
足の交互反復　108
足踏み　107
アドレナリン　179

い
位置関係　9
1歳半健診　123
一般的知識　108
イヤーマフ　81-83
意欲　207

う
WISC-IV　91
運動オンチ　114
運動覚　188
運動企画　7, 38
運動行為　64
運動の企画(planning)　17, 143
運動の組み立て　145
運動の遂行　143
運動領　179

え
ADI-R　112
ATNR　103
ADOS　112
延髄　177
円盤ブランコ　127

お
オーシャンスイング　128
音声言語　210
温度覚　196

か
CARS　112
絵画語い発達検査　110
開散運動　14

回
回旋運動　140
快体験　207
鏡文字　208
学習能力　120
覚醒水準　47, 49
覚醒レベル　18, 118
数の復唱　108
片足立ち　107
噛む　25, 79
からだと脳の特殊化　120
からだの地図　143
感覚運動体験　170, 210
　　豊富な——　207
感覚過敏　196
感覚受容器　2
感覚情報処理　75, 166
感覚体験　209
感覚探究　198
感覚調整障害　26, 36, 90, 152
　　聴覚刺激に対する——　36
感覚統合行為検査(SIPT)　92, 95
感覚統合発達記録　215
感覚特性　74
感覚入力　118
感覚の調整機能　23
感覚の登録　198
感覚剥奪　172
感覚欲求　22, 78, 198
感覚領　179
眼球運動　14
環境設定　49, 57
環境調整　132
関節位置覚　188
観念化(ideation)　48, 143, 203
間脳　177

き
企画　204
危険回避　182
KIDS乳幼児発達スケール　90
嗅覚　196
球形嚢　184

橋　177
教科学習能力　206
協調運動　22, 43
　　　両側の——　43, 149
協同遊び　151
興味　207
距離感　45
筋緊張　6
筋トーヌス　6

く
空間関係　14
空中ブランコ　126
空洞ボール　125
屈曲姿勢　140

け
K-ABC　91
言語　43
原始系　182

こ
コーンブラシ　130
行為　95
行為機能（praxis）　40, 118, 143, 200, 203
構音　108
交感神経　186
高機能自閉症　173
口腔行為　95
抗重力活動　4
　　　抗重力屈曲活動　4
　　　抗重力伸展活動　4
抗重力姿勢　125
構成能力　146
行動の組織力　120
交連線維　179
心の理論　58
ことばの教室　70
子ども力環境　171
固有感覚　2, 188
固有刺激　3

さ
最終産物　166, 206
左右対称的活動　141
3歳児健診　123

3次元空間　119
三半規管　2, 184

し
シークエンス行為　95
肢位模倣　108
視運動性眼振　14
JPAN感覚処理・行為機能検査　91
シェービングクリーム　130
支援学級　70
視覚　191
　　　——認知　14, 43
　　　——優位　67
識別機能　182
識別系　182
視空間認知能力　99
刺激に対する選択性・指向性　37
刺激に対する低反応　121
試行錯誤　120
自己刺激　13, 18
自己制御　120
自己抑制　206
指示の理解　108
自信　120, 206
姿勢背景運動　104
姿勢反応　118, 140
姿勢不安　121, 131, 134, 197
耳石器　184
自尊心　120, 206
視知覚能力　110
実行　204
シナプス　179
シャットダウン　81
ジャンピングジャック　104
重心移動　140
集中力　120, 206
重力　5
重力不安　7, 121, 131, 134, 197
主体性　207
巡回相談員　70
順序立て　204
順列　108
上肢伸展検査　104
成就感　207
情緒的安定　24, 122
情緒不安定　47

情動　54
衝動性眼球運動　14
小脳　178
情報処理　49
　　──過程　117
情報の登録　203
触覚　181
　　──遊び　30
　　──過敏　30, 74
　　──受容器　181
　　──の防衛的役割　32
　　──防衛　132, 196
自律神経系　121
神経細胞　179
神経伝達物質　179
身体運動　96
身体軸　5
身体図式　5, 38, 114, 143, 144, 200
　　　機能的側面　201
　　　地理的側面　201
伸展姿勢　137, 140
人物画　108

【す】

遂行　48
睡眠　47
推理力　206
スクーターボード　4, 125
図と地の判別　108, 208
スプリンタースキル　147
すべり台　129

【せ】

生活習慣　47
成功体験　62, 207
正中線　148
整理整頓　45
セオリーオブマインド　58
舌運動　108
セロトニン　179
線上歩行　107
センソリーコミュニケーション　111, 170, 210
センソリーニーズ　199
前庭感覚　2, 13, 184
前庭刺激　3
前庭動眼反射　14, 186

前頭葉　179
線引き　107
専門家チーム　70
戦略中枢　177
前腕交互反復　103

【そ】

ソーシャルスキルトレーニング　124
相互関係　58
相互作用　58
側坐核　177
組織力　206

【た】

胎児環境　170
体軸の回旋　107
帯状回　177
大脳基底核　178
大脳半球　43
大脳皮質　54, 178
大脳辺縁系　54, 177
タイヤチューブスイング　126
他者視点　58
立ち直り・平衡反応　103
達成感　207, 209
多動　56
探索機能　182
断片的技能　147

【ち】

力加減　189
地球環境　171
チューブローラー　125
注意散漫　48, 196
注意集中　25, 166
抽象的思考　120, 206
中枢神経　176
中脳　177
聴覚　193
　　──過敏　37, 84, 197
直線加速　134, 135

【つ】

追視　14
追従性眼球運動　14
通級指導教室　70

つま先立ち　18
積み上げ　107
積み木構成　108

[て]

DISCO　112
低反応　198
適応反応　117, 155, 206
適度な挑戦　207
手順の記憶　178
手指―鼻運動　103
手指判別　106
点線引き　106
伝導路　179

[と]

ドーパミン　179
動機づけ　42, 212
動作の順序　120
同時収縮　103
特別支援学級　66, 67
特別支援学校　66
特別支援教育　66
　　――コーディネーター　68
トランポリン　119
トリモーダルニューロン　180

[な]

内的欲求　117, 131
難易度　57

[に]

日本感覚インベントリー（JSI-R）　110
日本版ミラー幼児発達スクリーニング検査　91
乳幼児精神発達診断法　90
認識　203

[の]

脳幹　177
脳幹網様体　177, 186
能動性　136, 207
脳梁　179
ノルアドレナリン　179

[は]

PARS　112

ハーロー　182
背臥位屈曲　107
バイモーダルニューロン　180
発達支援事業　76
母親環境　170
反射運動　177
ハンモック　126

[ひ]

皮質　180
皮質下　180
非対称　150
左半球　178

[ふ]

不器用　88
副交感神経　186
輻輳　14
フレキサースイング　128
プログラミング　204
フロスティッグ視知覚発達検査　110
文章の反復　108

[へ]

並行遊び　151
PEP-3　112
ヘリコプター　126
偏食　23
扁桃体　196

[ほ]

ホーススイング　127
ボールプール　130
防衛反応　28, 121
保護伸展反応　100
母指対立運動　104
ボルスタースイング　127

[ま]

マット　129

[み]

右半球　178
南カリフォルニア回転後眼振検査　91
南カリフォルニア感覚統合検査　91
ミラーシステム　179

ミラーニューロン　179

【め】

迷路　108
目覚め　47

【も】

物の記憶　108

【ゆ】

指―鼻テスト　107

【よ】

抑制　151

【ら】

ラダーウォール　129

ラテラリティ　111, 148
卵形嚢　184

【り】

両側運動協調　95
両側統合　148, 201
両側の協調運動　43, 149
両側の特殊化　206

【れ】

連合線維　179

【ろ】

ロール　125
ロッキング　13
論理能力　120

感覚統合 Q&A　改訂第 2 版
子どもの理解と援助のために

ISBN 978-4-7639-2135-2

1998 年 3 月 20 日	初版	第 1 刷 発行
2011 年 6 月 30 日	初版	第 15 刷 発行
2013 年 9 月 4 日	改訂第 2 版	第 1 刷 発行 ©
2021 年 10 月 1 日	改訂第 2 版	第 8 刷 発行

定価はカバーに表示

監　　修　　土田　玲子
編　　集　　石井　孝弘 ＋ 岡本　武己
発　行　者　　中村　三夫
発　行　所　　株式会社　協同医書出版社
　　　　　　〒113-0033　東京都文京区本郷 3-21-10　浅沼第 2 ビル 4 階
　　　　　　phone：03-3818-2361　／　fax：03-3818-2368
　　　　　　URL：http://www.kyodo-isho.co.jp/
　　　　　　郵便振替　00160-1-148631
印刷・製本　　株式会社　三秀舎

JCOPY〈(社)出版者著作権管理機構　委託出版物〉

本書の無断複写は著作権法上での例外を除き禁じられています．複写される場合は，そのつど事前に，(社)出版者著作権管理機構（電話 03-5244-5088，FAX 03-5244-5089，e-mail: info@jcopy.or.jp）の許諾を得てください．

本書を無断で複製する行為（コピー，スキャン，デジタルデータ化など）は，「私的使用のための複製」など著作権法上の限られた例外を除き禁じられています．大学，病院，企業などにおいて，業務上使用する目的（診療，研究活動を含む）で上記の行為を行うことは，その使用範囲が内部的であっても，私的使用には該当せず，違法です．また私的使用に該当する場合であっても，代行業者等の第三者に依頼して上記の行為を行うことは違法となります．